テキスト
物理療法学
基礎と臨床

編著
濱出茂治
烏野　大

医歯薬出版株式会社

【編 者】

濱出 茂治 (はまで しげはる)	前京都橘大学健康科学部理学療法学科
烏野 大 (からすの ひろし)	城西国際大学福祉総合学部理学療法学科

【執筆者】

烏野 大 (からすの ひろし)	前掲
濱出 茂治 (はまで しげはる)	前掲
武村 啓住 (たけむら けいじゅう)	安川病院リハビリステーション室
森下 勝行 (もりした かつゆき)	城西国際大学福祉総合学部理学療法学科
岡崎 大資 (おかざき だいすけ)	群馬パース大学保健科学部理学療法学科
吉田 英樹 (よしだ ひでき)	弘前大学大学院保健学研究科総合リハビリテーション科学領域
青木 一治 (あおき かずじ)	名古屋学院大学リハビリテーション学部理学療法学科
鈴木 俊明 (すずき としあき)	関西医療大学大学院保健医療学研究科

(執筆順)

This book was originally published in Japanese
under the title of：

TEKISUTO RIGAKURYOHOGAKU—KISO TO RINSHO
(Textbook of Electrophysical Agents—Basic Principles and Clinical Applications)

Editors：
HAMADE, Shigeharu
　Professor, Department of Physical Therapy, Faculty of Health Sciences, Kyoto Tachibana University
KARASUNO, Hiroshi
　Professor, Faculty of Social Work Studies, Division of Physical Therapy, Josai International University

© 2016　1st ed.
ISHIYAKU PUBLISHERS, INC.
　7-10, Honkomagome 1 chome, Bunkyo-ku,
　Tokyo 113-8612, Japan

序文

　物理療法は運動療法とともに理学療法における二大治療技術として相互に補完し合いながら発展してきた．物理療法は歴史的にみると，物理学や化学，また物理医学などの研究成果がその基盤を支えて今日に至っているといえよう．物理療法のこれまでの研究成果や開発成果をみると，電気刺激療法では，1945年，HaislipがDynaWave neuromuscular stimulatorとして最初の高電圧刺激装置を開発した．干渉電流療法は1948年，Nemecが干渉波発生装置を考案した．機能的電気刺激療法は1961年，Libersonらが表面電極を用いて片麻痺性下垂足歩行を再建したのが始まりである．経皮的末梢神経電気刺激療法は1965年，MelzackとWallが門制御理論を提唱して以来，電気的除痛法として発展してきた．1970年代より神経・筋電気刺激療法は，脱神経筋などに使われるようになった．微弱電流刺激療法は1982年，Beckerの生体極理論に基づいた組織修復，組織再生機能の基礎研究に始まる．末梢神経感覚刺激療法は，2000年初頭から研究成果が報告されるようになった最新の電気刺激法として注目されている．光線療法では，半導体レーザー光やHe-Neレーザー光を使った低反応レベルレーザー療法が開発され，Mester（1969年），Prog（1975年）らによって臨床応用されるようになった．近年，わが国では直線偏光近赤外線療法やキセノン光線療法が新たな光線療法として臨床応用されている．1970年代より超音波療法に低出力超音波療法が創傷治癒促進法として新しく登場した．このように1960年代より至適物理エネルギーを生体に加えると多様な生体刺激効果（biostimulation effect）が得られることが次々とわかってきた．なかでも1962年，Ritossaがショウジョウバエに高温の熱ストレスを与えたところ，特定の蛋白質が合成されたと報告した．この蛋白質はheat shock proteinとよばれ，今日，温熱刺激を生体に加えると細胞修復機能を促進することがわかってきた．

　近年，種々の物理的刺激（静水圧，引張力，振動，熱など）が細胞レベルでどのような影響を及ぼすかを研究するメカノバイオロジー（mechanobiology）が発展しつつあり，物理的刺激がサイトカインやnatural killer細胞の活性増大効果などに関する研究報告が数多くなされ，創傷治療，組織再建や再生医療としての物理療法の臨床応用が期待されている．

　本書は，このような世界の急激な物理療法に関連した基礎および臨床研究の成果を網羅した最新の物理治療技術を解説し，単に物理療法教科書としてではなく，臨床の場で実際に治療効果を上げることのできる物理療法解説書として，理学療法士のみならず物理療法にかかわる医療従事者のために役立つことを目指して企画された．

　本書における各章の著者陣は，臨床および教育の先端で活躍する理学療法士であり，物理療法に精通した陣容である．本書の紙面の特徴としては，治療解説文章を2色で配色し，文章を読みやすくする工夫を加え，図表もできる限り多く取り入れた．特に専門用語として重要な物についてはglossary（用語解説）として具体的かつ分かりやすい解説を加えるようにし，理学療法士を目指す学生にとっても専門用語をわかりやすく理解してもらうようにした．

　本書の章構成における特徴として，第1章では，物理療法の総論を解説し，第2章の電気刺激療法では，理学療法士が臨床の場で最も使用する頻度が高い7種類の治療法についてまとめた．第3章の温熱療法では，伝導熱，輻射熱，エネルギー変換熱についてまとめたが，特にエネルギー変換療法では，パルス超短波やパルス極超短波による電磁場効果を応用した治療法を解説し，超音波についても，

低出力パルス超音波療法として非熱効果を利用した治療法を主体として解説するようにした．第4章の寒冷療法では，伝導冷却法，対流冷却法，気化冷却法についてまとめた．第5章の水治療法では，高濃度人工炭酸泉浴を新しい治療法として加えた．第6章の光線療法では，紫外線療法，低反応レベルレーザー療法に加えて，新しく直線偏光近赤外線療法，キセノン光線療法についてまとめた．1997年，Whelanは，赤色光LEDに創傷治癒を促進させる作用があることを発見した．このLED療法による新しい光線療法も臨床適用される日が近いことが予想されるが，本書では，残念ながら解説するに至らなかったため，今後，改めて光線療法に含めて紹介したいと考えている．第7章の牽引療法では，能動型自動間欠牽引，90-90腰椎牽引などを解説に加えた．第8章の電気診断法は，物理療法を施行するうえでは欠かせない電気生理学的検査法であることから具体的な解説を加えた．

　最後に，本書の発行に際して，企画，編集のサポートをいただいた医歯薬出版・小口真司氏に厚くお礼を申し上げる．発行の最後まで惜しみない御支援をいただいたことに深く感謝する次第である．本書が理学療法士をはじめとして多くの物理療法にかかわる関係者の方々に教育および臨床の場で少しでもお役に立てれば著者一同にとってこのうえない喜びである．

2016年5月
編集者代表　濱出茂治
烏野　大

目次

第1章 物理療法総論

1 物理療法の定義と現状 ... 2
1. 物理療法の定義 ... 2
2. 物理療法の現状 ... 3
3. 物理療法の課題 ... 4
4. 物理療法機器の安全性 ... 5

2 物理療法の分類 ... 7
1. 理学療法における物理療法の分類 ... 7
2. 物理的エネルギーの特性 ... 8

3 物理療法の評価と治療 ... 12
1. 物理療法の評価と治療 ... 12
2. 物理療法の目的 ... 14
3. 痛み ... 15
4. 筋緊張 ... 18
5. 筋の物理的特性（粘弾性） ... 20
6. 有痛性疾患に対する物理療法アプローチ ... 22

第2章 電気刺激療法

1 電気刺激療法：総論 ... 26
1. 電気刺激療法の分類 ... 26
2. 電気刺激の物理学的特性 ... 27
3. 電気刺激の生理学的特性 ... 31
4. 電気刺激療法のリスクと禁忌 ... 33

2 経皮的末梢神経電気刺激療法 ... 35
1. 経皮的末梢神経電気刺激療法の特徴と治療原理 ... 35
2. 生理学的作用 ... 36
3. 治療の実際とリスク ... 38

3 機能的電気刺激療法 ... 42
1. 機能的電気刺激療法の特徴と治療原理 ... 42
2. 生理学的作用 ... 45
3. 治療の実際とリスク ... 46

4 微弱電流刺激療法 ... 48
1. 微弱電流刺激療法の特徴と治療原理 ... 48
2. 生理学的作用 ... 49
3. 治療の実際とリスク ... 51

5 神経・筋電気刺激療法 ... 54
1. 神経・筋電気刺激療法の特徴と治療原理 ... 54
2. 生理学的作用 ... 57
3. 治療の実際とリスク ... 59

6 干渉電流療法 ... 62
1. 干渉電流療法の特徴と治療原理 ... 62
2. 生理学的作用 ... 63
3. 治療の実際とリスク ... 64

7 高電圧パルス電流刺激療法 ... 66
1. 高電圧パルス電流刺激療法の特徴と治療原理 ... 66
2. 生理学的作用 ... 67
3. 治療の実際とリスク ... 69

8 末梢神経感覚刺激療法 ... 72
1. 末梢神経感覚刺激療法の特徴と治療原理 ... 72
2. 生理学的作用 ... 72
3. 治療の実際とリスク ... 73

第3章 温熱療法

1 温熱療法：総論 ... 76
1. 温熱療法の分類 ... 76

2. 温熱の物理学的特性　　　　　　77
　3. 温熱の生理学的特性　　　　　　80

2 | 伝導熱療法（ホットパック, パラフィン浴）…… 82
　1. ホットパック　　　　　　　　　82
　2. パラフィン浴　　　　　　　　　87

3 | 輻射熱療法（赤外線療法）　　92
　1. 赤外線療法の特徴と治療原理　　92
　2. 生理学的作用　　　　　　　　　94
　3. 治療の実際とリスク　　　　　　94

4 | エネルギー変換療法（超短波療法, 極超短波療法）……… 97
　1. エネルギー変換療法の特徴と治療原理　97
　2. 生理学的作用　　　　　　　　　100
　3. 治療の実際とリスク　　　　　　100

5 | エネルギー変換療法（超音波療法）……… 108
　1. 超音波療法の特徴と治療原理　　108
　2. 生理学的作用　　　　　　　　　112
　3. 治療の実際とリスク　　　　　　115

第4章
寒冷療法

1 | 寒冷療法：総論 …………… 122
　1. 寒冷療法の分類　　　　　　　　122
　2. 寒冷療法の治療原理　　　　　　123
　3. 寒冷療法の生理学的特性　　　　124

2 | 伝導冷却法, 対流冷却法, 気化冷却法 …………… 135
　1. 伝導冷却法　　　　　　　　　　135
　2. 対流冷却法　　　　　　　　　　137

　3. 気化冷却法　　　　　　　　　　139
　4. 適応と禁忌　　　　　　　　　　140

第5章
水治療法

1 | 水治療法：総論 …………… 142
　1. 水治療法とは　　　　　　　　　142
　2. 水治療法の分類　　　　　　　　142
　3. 水治療法の治療原理　　　　　　144
　4. 水治療法施設環境の感染および汚染防止対策　　　　　　　　147

2 | 全身浴 ………………………… 149
　1. 全身浴の特徴と治療原理　　　　149
　2. 生理学的作用　　　　　　　　　149
　3. 治療の実際とリスク　　　　　　150

3 | 局所浴 ………………………… 154
　1. 局所浴の特徴と治療原理　　　　154
　2. 生理学的作用　　　　　　　　　154
　3. 治療の実際とリスク　　　　　　154

4 | 交代浴 ………………………… 156
　1. 交代浴の特徴と治療原理　　　　156
　2. 生理学的作用　　　　　　　　　156
　3. 治療の実際とリスク　　　　　　157

5 | 高濃度人工炭酸泉浴 ……… 158
　1. 高濃度人工炭酸泉浴の特徴と治療原理　158
　2. 生理学的作用　　　　　　　　　159
　3. 治療の実際とリスク　　　　　　161

6 | 圧注, 灌注 ………………… 162
　1. 圧注, 灌注の特徴と治療原理　　162
　2. 生理学的作用　　　　　　　　　162
　3. 治療の実際とリスク　　　　　　162

第6章 光線療法

1 光線療法：総論 …… 166
1. 光線療法とは　166
2. 光線療法の治療原理　166

2 紫外線療法 …… 173
1. 紫外線療法の特徴と治療原理　173
2. 生理学的作用　175
3. 治療の実際とリスク　178

3 低反応レベルレーザー療法 …… 181
1. 低反応レベルレーザー療法の特徴と治療原理　181
2. 生理学的作用　184
3. 治療の実際とリスク　185

4 直線偏光近赤外線療法 …… 189
1. 直線偏光近赤外線療法の特徴と治療原理　189
2. 生理学的作用　190
3. 治療の実際とリスク　192

5 キセノン光線療法 …… 196
1. キセノン光線療法の特徴と治療原理　196
2. 生理学的作用　197
3. 治療の実際とリスク　197

第7章 牽引療法

1 牽引療法：総論 …… 204
1. 牽引療法とは　204
2. 牽引療法の分類　206
3. 牽引療法の目的　208
4. 牽引療法の治療効果　209
5. 牽引療法の禁忌　209

2 頸椎牽引 …… 210
1. 頸椎牽引とは　210
2. 分類　210
3. 牽引力　211
4. 牽引方向と治療時間　213
5. 牽引肢位　215
6. 治療の実際（電動式間欠牽引）　216
7. 牽引の禁忌　217
8. 頸椎牽引の適応　217
9. 頸椎牽引療法の有効性　219

3 腰椎牽引 …… 221
1. 腰椎牽引とは　221
2. 分類　221
3. 牽引力　222
4. 牽引の姿勢および方向　223
5. 牽引力と治療時間　225
6. 治療の実際（電動式間欠牽引）　226
7. その他の腰椎牽引　227
8. 適応および禁忌　228
9. 腰椎牽引療法の有効性　228

4 四肢牽引 …… 230
1. 四肢牽引とは　230
2. 牽引の実際　230
3. 牽引療法の適用　230
4. 主な牽引方法　230
5. 注意事項　233

第8章 電気診断法

1 電気診断法：総論 …… 236

1. 電気診断法とは	236
2. 電気診断法の基礎的事項	238

2 | 強さ−時間曲線 ... 241
1. 強さ−時間曲線とは　241
2. 強さ−時間曲線の測定　241
3. 強さ−時間曲線の臨床応用　242

3 | 運動神経伝導検査 ... 243
1. 運動神経伝導検査とは　243
2. 運動神経伝導検査の測定　243
3. 運動神経伝導検査の波形分析　244
4. 運動神経伝導検査の臨床応用　245

4 | 感覚神経伝導検査 ... 248
1. 感覚神経伝導検査とは　248
2. 感覚神経伝導検査の測定　248
3. 感覚神経伝導検査の波形分析　249
4. 感覚神経伝導検査の臨床応用　250

5 | H波 ... 251
1. H波とは　251
2. H波の測定　251
3. H波の波形分析　253
4. H波の臨床応用　253

6 | F波 ... 255
1. F波とは　255
2. F波の測定　255
3. F波の波形分析　256
4. F波の臨床応用　257
5. まとめ　257

7 | 運動誘発電位 ... 259
1. 運動誘発電位とは　259
2. 経頭蓋磁気刺激法の原理　259
3. 運動誘発電位の検査法　260
4. 運動誘発電位の波形分析，臨床応用　261
5. 経頭蓋磁気刺激法を用いたリハビリテーション　262

索引 ... 263

第1章

物理療法総論

1 物理療法の定義と現状

1. 物理療法の定義

　わが国における理学療法とは，理学療法士及び作業療法士法で「理学療法とは，身体に障害のある者に対し，主としてその基本動作能力の回復をはかるため，治療体操その他の運動を行わせ，および電気刺激，マッサージ，温熱その他の物理的手段を加えることをいう」と定義されている．WHO（世界保健機関）では「理学療法とは運動療法，温熱，寒冷，光，水，電気，マッサージなどを用いる身体的治療の科学および技術であり，治療目的は鎮痛，循環促進，障害の防止と矯正，筋力および可動性や協調性などの最大限の回復を図ることである」と定義されている．WCPT（世界理学療法連盟）のホームページで，"What is physical therapy" の説明として "Physical therapists provide services that develop, maintain and restore people's maximum movement and functional ability.（理学療法士は対象者の最大の運動能力や機能的能力を向上，維持，そして回復させるサービスを提供する）" と記載されている[1]．物理療法の定義としては，理学療法白書（1985）で「物理的なエネルギー（熱・水・光・電気・徒手）を外部から人体に応用し，疼痛の緩和，循環の改善，リラクセーションの目的で使用する治療法である．温熱療法，水治療法，光線療法，電気治療，マッサージに分類される」と記載されている．

　つまり，根拠に基づいた物理療法，運動療法，日常生活関連動作（activities parallel to daily living；APDL）練習，義肢・装具療法などの理学療法を実践し，疼痛緩和，循環促進，筋力・可動性の改善，協調性の回復，二次的障害の予防を図り，対象となる人々の基本的動作能力の最大限の回復と可能な限り自立した生活を取り戻すことを支援し，生活の質の向上を目指すことが，理学療法士の役割である[図1]．物理療法は他の運動療法やAPDL練習などと相互に関連をもちながら，この理学療法士の役割を果たすための治療法の一つである．したがって，物理療法は理学療法士がその基本的知識や治療技術を熟知すべき治療法である．

　狭義の物理療法の定義は「物理的エネルギーを利用して，生体の神経生理学的反応や化学的反応を引き起こすことにより，損傷部の治癒促進や疼痛抑制および神経筋機能の賦活を促す治療法である」とされ，物理療法の英語表記では "Physical therapy" と区別され，以前は "Physical Agents or Physical modality, Electrotherapy" と記載されていたが，最近では "Electrophysical Agents（EPA）" と表記されるようになっている．

　物理療法の歴史は人類の誕生とともに，また文明の発展とともにあるもので，数千年に及ぶものである[2]．痛いところを手で触るまたは擦るなどの「手当て」は，古来より現在まで受け継がれている痛みを癒す行為である．生命を維持するために傷や疲れを癒すために，古来より光，風，音，水，火などの自然環境から受ける恩恵を利用してきた．「医学の父，聖医」とよばれた Hippocrates（ヒポクラテス，紀元前460年頃〜370年頃）は，急性外傷による痛みに寒冷を用いたとされている[3]．紀元前1世紀頃に電気魚のシビレエイによる電気ショックで痛みをとることが記録に残されている．古代ローマ時代には温泉施設が人々の癒しの場となっていたこともよく知られている．このような動植物や森林，川，

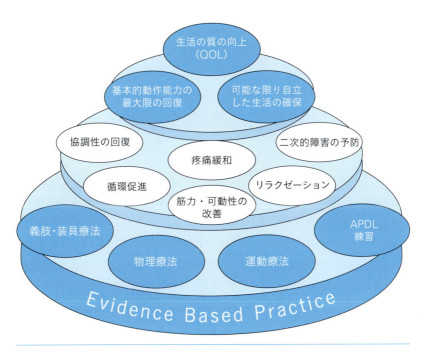

[図1] 理学療法士の役割

温泉，日光など，周囲の自然環境下に存在する物理的エネルギーが利用され，生体が有する自然治癒能力を高める方法として行われてきた．

2. 物理療法の現状

リハビリテーション施設の増加に反して，物理療法機器の整備が進んでいない現状があり，国内学会においても，物理療法に関する報告は理学療法学術大会の演題数全体の2％前後である．この大きな要因として，出来高払い制度から包括払い制度（定額制）への移行があげられる．海外などでは民間保険会社がエビデンスを考慮し，適当と考えられる医療行為に対して保険を支払う制度とは大きく異なる．

理学療法の保険診療点数は，1974年改定により複雑なもの・簡単なものの2つに分類，点数化され徐々に点数も増加していった．2006年以降の2014年までの改定で疾患別のリハビリテーション施設基準が設定され，疾患別リハビリテーション料（単位/日）で算定する保険点数制度に変遷してきた[4]．このような包括払い制度の定着により，直接診療報酬につながらない高価な物理療法機器の整備に対して消極的となり，臨床での物理療法の活用や発展を妨げる大きな要因となっている[2]．本来，理学療法士の重要な治療方法である物理療法が理学療法の中から衰退しつつあることは認めなくてはならない．しかしながら，その有効性を認めている医師などが中心となり物理療法が活用されているのも事実であ

Glossary

出来高払い制度：診察，手術，注射，検査などに細分化された医療行為ごとに点数が設定され，合計した医療費を請求できる制度であり，必要と認められた医療サービスを提供できる．

包括払い制度（定額制）：患者の疾病や病態により診療報酬が決まり，医療費情報が標準化された．医療費の抑制や病院ごとに異なる医療や経営の比較・改善などを目的に，医療行為を問わず一定の報酬を支払う制度（定額制）である．

第1章 物理療法総論

る．筋電図によるバイオフィードバックを用いた電気刺激装置，歩行神経筋電気刺激装置，骨癒合超音波装置，経頭蓋磁気刺激や経頭蓋直流電気刺激を大脳に与えた際の運動療法，嚥下に対する電気刺激装置などの物理療法の効果が報告されている．理学療法士の重要な治療法の一つであるはずの物理療法が，理学療法士以外が主体となって積極的に活用している．この意味からも，理学療法士は理学療法における物理療法の有効性を再考する必要があると強く感じる．

3. 物理療法の課題

　物理療法は，徒手的には与えられない物理的エネルギーによる刺激を，生体に与えることができることが最大の特徴である．現在の治療時間は，運動療法の前処置としての役割が大きいため，最大でも20分程度である．これは，わが国の保険診療制度の範疇で実施していることが制限となっている．しかしながら，骨癒合に使用する低出力パルス超音波では，1日数回，20〜30分/1回実施することが推奨されている．このことは至って当然のことであり，生活活動時間に合わせて物理療法を数回/1日実施することで有効性が得られる例である．したがって，今後の物理療法の一つの課題は，有効性が得られる時間や設定の再考である．もし，治療時間が長くなる場合，患者や他の医療・介護スタッフでも，安全かつ容易に利用できる物理療法機器の開発・研究が必要不可欠となる．もちろん，理学療法士が物理療法に関して主導的立場にいることが必須条件であり，理学療法士が管理しながら実施することを前提としたものとなることを期待する．

　人体は約200個の骨と約400の骨格筋により構成されており，意図する運動や動作を行うときには，これらの構成体が有機的に連動して活動する．これらの身体活動における運動制御に関して，Sherringtonは"Posture follows movements like a shadow.（姿勢は運動の影のようなものである）"と述べている[5,6]．人の運動制御を考えると，運動系と感覚系の2つに大別され，感覚系も運動系の影のような存在であり，表裏一体の関係にあると考えられる．姿勢や感覚系などの影の部分が運動を行ううえでとても重要であることを意味している．工学的な制御システムの基本であるフィードフォワード制御とフィードバック制御は，人の運動制御においても利用されている制御システムである [図2]．

　中枢神経系でプログラミングされた運動イメージを遂行するために，適切なタイミングで運動指令が筋系に出されることで，直接的な運動や間接的な姿勢調節にかかわる筋活動が発生して，実際の運動や動作が行われる．このとき，姿勢調節や運動（筋活動）からの内的な感覚情報や実際の運動や動作時の床や対象物から受ける外的な感覚情報が感覚系により中枢神経系にフィードバックされる．これらのフィードバック情報を統合・学習することで，次回の運動イメージを構成する際の補正情報として活用している．この一連のフィードバック回路により，人の動きはより適切で合目的的動作を遂行することが可能となる．フィードフォワード制御とは，フィードバック情報なしに決められた運動を行うことであるが，人においては過去に体験した感覚系のフィードバック情報を基に運動学習された運動指令である．したがって，人におけるフィードフォワード制御による運動指令は，感覚系のフィードバック情報による集大成であると考えられる．つまり，運動系に対する感覚系のフィードバック情報の役割は非常に重要である．仮に，このフィードバックされる感覚情報に誤りや異常があれば，結果として適切な運動や滑らかな動作は遂行できなくなるか，もしくは過剰な筋活動が必要になると考えられる．物理療法は，直接的に運動系に働きかける治療ではなく，主に感覚系を制御する治療法である．感覚系からの

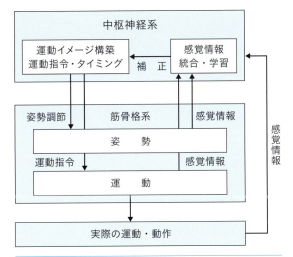

[図2] 運動制御における運動系と感覚系
筋骨格系により適切な運動や動作を遂行するためには，中枢神経系が感覚系からの情報を統合することにより運動イメージを補正しながら，運動指令を出すことで調整している．

フィードバック情報を正常化，もしくは一時的に低下させることが物理療法の本質的な効果であり，疼痛抑制や治癒の促進，神経筋の賦活などはこれらの効果によって得られたものであると考えられる．感覚情報を制御することができれば，必ず運動系における変化（改善）が得られると推定できる．つまり，物理療法のもう一つの課題は，物理療法が身体の運動や動作に与える影響に関するエビデンスを提案していくことである．このような意味から，電気刺激療法による脳活動の賦活や経頭蓋電気刺激による運動イメージへの影響などが検討されている．このような運動イメージなどの運動系に対する有用性を証明していくことが，今後の物理療法の発展には不可欠である．

4. 物理療法機器の安全性

医療機器の規格と認可は，米国ではFDA（アメリカ食品医薬品局）およびANSI（米国国家規格協会）において行われている．わが国での医療機器の認可はIEC（国際電気標準会議）の規格に準拠してJIS（日本工業規格）が策定され，厚生労働省が認可する形式である．製品の安全性には，機械的安全性，電気的安全性，そしてユーザーの使用方法や環境などが関与する．これらの安全性の確保を目的

Glossary

FDA：アメリカ食品医薬品局（Food and Drug Administration；FDA）は食品や医薬品，医療機器など，消費者が通常の生活において使用する機会のある製品について，その許可や違反品の取り締まりなどの行政を専門的に行う米国の政府機関である．
ANSI：米国国家規格協会（American National Standards Institute；ANSI）は米国国内における工業分野の標準化組織の団体であり，さまざまな規格を行っている．
IEC：国際電気標準会議（International Electrotechnical Commission；IEC）は電気に関連した技術を扱う国際的な標準化団体である．
JIS：日本工業規格（Japanese Industrial Standards；JIS）は工業標準化法に基づき，日本工業標準調査会の答申を受けて，主務大臣が作成する日本の国家標準規格である．

第1章 物理療法総論

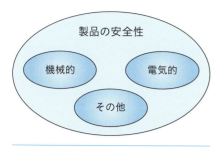

[図3] 製品の安全性
製品の安全性は，機械的問題や電気的問題，その他の3要素によって成り立っている．

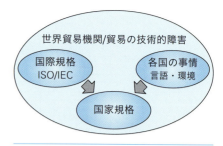

[図4] 国家規格
グローバル化に伴い，世界標準規格が国家規格に与える影響力が大きくなっている．同一規格を採用した製品であれば，諸外国との流通がしやすい．

として国際規格が策定されている [図4]．国際規格の策定には，製品が諸外国に流通する際に起こる技術的問題が背景となっており，国際規格はIECとISO（国際標準化機構）の2つの団体により策定され，その標準の一部は共同で策定されている[7]．

物理療法機器の安全性に関しては，EMC（電磁両立性）規格に適合していない製品の製造・販売が2007年以降から許可されなくなった．EMC規格とは家庭用電気機器だけではなく，電源をもつ医療機器・電動式医療機器のすべてに対して，エミッション（emission）とイミュニティー（immunity）の2条件に関する規制である[8]．種々の社会情勢の変化を受け，理学療法士が物理療法を適切に使用していく役割は増してくるものと考える．そのなかで，医療機器として使い方を誤れば危害すら与えかねない物理療法機器を使用しているという専門職者の意識に立ち返ることが大切である．EMC規制は物理療法機器製造業社の問題だけではなく，理学療法士が物理療法機器を安全に使用するための規格でもある．

（烏野 大）

Glossary

ISO：国際標準化機構（International Organization for Standardization；ISO）は電気分野を除く工業分野の国際的な標準規格を策定するための民間の非営利団体である．

EMC規格：EMC（電磁両立性；electromagnetic compatibility）とは，2002年に厚生労働省が医療電気機器の製造販売の基準として法制化し，2007年3月に完了した規格である．

エミッション：電気機器から放出される不要な電気的ノイズ（主として電磁波）のことである．電気機器から放出されたノイズは空間あるいは電線を伝搬して，他の電気機器や無線設備などの動作に影響を与えることがある．これは電磁障害（electromagnetic interference；EMI）とよばれている．

イミュニティー：電気機器が電気的ストレス（電界，磁界，電圧，電流）に曝された際の耐性能力のことである．この性能は電磁感受性（electromagnetic susceptibility；EMS）ともよばれている．

文献

1) World Confederation for Physical Therapy ホームページ：http://www.wcpt.org/what-is-physical-therapy
2) 菅原憲一：物理療法の歴史と今後の課題・展望．標準物理療法学，第4版（網本 和，菅原憲一編），医学書院，2013，pp1-15．
3) 武富由雄：理学療法のルーツ．メディカルプレス，1997．
4) 植松光俊：理学療法と保険制度．標準理学療法概論（内山 靖編），医学書院，2014，pp66-80．
5) Creed RS et al：Reflex activity of the spinal cord, Oxford, US, 1932.
6) 大築立志・他（編）：姿勢の脳・神経科学．市村出版，2011．
7) 日本規格協会：世界の規格辞典，第2版．宝文社，1999．
8) 加納 隆：院外における電磁環境障害．医療環境のEMCハンドブック（菊池 眞・他編），サイエンスフォーラム，1999，pp81-105．

2 物理療法の分類

1. 理学療法における物理療法の分類

物理療法は，広義の意味では運動療法を除外した理学療法であり，マッサージや徒手療法なども含まれている．古来より自然界にある火，風，水，土，光などの物理的エネルギーを用いて治療が行われてきた．現在では，狭義の物理療法は電気刺激療法，温熱療法，エネルギー変換療法，寒冷療法，水治療法，光線療法，力学的機器を用いた治療法に大別される [表1]．

[表1] 物理療法の分類

電気刺激療法	直流通電療法，交流通電療法，パルス通電療法
温熱療法	ホットパック，パラフィン浴，赤外線療法
エネルギー変換療法	超短波療法，極超短波療法，超音波療法
寒冷療法	伝導冷却法，対流冷却法，気化冷却法
水治療法	渦流浴，ハバードタンク，プール療法
光線療法	レーザー療法，紫外線療法，近赤外線療法
力学的機器を用いた治療法	牽引療法，CPM

1) 電気刺激療法

電気刺激療法は電気刺激波形の周波数により，低周波電気刺激療法，中周波電気刺激療法，高周波電気刺激療法に分類される．

①低周波電気刺激療法は周波数1 kHz未満の電気刺激波形を用いて，患部の組織や神経を刺激する治療法である．低周波電気刺激療法には経皮的末梢神経電気刺激療法，高電圧パルス電流刺激療法，神経・筋電気刺激療法など多くの電気刺激療法がある．

②中周波電気刺激療法は周波数1〜5 kHzの正弦波を周波数変調することで，神経・筋が応答できる低周波領域に変調して，患部の神経や筋を刺激する治療法である．中周波電気刺激療法には干渉電流療法やロシアン電流療法などがある．

③高周波電気刺激療法は周波数10 kHzの電気刺激波形を用いて，脊髄神経を刺激して疼痛緩和を図る治療方法である．10 kHzの高周波を利用することから高周波10脊髄刺激療法（High-frequency 10 Spinal Cord Stimulation）ともよばれている．

2) 温熱療法

表在性温熱療法としてホットパックやパラフィン浴，赤外線療法がある．

①ホットパックは80℃の温水を吸水したパックの湿熱により患部を温める治療法である．

②パラフィン浴は熱伝導率の小さいパラフィン皮膜による断熱効果により患部を温める治療法である．

③赤外線療法には温熱作用があるため，輻射熱として用いられる治療法である．

3) エネルギー変換療法

エネルギー変換療法は深部組織に到達する物理的エネルギーを用いて組織を温める治療法である．

①超短波療法は27.12 MHzの電磁波を照射して患部を温める治療法である．

②極超短波療法は2,450 MHzの電磁波を照射して患部を温める治療法である．

③超音波療法は1 MHzまたは3 MHz程度の機械的振動を起こし，その機械的振動を患部に照射することで組織代謝を活性化する治療法である．出力がある一定以上になれば振動により熱が発生し，局所的に組織を温めることができる．

4）寒冷療法

寒冷療法は伝導冷却法，対流冷却法，気化冷却法に分類される．

①伝導冷却法は，皮膚に冷却物を接触させてことで患部を冷却する治療法であり，アイスパックなどがある．

②対流冷却法は，冷水の対流による熱交換を利用して患部を冷却する治療方法であり，冷水浴などがある．

③気化冷却法は，液体が気化するときの気化熱を利用して患部を一時的に冷却する治療方法であり，コールドスプレーなどがある．

5）水治療法

水治療法は渦流浴（局所浴），ハバードタンク（全身浴），治療プールなどを用いて水の熱伝導性や浮力などの物理的特性を利用して行う治療法である．渦流浴やハバードタンクでは温水に患部を浸すことで疼痛を緩和しながら関節運動を行うことができる．プール療法は筋力低下や荷重負荷ができない患者の歩行運動や全身運動を行うことができる．

6）光線療法

光線療法はレーザー療法，紫外線療法，近赤外線療法などに分類される．

①レーザー療法には半導体レーザーや近赤外線光を用いた低反応低出力レーザーが使用されており，組織反応の活性化や疼痛抑制を目的に行われている．

②紫外線療法には色素沈着や殺菌効果が認められており，皮膚疾患や褥瘡などに対して適応される治療法である．

③近赤外線療法は700〜2,500 nm（n＝10^{-9}）の波長をもつ電磁波であり，赤色の可視光線に近い波長領域である．主に波長600〜1,000 nmの近赤外線光はヘモグロビンや水に吸収されにくいため生体深部の数cmまで到達する．近赤外線療法には，直線偏光近赤外線療法やキセノン光線療法などがある．

7）力学的機器を用いた治療法

力学的機器を用いた治療法には牽引療法や持続的他動運動（continuous passive motion；CPM）がある．

①牽引療法には頸椎牽引，腰椎牽引，四肢牽引があり，椎間関節の離開や周囲の軟部組織の伸張を行う治療法である．

②CPMは肘関節や膝関節の自動運動ができない場合に，機器の力によって持続的にゆっくりと屈曲−伸展運動を行い，関節拘縮の予防や二次的障害を予防するために行われる治療法である．

2. 物理的エネルギーの特性

理学療法における物理療法の分類は表1に示したとおりであるが，物理療法を実践するうえでは，物理的エネルギーの特性を知ることが重要である．物理療法で用いられる物理的エネルギーは各々が全く

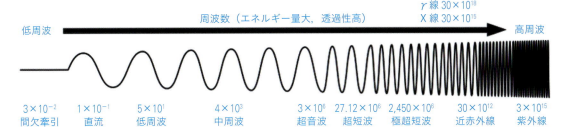

[図] 物理的エネルギーの周波数

別のものではなく，自然界における物理的法則に基づいて存在している．人体に物理的エネルギーを適応する際には，物理的法則と神経生理学的反応を踏まえて理解することが必要である．

　物理的法則の一つは，物理的エネルギーが1秒間に何回振動しているか，いわゆる周波数である．つまり，物理的エネルギーを周波数という1つの測りで観測することができる[図]．物理的エネルギーは低周波から高周波になるにつれて，エネルギー量は大きくなり，透過性も高くなる．図は各々の物理療法で使用するエネルギーの主な周波数を表している．たとえば，紫外線はエネルギー量が大きく透過性が高いため，浴び続けると人体に影響があることが知られている．さらに高周波のX線やγ線は骨の撮影や放射線療法に活用されているが，そのエネルギーの取り扱いには十分な設備が必要となる．これらのことからもわかるとおり，高周波の物理的エネルギーは人体に影響を与えるだけでなく，透過性が高い特徴を有している．このようにエネルギーの周波数特性から考えると，物理療法の特性として一般的に考えられていることとの間に矛盾が生じる．

　一般的に，超音波療法では1 MHzが深部組織，3 MHzが浅部組織の加温に適しており，その理由として3 MHzは深部組織までエネルギーが到達しないからと考えられている．しかし，骨癒合に使用される低出力パルス超音波療法では1.5 MHzや3 MHzの超音波で効果を示しており，これは低出力の超音波でも最も深部にある骨までエネルギーが到達することを意味している．つまり，これらの物理的エネルギーの特性を踏まえて物理療法の適応を考慮することは，物理療法の適応領域の拡大やエビデンスを集積するうえからも重要である．

　物理療法の物理的エネルギーを比較するためには，国際単位系（SI単位系）が用いられる．SI単位系は7つの基本単位と組立単位により物理量を定義している．7つのSI基本単位は秒（s），メートル（m），キログラム（kg），アンペア（A），ケルビン（K），モル（mol），カンデラ（cd）であり，対応する次元はそれぞれ時間，長さ，質量，電流，熱力学温度，物質量，光度である[表2]．物理療法で利用される物理的エネルギーの単位は，厳密に定義されている．つまり，これらの定義により再現性，普遍性が堅持されているからこそ，物理的エネルギーを科学的に検証することができる．SI組立単位は基本単位を組み合わせてつくることができる単位であり，加速度（m/s^2），周波数（Hz），力のモーメント（N・m）などがあり，その組立単位は無数に存在する[表3]．SI単位系の十進の倍量・分量単位

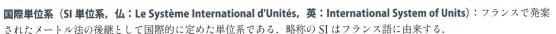

国際単位系（SI単位系，仏：Le Système International d'Unités，英：International System of Units）：フランスで発案されたメートル法の後継として国際的に定めた単位系である．略称のSIはフランス語に由来する．

第1章 物理療法総論

[表2] SI単位系の基本単位

次元	記号・名称	定義
時間	s　秒	セシウム133原子の基底状態の2つの超微細準位間の遷移に対応する放射の周期の9,192,631,770倍の継続時間
長さ	m　メートル	1秒の1/299,792,458の時間に光が真空中を進む距離
質量	kg　キログラム	国際キログラム原器（プラチナ90％，イリジウム10％からなる合金で直径・高さともに39ミリメートルの円柱）の質量
電流	A　アンペア	無限に長く，無限に小さい円形断面積をもつ2本の直線状導体を真空中に1メートルの間隔で平行に置いたとき，導体の長さ1メートルにつき 2×10^{-7} ニュートンの力を及ぼしあう導体のそれぞれに流れる電流の大きさ
熱力学温度	K　ケルビン	水の三重点の熱力学温度の1/273.16．温度間隔も同じ単位
物質量	mol　モル	0.012キログラムの炭素12に含まれる原子と等しい数の構成要素を含む系の物質量
光度	cd　カンデラ	周波数 $540 \times 1,012$ ヘルツの単色放射を放出し，所定方向の放射強度が1/683ワット毎ステラジアンである光源のその方向における光度

[表3] SI単位系の組立単位の例

組立量	記号・名称	SI基本単位
面積	平方メートル	m^2
速さ・速度	メートル毎秒	m/s
加速度	メートル毎秒毎秒	m/s^2
周波数	Hz　ヘルツ	s^{-1}
力	N　ニュートン	$m \cdot kg \cdot s^{-2}$
力のモーメント	N·m　ニュートンメートル	$m^2 \cdot kg \cdot s^{-2}$
角速度	rad/s　ラジアン毎秒	$m \cdot m^{-1} \cdot s^{-1} = s^{-1}$
角加速度	rad/s^2　ラジアン毎秒毎秒	$m \cdot m^{-1} \cdot s^{-2} = s^{-2}$
圧力・応力	Pa　パスカル	$m^{-1} \cdot kg \cdot s^{-2}$
エネルギー・仕事・熱量	J　ジュール	$m^2 \cdot kg \cdot s^{-2}$
仕事率・工率・放射束	W　ワット	$m^2 \cdot kg \cdot s^{-3}$
セルシウス温度	℃　セルシウス度	K
熱容量	J/K　ジュール毎ケルビン	$m^2 \cdot kg \cdot s^{-2} \cdot K^{-1}$
比熱容量	J/(kg·K)　ジュール毎キログラム毎ケルビン	$m^2 \cdot s^{-2} \cdot K^{-1}$
電流密度	アンペア毎平方メートル	$A \cdot m^{-2}$
電界の強さ	V/m　ボルト毎メートル	$m \cdot kg \cdot s^{-3} \cdot A^{-1}$
電圧・起電力	V　ボルト	$m^2 \cdot kg \cdot s^{-3} \cdot A^{-1}$
電気抵抗	Ω　オーム	$m^2 \cdot kg \cdot s^{-3} \cdot A^{-2}$

Glossary

キログラム（kg）：SI基本単位の中で唯一人工物により定義されているのがキログラムである．2018年の第26回国際度量衡総会において，キログラムは物理定数により定義される予定である．これにより，国際キログラム原器が不要になる．他の基本単位についても新しい定義が提案されている．

[表4] SI単位系の接頭語

数	接頭辞	記号	数	接頭辞	記号
10^{24}	ヨタ	yotta	Y	10^{-24}	ヨクト	yocto	y
10^{21}	ゼタ	zetta	Z	10^{-21}	ゼプト	zepto	z
10^{18}	エクサ	exa	E	10^{-18}	アト	atto	a
10^{15}	ペタ	peta	P	10^{-15}	フェムト	femto	f
10^{12}	テラ	tera	T	10^{-12}	ピコ	pico	p
10^{9}	ギガ	giga	G	10^{-9}	ナノ	nano	n
10^{6}	メガ	mega	M	10^{-6}	マイクロ	micro	
10^{3}	キロ	kilo	k	10^{-3}	ミリ	milli	m
10^{2}	ヘクト	hector	h	10^{-2}	センチ	centi	c
10^{1}	デカ	deca	da	10^{-1}	デシ	deci	d

を作成するためにSI接頭辞（接頭語）が利用される**[表4]**．各々の物理的エネルギーはSI単位系を用いて記載されている．物理的エネルギーの特性を理解するうえでも，単位の意味を知ることも必要である．

（烏野　大）

Glossary

SI接頭語：$10^{\pm 6}$ 以上のSI接頭語において，倍量の接頭語は最後が"a"で終わり記号は大文字，分量の接頭語は最後が"o"で終わり記号は小文字となる．メートル法の初期につくられた $10^{\pm 3}$ までの接頭語はこのルールに従っていない．

3 物理療法の評価と治療

1. 物理療法の評価と治療

　1991年にカナダのMcMaster大学のGuyattが「科学的根拠に基づく医療（evidence-based medicine；EBM）」を提唱して以来，わが国においてもEBMの概念が急速に普及している．理学療法においても「根拠に基づいた理学療法（evidence-based physical therapy；EBPT）」の実践が進められてきている．EBMとは，「入手可能な範囲で最も信頼できる根拠（evidence）を把握したうえで，個々の患者に特有の臨床状況や価値観を考慮し医療を行うための一連の行動指針」である[2]．エビデンスとは，「一般的に，判断・決断のよりどころとなる情報やデータ」であり，適切な臨床判断の基に理学療法を施行するためには，質の高い臨床研究データや最新の情報が提供されなければならない．大規模な臨床研究データだけでなく，個々の貴重な治療経験などを，科学的に検証して報告することも必要である．

　われわれ理学療法士がEBPTを実践するためには，症例研究，臨床研究および基礎研究を行い，多くの情報を提供することが重要となる．そして，批判的吟味や他の理学療法との比較を科学的に行い，理学療法の質を高めることが求められている．しかしながら，物理療法における臨床判断に関して，科学的根拠に基づいた概念モデルは十分には整理されていないのが現状であり，個々の理学療法士の経験則や慣習などに基づいて行われている．臨床判断の意思決定を行ううえで，多様な臨床像や価値観，治療方法に関する多くの選択肢が複雑にからむため「不確実性下の意思決定（decision under uncertainty）」となる場合が多い[3]．

　EBPTを実践する手順として以下の5つのステップがある．

step 1：疑問（問題）の定式化
　　　　疑問点・問題点を定式化して進めるフォーマットとしてPICO（ピコ）がある．patient / problem（患者，問題），intervention（介入），comparison intervention（他の介入との比較），outcome（結果）に分けて現状から考えられる治療方針を整理する．

step 2：情報収集
　　　　step 1で定式化した疑問を解決するのに有益と考えられる情報を探索する．

Glossary

Gordon Henry Guyatt：1953年～．カナダのマクマスター大学の名誉教授であり内科医，疫学・生物統計学の専門家である．米国医師会雑誌（The Journal of the American Medical Association；JAMA）に，医学文献ユーザーズガイド（Users' Guides to the Medical Literature）のシリーズを掲載した主編集者であり，「科学的根拠に基づく医療（EBM）」の用語を発表した．

EBM：EBMとは，「個々の患者のケアに関わる意思を決定するために，最新かつ最良の根拠（エビデンス）を，一貫性をもって，明示的な態度で，思慮深く用いること」「入手可能で最良の科学的根拠を把握したうえで，個々の患者に特有の臨床状況と価値観に配慮した医療を行うための一連の行動指針」「個々の患者の臨床問題に対して，①患者の意向，②医師の専門技能，③臨床研究による実証報告を統合して判断を下し，最善の医療を提供する行動様式」などと定義されている[1]．

3 物理療法の評価と治療

[表] 物理療法の適応を考えるための臨床症状の要素

症状の部位	腰部，下腿遠位部など
症状の原因と考えられる組織の種類	皮膚・軟部組織，筋組織，骨・関節，神経など
症状の原因と考えられる組織の深さ	浅層，深層など
症状の種類	疼痛，浮腫，しびれ，疲労など
症状の性質	疼痛の場合であれば，鈍痛，鋭痛，放散痛など
症状の程度	疼痛の場合であれば，VAS，NRS，FPSなど
症状が発現する場面	安静時，日常生活活動時，スポーツ動作時など，特にスポーツ動作時の場合には，どのような動作によって症状が発現するかなど
症状の持続性	突発性，間欠的，持続的など
炎症症状の有無・程度	発赤，発熱，腫脹などの有無・程度
発症からの経過期間	急性，亜急性，慢性など
症状を呈する部位の形状	凹凸の程度など
症状の範囲	広い範囲，狭い範囲
患者の心理的特性	電気刺激や寒冷刺激に対する苦手意識など
リスク管理上の注意事項	妊娠の有無，感覚障害の有無・程度など

VAS；visual analogue scale, NRS；numerical rating scale, FPS；faces pain scale

(木村, 2007)[4]

step 3：情報の批判的吟味
　　step 2 で得られた情報の信頼性について，内的妥当性（研究の妥当性）を評価して検討する．
step 4：情報の患者への適用
　　step 2，step 3 で得られた情報を患者にどのように適応するかを，外的妥当性（適用可能性）を評価して検討する．
step 5：適用結果の分析（step 1 〜 step 4 のフィードバック）
　　step 1 〜 step 4 と進めてきた過程が，臨床判断として正しいかを，outcome（結果）を含めて検討する．

　PICO のフォーマットを用いて物理療法を実践することにより，臨床における貴重な治療経験を蓄積することができる．
　臨床において EBPT を進めるためには，各々の検査結果の関係性から優先的に解決しなければならない問題点を整理することが重要である．物理療法の適応を考える場合も同様であり，まずは臨床症状を詳細に検査して整理することが必要である [表][4]．身体症状の部位や程度，疼痛の程度や運動制限などの検査結果や疼痛，筋スパズム，循環動態および物理療法の特性を十分に把握したうえで，EBPTのステップを踏まえながら臨床判断を行い，適切な物理療法を選択できることが望ましい．しかしながら，臨床において的確な臨床判断を下すことは容易ではない．生体を一つのシステムとして考え，物理療法を適応した場合を考えると物理療法の選択や多様な出力設定などの入力要因が考えられる [図1]．
　生体内部の状態を規定する内部要因としては，疼痛の程度や動作の制限などの多くの要因があり，内部状態は常に一定ではなく悪化と回復の間を変動している．この生体内部に外部から入力を行った結果として出力要因があり，疼痛評価や ROM 検査などの検査結果がこれにあたる．これらの入力，内部，

第1章 物理療法総論

出力要因の組み合わせはほぼ無限に近いと考えられる．つまり，理学療法士がコントロールできる入力要因や出力結果の正確な把握をできるだけ詳細に行うことが必須事項となる．この入出力の要因が曖昧であると，物理療法の効果判定も曖昧となり，エビデンスの構築や貴重な治療経験の蓄積を阻害することになる．

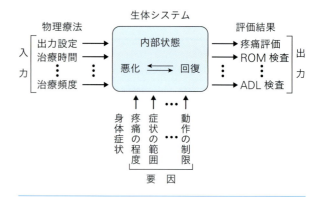

[図1] 生体システムと物理療法

2. 物理療法の目的

臨床において物理療法を実施する主な目的は，痛みの軽減，筋スパズムの改善，局所循環不全の改善である．痛み，筋スパズム，局所循環不全の3項目は相互に密接な関連性を有しており，痛みが増強すると筋スパズムや局所循環不全も増悪する．いわゆる痛みの悪循環とよばれている状態である[図2]．慢性期の痛みの場合，図2のように痛み→α-γ運動ニューロンの興奮性増大→筋スパズム→局所循環不全→酸素不足→発痛物質の増加→侵害受容器の閾値低下→痛みへの連鎖的な悪循環が生じる．これらに関連した機能障害は日常生活活動制限や運動制限を引き起こし，患者に対して多大な精神的ストレスを与えるものとなる．

臨床場面における物理療法は，この痛みの悪循環から脱却させることを目的に，運動療法などと併用しながら実施されることが多い．このため，物理療法の適応を考えるうえで痛みや筋緊張の特性を理解することは極めて重要である．

Glossary

VAS：1948年にKeelにより "simple descriptive pain scale" と記載された痛みの評価法である．視覚的アナログスケール（visual analogue scale；VAS）は，長さ10cmの水平線を用いて痛みの程度を示してもらう評価法である．左端が「痛みなし」，右端が「耐えられない最大の痛み」として，主観的な痛みの程度を客観的な数値（左端からの長さ；単位cm）に置き換えることができる[5]．

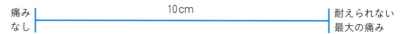

NRS：数値的評価スケール（numerical rating scale；NRS）は0～10までの11段階で痛みの程度を口頭もしくは目盛の入った線上に記入してもらう評価法である．初診時または治療前の最大の痛みを10とし，現在はいくつになったかという疼痛軽減スコア（pain relief score）を用いる方法と，自分が今までに経験した最大の痛みを10として現在はいくつにあたるかを質問する方法もある．0は痛みなし，1～3は軽い痛み，4～6は中等度の痛み，7～10は強い痛みを表している[5]．

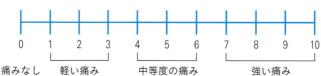

3. 痛み

国際疼痛学会（International Association for the Study of Pain；IASP, 1979）は，痛みとは，「実質的あるいは潜在的な組織損傷に結びつく，あるいはそのような損傷を表す言葉を使って表現される不快な感覚・情動的体験である」と定義している．従来は，痛みとは外因性もしくは内因性の刺激により生じた感覚であると考えられていたが，新たな痛みの定義では「不快な感覚，情動的体験」を含めている．この定義は痛みの多面性を認めたうえで科学的検証が必要であることを示しており，単に身体的問題だけでなく精神的問題が痛みに関連していることを意味している．組織損傷と痛みは必ずしも対応しておらず，損傷がなくても痛みを感じる「慢性痛」などが起こることを示している[6]．

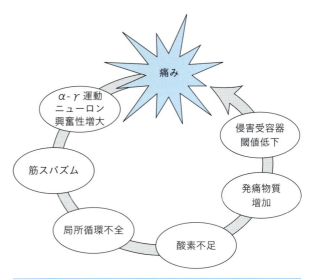

[図2] 痛みの悪循環

痛みは鋭い識別性に富んだ一次痛と，強い持続性をもち識別性に乏しい二次痛に分類される．一次痛は，組織を損傷するような侵害刺激に反応して高閾値機械受容器を介してAδ線維を伝導し，二次痛は自由神経終末やポリモーダル受容器を介してC線維を伝導する [図3][7]．高閾値機械受容器は機械的刺激に反応するのに対して，ポリモーダル受容器は機械的刺激，熱・冷刺激，化学的刺激のいずれにも反応する多種侵害受容器である．

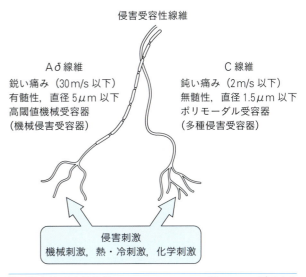

[図3] 侵害受容性線維　　　　　（横田，1997）[7] を改変

高閾値機械受容器は侵害性の強い機械的刺激を与えると興奮するが，弱い機械的刺激では興奮しない特徴をもつ．それに対してポリモーダル受容器は非侵害刺激から侵害刺激に至るまでの幅広い刺激に応答する [図4][8]．

脊髄後角は第Ⅰ層から第Ⅵ層に分かれており，Aδ線維やC線維の一次侵害受容ニューロンは脊髄後

Glossary

ポリモーダル受容器：ポリモーダル受容器は機械的，化学的，熱刺激などの多（poly）様式（mode）の刺激に反応することから，ポリモーダルとよばれており，分化の程度が低い受容器である．C線維の受容器の大部分がポリモーダル受容器であり，皮膚などの浅部組織だけでなく，筋・内臓などの深部組織にも分布する．

角で二次侵害受容ニューロンである特異的侵害受容（nociceptive specific；NS）ニューロンと広作動域（wide dynamic range；WDR）ニューロンに入力する[7]．Aδ線維は脊髄後角の最も背側部を占める第Ⅰ層，第Ⅱ層の外層部と第Ⅴ層に入りNSニューロンとシナプスを形成する．C線維は脊髄後角でNSニューロンに加え，第Ⅰ層，第Ⅱ層（膠様質），第Ⅳ層，第Ⅴ層，第Ⅵ層に細胞体をもつWDRニューロンとシナプスを形成する[6][図5]．NSニューロンは痛みの発生場所を，WDRニューロンは痛みの程度・強度を知らせるニューロンと考えられている[6]．

長期間にわたり痛みが消失しない慢性痛（chronic pain）に対する概念は変化しており，熊澤[9,10]は，慢性痛を「急性痛が長引いたもの」とは別に，痛み系の歪みから出現した新しい病気「慢性痛症」として分類している．慢性痛症とは，持続する強い痛みや何らかの神経系の障害によって生じた，痛み系の可塑的変容である[図6]．痛みが長期化することにより，このような神経学的な可塑的変容が起こり，痛みの治療をより困難かつ複雑にしている．

痛みは原因により次の4つに分類できる．

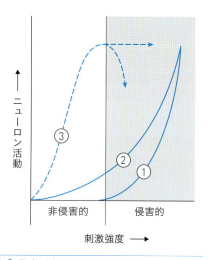

[図4] 侵害受容器と非侵害受容器の反応特性
①高閾値機械受容器，②ポリモーダル受容器，③非侵害受容器
（大道・他，2006）[8]

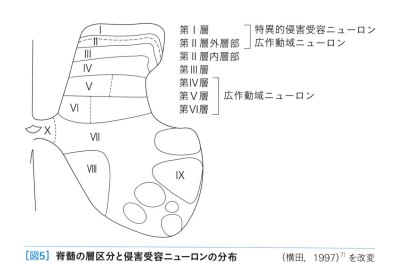

[図5] 脊髄の層区分と侵害受容ニューロンの分布　　（横田，1997）[7] を改変

Glossary

特異的侵害受容ニューロン：特異的侵害ニューロンは，同側の体表に限局した末梢受容野をもち，そこに侵害性機械刺激を加えると興奮するが，弱い機械刺激は興奮作用をもたない．

広作動域ニューロン：広作動域ニューロンは同側の体表に受容野をもっているが，それは特異的侵害受容ニューロンよりも広い．受容野の中心部に触刺激から侵害刺激に至る種々の強さの機械刺激を加えると段階的に反応して，侵害刺激が加わったときに最大に興奮する．

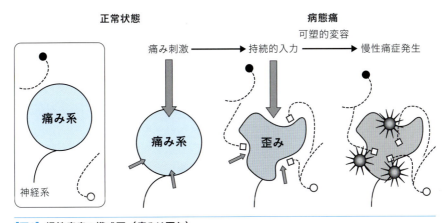

[図6] 慢性痛症の模式図（痛みは歪む）
持続的な痛みが加えられることで，未分化痛み系は可塑的変容を起こし，慢性痛症の状態を呈する．
（熊澤，1998）[10]を改変

1）侵害受容性疼痛

組織が傷害を受けた場合，もしくは強い侵害刺激が加わった場合に侵害受容器を介して生じる痛みである．侵害受容性疼痛は体性痛と内臓痛に分類され，体性痛はさらに表在痛と深部痛に分類される．

表在痛：皮膚や粘膜に起こる痛みであり，局在が明確である．

深部痛：骨膜，靱帯，関節包，腱，骨格筋，筋膜などの痛みであり，局在が不明確である．

2）神経因性疼痛（神経障害性疼痛）

末梢あるいは中枢神経系の機能異常による病的な痛みである．

3）心因性疼痛

組織の損傷も神経系の障害もない場合に発生する痛みであり，心理的な原因に由来する．心因性疼痛に関する臨床判断を行うためには精神面も含めた多職種による多面的な評価が必要となる．

4）混合性疼痛

侵害受容性疼痛と神経障害性疼痛の要素を併せた痛みであり，慢性痛などがこれにあたると考えられている．

理学療法士が臨床場面で多く遭遇する痛みとしては侵害受容性疼痛の体性痛である．表在痛が生じる皮膚は神経支配が密であり，高度に分化された組織である．このため，痛み刺激を受けたときに，その局在性や性質が明確に区別することができる．表在痛に対して，深部組織から生じる深部痛は，刺激の種類やその局在性が明確でなく，疼くような痛みとして感じられる[7]．つまり，患者が筋痛や関節痛などの痛みを訴えた部分が，必ずしも痛みの原因部分とはならないことを意味している．このような痛みの特性を理解したうえで，表在痛と深部痛は区別して評価することが重要である．

筋に分布する侵害受容性線維は筋線維を含む結合組織，細動脈の周囲，筋腱の接合部にみられ，毛細血管や筋線維内に侵害受容性線維は存在しない．筋膜には太い血管と神経が分布し，筋紡錘と脂肪組織は筋周膜，毛細血管と細い神経は筋内膜に分布している．筋紡錘や腱紡錘からの固有感覚情報以外の感覚情報（主に痛覚）は筋膜に分布している末梢神経（侵害受容性線維）を介して脊髄へ伝導する[4]．深部痛の場合，深部組織の障害部位とは別の身体部位で痛みを感じることがある．これは関連痛とよばれており，内臓障害による関連痛として背部などに痛みを感じることが知られている．筋においても，

第1章 物理療法総論

筋・筋膜性疼痛症候群などの場合，筋硬結部を刺激すると離れた部位に痛みを生じる関連痛や放散痛がみられる．筋硬結部は圧痛点またはトリガーポイント（trigger point）とよばれ，圧迫刺激を加えることで飛び上がるほどの痛みを生じるジャンピング・サイン（jumping sign）を示すことがある．関連痛が生じる理由として，筋の痛みや皮膚の痛みを伝える一次侵害受容性ニューロンが脊髄後角にある同一の二次侵害受容ニューロンにシナプスを接続しているためと考えられている[7]．このため，筋に原因があっても，脳は皮膚が侵害刺激を受けていると誤認識するためである．

慢性的に過敏な筋痛や運動制限を示す症例に対して物理療法を実施する場合，上記のような関連痛を考慮しながら臨床推論を行うことが重要となる．痛みの定義にあるように「主観的な不快感や過去の情動体験」の影響を受けていることを考慮する必要がある．疼痛評価としては，VAS（visual analogue scale），NRS（numeric rating scale），FPS（faces pain scale）などのチェック形式やMcGill痛みの質問表MPQ（McGill Pain Questionnaire），簡易型McGill痛みの質問表（Short-Form McGill Pain Questionnaire；SF-MPQ）または疼痛生活障害評価尺度（pain disability assessment scale；PDAS）などの自覚的症状を確認する質問形式の評価が行われている．これらの主観的評価は，痛みの心理面を反映することができるため有用である．

有痛性疾患の理学療法において，自覚的症状が必ずしも障害部位と一致しないことがあることは先に述べたとおりである．組織損傷が起こると損傷部の遠隔部にも痛みを感じる関連痛が生じる．深部痛の局在性が不明確であることから，患者が認識している自覚的な痛みの部位に原因がないことが，筋性由来の痛みでは多くみられる．明らかな炎症症状がない場合，このような痛みの誤認識を鑑別するためには感覚検査，知覚神経検査，皮膚温度測定などの客観的な検査を実施することが不可欠である．痛みは主観的な要因が強く反映されるからこそ，客観的評価を適正かつ的確に実施することは，痛みの理学療法を進めるうえで重要である．痛みの客観的な評価が不十分であると，主観的な痛みの訴えのみで臨床判断を下すことになる．それゆえ，誤った臨床判断となる可能性が高くなることを理解すべきである．上記の検査機器がない場合には，触診による圧痛や筋緊張などの客観的評価を実施し，痛みの程度や放散痛などの違いを評価し，治療前後や次の治療前と比較することが必要である．筋性由来の痛みではトリガーポイントの部位を治療することで，自覚的な痛みの訴えが軽減する症例が多くみられる．したがって，筋性由来の障害においては，原因となる部位を的確に特定することが重要である．そのうえで臨床判断を行い，障害の程度や治療目的に適した物理療法（出力設定などを含め）を選択して治療を進める．このように的確な評価，臨床判断，治療のプロセスが正しければ物理療法の効果を活かした治療となる．

4. 筋緊張

筋緊張に関与する運動制御系は，外側皮質脊髄路や赤核脊髄路を下行路とした外側運動制御系（錐体

Glossary

筋・筋膜性疼痛症候群：過敏な痛みを有し，触ると結節状に硬い「こり」や，筋スティフネス（stiffness）および筋スパズムが筋の一部または数箇所に存在し，運動制限や筋力低下のほか，自律神経機能障害を併発する症候群の総称である[4]．
トリガーポイント：筋内に圧痛点が存在し，はっきりした結節か索状の束（硬結）を触れる．これらの圧痛点は筋・筋膜トリガーポイントとよばれている．このトリガーポイントを刺激すると他の筋や遠隔部位の広い範囲で関連痛が生じる．

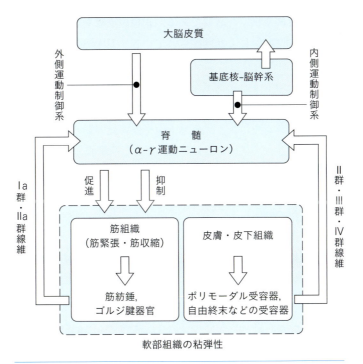

[図7] 軟部組織の粘弾性調整機構
筋緊張は主に基底核-脳幹系を起始とした内側運動制御系で調整され，γ運動ニューロンを介して錘内筋の収縮により行われる．大脳皮質を起始とする外側運動制御系によりα運動神経を介した錘外筋の収縮による筋内の受容器，または皮膚・皮下組織の受容器からの求心性信号は筋緊張に影響を与える．　　　　（烏野，2012）[11]

路系）と網様体脊髄路，前庭脊髄路，視蓋脊髄路などを下行路とした内側運動制御系（錐体外路系）である[図7][11]．皮質脊髄路は脊髄のα運動ニューロンや介在細胞群に働きかけ錘外筋の随意的筋収縮を引き起こすことで，大きな筋力を発揮する．内側運動制御系は脊髄のγ運動ニューロンに働きかけて錘内筋を収縮させることで，筋紡錘の感度を制御している．筋紡錘は筋線維の伸縮状態をモニターするセンサであり，筋紡錘の興奮はIa群線維を介して同名筋のα運動ニューロンを興奮させる[12]．内側運動制御系は筋紡錘の感度を調節することで筋緊張を調整している．したがって，内側運動制御系は伸張反射や屈曲反射，姿勢反射にも関与している[13]．感覚受容器からの感覚および侵害刺激はII群，III群，IV群線維の求心性神経を介して脊髄へ入力され，介在細胞群を介してα-γ運動ニューロンの興奮性に影響を与える．関節を構成する筋，靱帯の損傷や筋・筋膜性疼痛症候群[14,15]では，ポリモーダル受容器の興奮がγ運動ニューロンの過剰な活動を引き起こすと考えられている[8]．このような侵害刺激による逃避的な筋防御反応は，不随意的な筋緊張を増悪させ，関節周囲にある軟部組織全体の伸張性を低下させる[16]．筋防御反応による過緊張状態が持続すると筋の短縮や萎縮および筋力低下を招き，関節周囲のコラーゲン線維などの結合組織に，増殖や配列異常などの可塑的変化が生じる[9]．

　筋防御反応が持続することにより，筋組織内では局所循環不全の状態となる．このように収縮した筋が弛緩するためには，筋細胞内に放出したカルシウムを筋小胞体へ再度取り込むためのエネルギー（ATP）が必要となる．筋組織内で局所循環不全が生じるとATPの生成が抑制され筋収縮状態から弛緩できずに，痛みをともなった筋スパズムの症状を呈する[7,14]．組織が壊死や機能不全を起こさないた

めには，循環動態により十分な酸素供給が必要である．末梢の皮膚や筋組織の循環動態は，自律神経である皮膚交感神経[17]や筋交感神経[18]により制御されている．循環障害があると反復的な筋収縮により容易に痛みが生じる[7]．これは，循環障害による酸素不足がミトコンドリア電子伝達系の活動を低下させることに起因している．ミトコンドリア電子伝達系が低下すると嫌気性解糖によるATP産生に依存する．これにより解糖系の副産物である乳酸が産生され，代謝バランスが崩れる．これらの結果，発痛物質であるカリウムイオン，ブラジキニン，アデノシンや侵害受容器の感受性を高めるプロスタグランジンの産生が増加して痛みが発生する[7]．このように，痛みと筋緊張，循環動態の間には神経および代謝的にも密接な関係がある．

5. 筋の物理的特性（粘弾性）

筋組織は皮膚組織，脂肪組織，血管，末梢神経組織と同じ結合組織であり，その線維成分は抗張力の強いコラーゲン線維と伸張性の大きい弾性線維（エラスチン）および組織内の結合を司る細網線維（レチクリン）によって構成されている．関節包，筋膜，皮下組織は固定および不動により疎性結合組織から定形結合組織へと変化する．この変化が筋伸張性の低下に関与すると考えられている[19,20]．筋組織は物理的特性である「粘弾性」を有しており，これは「粘性要素」と「弾性要素」の2つにより決定する．

粘弾性を有する物体の応力と歪み（伸張）の関係をみると，伸張時と回復時の曲線が重ならない（応力−歪み曲線）[図8]．これは応力に対して，速度応答性のよい弾性要素が働き，応力が一定になるにつれて粘性要素が働くためである．1回目の伸張に応じて2回目の伸張に対する伸張応答が変化する（ヒステリシス曲線）．これは繰り返し応力による負荷を軽減し，物体を保護する機能的側面をもっている．他の物理的性質としては，クリープ現象や応力緩和現象がある．クリープ現象は一定の応力（伸張力）を持続的に与えると徐々に歪み（伸張）が増加する現象である[図9]．応力緩和現象は歪み（伸張）を加えた状態で保持したときに応力（抵抗張力）が徐々に低下する現象である[図10]．粘性要素や弾性要素の両者は，物体の温度が高くなるのにともない歪みの量は徐々に増加する．これは，筋組織などの軟部組織が物理療法の温熱療法により粘弾性が低下することを示している．

軟部組織を筋組織とそれ以外の結合組織に分ける

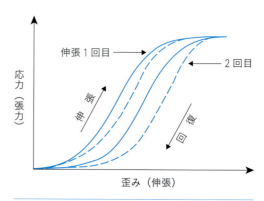

[図8] ヒステリシス曲線
ヒステリシス（履歴現象）とは，伸張前の状態により伸張応答が変化する現象である．伸張すると速度応答性が良い弾性要素が働くが，元の状態へ復帰する際には粘性要素が働くため伸張時と回復（短縮）時の曲線が重ならない．

Glossary

粘性：流体（液体）を面で押したときに抵抗力（接線応力）が生じる性質を粘性とよび，そのねばり度によって粘性（粘度）係数が決まる．流体に加えられた力学的エネルギー（応力）の一部は摩擦熱となり発散するため，もとの形状には回復しない．
弾性：応力を結合間の歪みによって蓄え，そのエネルギーを使って元の形状に回復する性質である．弾性係数は物体により異なり，縦弾性係数（ヤング率）は応力と歪みの比率（応力/歪み）として求められる．

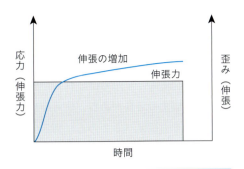

[図9] クリープ曲線
クリープとは持続的に一定の伸張力を加えた際の伸張が時間経過とともに増大することである．

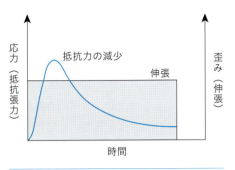

[図10] 応力緩和曲線
応力緩和とは持続的に一定の長さまで伸張した際の抵抗張力が時間経過とともに減少することである．

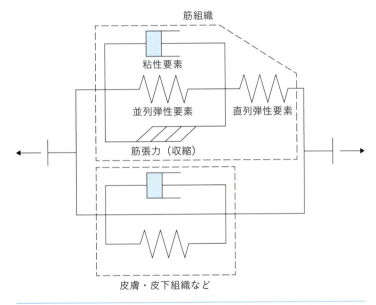

[図11] 軟部組織の力学モデル
粘弾性は各組織の粘性要素と弾性要素によって決められる．モデル化すると並列弾性と直列弾性を合わせたモデルとなる．皮膚の癒着や線維化がない場合，軟部組織の粘弾性は筋張力（収縮）の影響を強く受ける．

と図11のような力学モデルが考えられる[20]．筋組織の力学的モデルは粘性要素に対して並列や直列に弾性要素，さらには筋収縮が組み合わさったモデルとなる．並列弾性としては筋膜がこれにあたる．筋膜はコラーゲン線維が網目状に配列（交織線維性結合組織）され，伸張性に富んだ組織である．筋膜は筋線維を保護する役割のほかに，筋線維と腱の緊張や張力を伝達する役割をもっている[21]．直列弾性としては腱組織がこれにあたると考えられているが，腱組織はコラーゲン線維が長軸方向に走行（平行線維性結合組織）しており伸縮性が乏しい組織である[14]．腱組織の組成や構造から考えると，直列弾性に対する腱の関与はわずかであり，多くは筋線維自体が直列弾性の機能を有しているとも考えられている[6]．軟部組織の粘弾性および伸張性は筋張力（収縮）の影響を大きく受けることは明らかである．

6. 有痛性疾患に対する物理療法アプローチ

　痛みや筋スパズムは相互に密接な関連性を有していることは先に述べたとおりである．これらの有痛性疾患に対する物理療法の適応を考えるためには表1に示した項目を評価する必要がある．疼痛抑制を目的とする物理療法を実施する場合，痛みの物理的特性である伝達経路を考慮すべきである．痛みの伝達経路は一次，二次，三次侵害受容ニューロンに分類される．一次侵害受容ニューロンは侵害受容器から末梢神経を経由して脊髄後角に至るまでであり，脊髄後角で介在ニューロンを介して間接もしくは直接的に二次侵害受容ニューロンであるNSニューロンやWDRニューロンとシナプス結合し，脊髄視床路などを通って視床へ至る．三次侵害受容ニューロンは視床から大脳皮質や大脳辺縁系に至る経路である[7]．つまり，これらの痛みの伝達経路を遮断もしくは抑制することができれば，疼痛抑制が起こると考えられる．

　組織損傷により発生した痛みの伝達経路と物理療法の関係として，以下の5つの部位での効果が期待できる [図12]．

①組織損傷部位の炎症により発痛物質が放出される．
　→損傷組織の治癒促進を行い発痛物質の産生を減少させる．
②発痛物質の影響により侵害受容器の興奮性が増大（閾値低下）して，侵害刺激に対して過敏に反応する．
　→代謝を促進することで発痛物質を除去して侵害受容器の閾値を上昇させる．
③一次侵害受容ニューロンの発火により痛み情報が体性感覚神経を上行する．
　→一次侵害受容ニューロンの神経伝導を遮断もしくは遅延させて，痛み情報の脊髄への入力量を減少させる．
④脊髄後角で介在ニューロンを介して二次侵害受容ニューロンが発火して，痛み情報が上位の中枢神経系へ伝達される．
　→一次侵害受容ニューロン以外のAβ線維や他の部位のAδ線維などの体性感覚神経を刺激して，痛み情報のシナプス伝達を抑制する．この痛みの抑制機序に関与するのは脊髄における門制御理論（gate control theory）や広汎性侵害抑制調節（diffuse noxious inhibitory controls；DNIC）などである．
⑤三次侵害受容ニューロンにより視床から大脳皮質，大脳辺縁系に痛み情報が伝達され痛みとして認知される．
　→痛みの情報量以上の知覚情報を入力して，大脳内での痛み情報を遮断もしくは軽減する（全身浴，リラクゼーション，頭蓋への磁気・電気刺激，環境制御）

　⑤に関しては，未知の部分が多いため，今後の物理療法の課題である．物理療法による疼痛抑制効果

Glossary

広汎性侵害抑制調節（DNIC）：1979年にLe Barsらが動物実験によって発見した疼痛抑制機構である．侵害刺激中の広作動域ニューロンの反応が，別の部位（筋，皮膚など）に対して侵害刺激を加えることで抑制される現象である．つまり，右腕に痛みを感じている時に，対側の左腕に侵害刺激を加えることで右腕の痛みが緩和される．

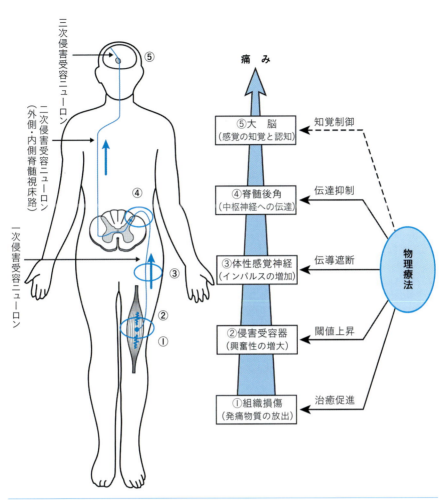

[図12] 痛みに対する物理療法の作用起点
※大脳に対する物理療法の効果は未知であるため点線としている．

を期待する場合，どのような周波数（frequency）の物理的エネルギー（physical energy），どの部位（region）に対してどのような治療効果（therapeutic effects）を期待して実施するかを明確にすることが大切である．複雑で変動する生体システム[図1]への入出力を適切に判断する意味からも，物理療法の出力などの設定や評価項目を明確にすることは必要不可欠である．物理療法を適応する際に，痛みがあるから物理療法を実施するなどといった安易な判断で行ってはならない．物理療法の適応部位や治療効果を明確にせずに実施すると，その効果判定（評価）も曖昧となり，臨床判断を誤ることにつながる．生体側の痛みや筋緊張などの症状および物理療法の基本的特性を十分に理解することで，患者にとって有益な理学療法を展開することができるものと考えられる．

（烏野 大）

文献
1) 日本理学療法士協会ホームページ：http://jspt.japanpt.or.jp/ebpt/ebpt_basic/ebpt01.html
2) 福井次矢：EBM・臨床疫学キーワード150，医学書院，2006，pp66-76．
3) 久道 茂：医学判断学入門，南江堂，1990．

第1章 物理療法総論

4) 木村貞治：物理療法における臨床判断のすすめかた．物理療法臨床判断ガイドブック（木村貞治編），文光堂，2007，pp1-17．
5) 平川奈緒美：痛みの評価スケール．*Anesthesia 21 Century* 13：2538-2544，2011．
6) 松原貴子・他：ペインリハビリテーション，三輪書店，2011，pp1-94．
7) 横田敏勝：臨床医のための痛みのメカニズム，改訂第2版，南江堂，1997．
8) 大道裕介，熊澤孝朗：痛みの病態生理学．理学療法 23(1)：13-22，2006．
9) 熊澤孝朗：痛みの意味．理学療法 23(1)：7-12，2006．
10) 熊澤孝朗：痛みは歪む．細胞工学 17：1444-1453，1998．
11) 烏野 大：軟部組織の粘弾性調整を目的とした寒冷療法と温熱療法の実践方法と臨床効果．理学療法 29(9)：1002-1011，2012．
12) 川村博文・他：セラピューティック・ストレッチングと物理療法．理学療法 27(8)：983-990，2010．
13) 高草木 薫：大脳基底核による運動の制御．臨神経 49(6)：325-334，2009．
14) 鈴木重行・他：セラピューティック・ストレッチングの適応となる筋の病態生理学．理学療法 27(8)：955-966，2010．
15) 川喜田健司・他：筋肉痛の痛覚受容機構．理学療法 18(5)：469-474，2001．
16) 倉田繁雄：関節可動域制限治療を考える－整形外科疾患に対する臨床経験を通して．理学療法学 32(4)：188-191，2005．
17) Cui J et al：Baroreflex modulation of muscle sympathetic nerve activity during posthandgrip muscle ischemia in humans. *J Appl Physiol* 91(4)：1679-1686，2001．
18) Joyner MJ et al：Sympathetic vasodilation in human muscle. *Acta Physiol Scand* 177(3)：329-336，2003．
19) 蟹江良一：関節拘縮の病態と運動療法．*MB Orthop* 15(10)：1-5，2002．
20) 石井光昭・他：関節拘縮．理学療法ハンドブック，第4版（細田多穂，柳澤 健編），協同医書出版社，2010，pp357-380．
21) 大橋洋平・他：ヒト長母指屈筋の等張性収縮時における伸展に伴う張力増加と収縮レベル・収縮速度・筋長依存性．生体医工学 44(4)：628-634，2006．
22) Garrett WE et al（福永 徹，渡邊好博監訳）：骨格筋の解剖と生理．スポーツ整形外科学，西村書店，2010，pp3-17．

第2章

電気刺激療法

1 電気刺激療法：総論

　電気刺激療法（electrical stimulation therapy）は物理療法手段の中核として現在に至るまで発展を遂げてきた．歴史的にみると，電気刺激の臨床応用は古く，1800年代初頭から感応電流療法（faradization），平流療法（galvanization）の2大電気療法が種々の疾患に用いられてきた．これらの治療法は今日においても電気刺激療法の代名詞として欧米ではよく使われている．しかし，現在では，古典的電気刺激療法とよばれ，既に過去の物となっている．

　電気刺激療法は種々の電気刺激が生体に与える効果に関する基礎研究を行った成果に基づいて，1940年代から1980年代にかけて新しい電気刺激装置の開発や治療法が考案されるようになった．高電圧パルス電流刺激療法（high voltage pulsed current stimulation；HVPC）は1945年，ベル研究所（米）において Haislip が dyna wave neuromuscular stimulator として最初の高電圧刺激装置を開発した[1]．1948年，オーストリアの医師である Nemec が，干渉電流療法（interferential current therapy；IFC）として，干渉波発生装置を考案した[2]．1965年，Melzack と Wall が門制御理論を提唱して以来[3]，経皮的末梢神経電気刺激療法（transcutaneous electrical nerve stimulation；TENS）は電気的除痛法として発展してきた．微弱電流刺激療法（microcurrent stimulation；MCS）は Becker ら（1985）[4] の生体極理論（body polarity theory）に基づいた組織修復，組織再生機能の基礎研究に始まる．1970年代中頃より神経・筋電気刺激療法（neuromuscular electrical stimulation；NMES）が，脱神経筋などに使われるようになった[5]．1977年，Kots が NMES により30〜40％の筋力増強効果を得たと報告した[6]．機能的電気刺激療法（functional electrical stimulation；FES）は1961年，Liberson らが表面電極を用いて片麻痺性下垂足歩行を再建したのが始まりである[7]．末梢神経感覚刺激療法（peripheral nerve sensory stimulation；PSS）は，2000年初頭から研究成果が報告されるようになった[8]．

　わが国における電気刺激治療器の開発は，1949年，現平和電子工業（株）の創業者である銭谷利男と大阪大学医学部放射線科の五百住明との共同研究で生まれた．この新しい電気刺激治療器を「低周波治療器」と命名した．また，1946年，伊藤超短波研究所を設立した伊藤賢治は，1950年，低周波治療器を開発した．

1. 電気刺激療法の分類

　電気刺激療法は，高周波電気刺激，中周波電気刺激，低周波電気刺激の3種類に分類される．高周波電気刺激とは10 kHz 程度の周波数を用いる方法で，脊髄刺激による疼痛抑制法として高周波10脊髄刺激療法（High-Erequency10 Spinal Cord Stimulation）が知られている[9]．一方，中周波電気刺激は4 kHz 程度の周波数を使った電気刺激法で，干渉電流療法が相当する．低周波電気刺激は1 kHz 以下の周波数を使った電気刺激で，TENS，MCS，HVPC，NMES，FES などの電気刺激方法がある．現在，物理療法で用いられる電気刺激療法は1〜4 kHz の周波数帯域を使用し，神経や筋の興奮性を増大させたり，生体組織の機能を賦活させるように働きかける低周波，中周波電気刺激法が用いられている．

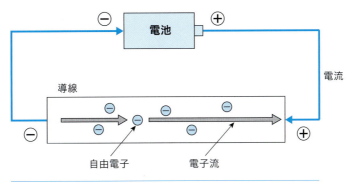

[図1] 電流の流れと電子の流れ

2. 電気刺激の物理学的特性

1) 電気

　電気（electricity）のことを電荷（electrical charge）または電流（current of electricity）とよぶ．電荷には正と負があり，それぞれ正電荷，負電荷という．同じ符号同士の電荷は反発し合い，異なる符号同士の電荷は引きつけ合う．今日では，電気の正体は金属元素の自由電子とされている．この自由電子が移動することによって電気エネルギーが発生する．電荷の大きさの単位はC（クーロン）である．電流とは，電荷の流れのことで，電荷は電子（electron）や陽子（proton）が担っている．通常，陽子は原子（atom）のなかにあり，電子に比べて非常に重いので，ほとんど移動しないことから，電荷の移動を担うのはほとんど電子になる．電子は，マイナスからプラスへ移動するが，この逆の流れを電流と定義している [図1]．

2) 治療電流の特徴

(1) 直流と交流

　電気の流れ方には直流（direct current）と交流（alternate current）の2種類がある．直流とは，電気が導線のなかを流れるとき，電流，電圧が変化しない電気の流れ方をいう．この直流はガルバニー電流（galvanic current）ともよばれる．一方，交流とは，電気の流れる向き，電流，電圧が周期的に変化している流れ方をいう．この交流はファラディ電流（faradic current）とよばれる [図2]．

(2) 変調

　神経や筋を電気刺激する場合，神経の順応や筋疲労をなるべく起こさせないように工夫する必要がある．そのために刺激電流波形の振幅，周波数，パルス持続時間などをさまざまな形に変化させることを変調（modulation）という．

Glossary

Luigi Galvani：1737～1798年．イタリアのボローニャ出身の医師，物理学者．1780年，カエルの解剖をする際に切断用と固定用の2つのメスをカエルの足に差し入れるとこれが震えるのを発見．カエルの足の中に電気が起こるのを見つけた「ガルヴァーニの発見」は電気に関する発見の口火となった．ガルバニー電流は彼の名前を取って命名された．

Michael Faraday：1791～1867年．イギリスの化学者・物理学者．電磁気学および電気化学の分野での貢献で知られている．ファラディ電流は彼の名前を取って命名された．

第2章 電気刺激療法

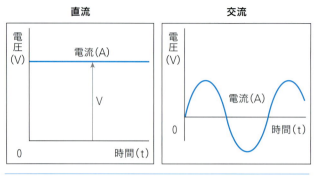

[図2] 直流と交流

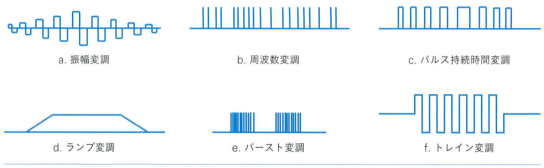

[図3] 変調の種類

①振幅変調（amplitude modulation）
ピーク振幅を徐々に変化させる[図3 a]。

②周波数変調（frequency modulation）
周波数を徐々に変化させる[図3 b]。

③パルス変調（pulse modulation）
周波数，ピーク振幅は変えずに持続時間を変化させる[図3 c]。

④ランプ変調（ramp modulation）
オンタイムとオフタイムを設定してピーク電圧まで漸増した後，さらに基線まで漸減させる[図3 d]。

⑤タイミング変調（timing modulation）
時間的タイミングを変調させる方式としてバーストとトレイン方式がある．バースト（burst）は矩形波を群発波として変調する[図3 e]．また，トレイン（train）は矩形波を一連の連続波として変調する方式である[図3 f]．

（3）周波数[図4]
周波数（frequency）とは，1秒間に繰り返す変化（波）の回数をいい，単位はHzで表される．周波数（Hz）＝ 1/周期で表される．

（4）波長[図4]
波長（wave length）とは，光速を周波数で割ったもので，単位はメートル（m）で表される．

1　電気刺激療法：総論

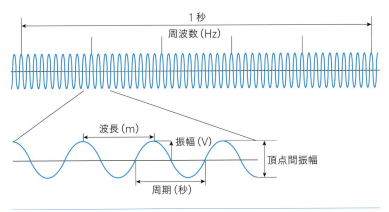

[図4]　周波数・波長・周期・振幅

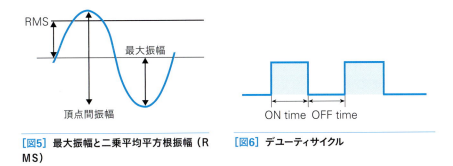

[図5]　最大振幅と二乗平均平方根振幅（RMS）　　[図6]　デューティサイクル

(5) 周期 [図4]

周期（period）とは，1波長（サイクル）を進むのに要する時間をいい，単位は時間（秒）で表す．

(6) 振幅 [図4]

振幅（amplitude）とは，基線からの最大値として示される．単位は電圧（V）や電流（A）で表される．最大振幅（peak amplitude）は単相，2相パルス波の基線から最大強度までの高さを指す．頂点間振幅（peak to peak amplitude）は正弦波（サイン波）の最大強度を示す [図5]．二乗平均平方根振幅（root mean square amplitude；RMS）は組織を流れる実効電圧値を表す．二乗平均平方根振幅は $RMS[x] = \sqrt{\frac{1}{N}\sum_{i=1}^{N}(x_i)^2}$ で計算される．RMSは最大振幅値の約70％の値を示す．

(7) 持続時間

1相における時間（秒）を持続時間（pulse duration）という．持続時間を長くすることによって，深層部と閾値の高い神経線維を興奮させることができる．

(8) デューティサイクル [図6]

デューティサイクル（duty cycle）とは，周期的な現象において「ある期間」に占める「その期間で

Glossary

実効値：関数を二乗して周期Tで積分して，それを周期Tで割って，さらにルートをとると求めることができる．実効値＝最大値÷$\sqrt{2}$ で表す．家庭用電源の電圧は100Vであるが，これは実効値の値を示している．最大電圧値はその $\sqrt{2}$ 倍の141.4Vとなる．

第2章 電気刺激療法

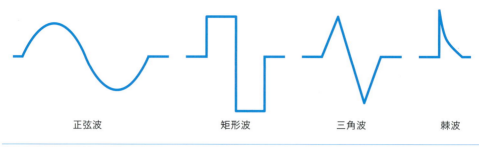

[図7] 治療電流波形の形状

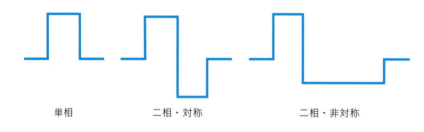

[図8] 治療電流波形の相性

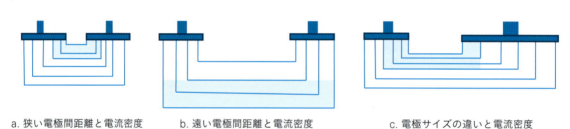

[図9] 電流密度の変化

現象が継続される期間」の周期である．

$$デューティサイクル = \frac{ON\ time}{ON\ time + OFF\ time}\ で表される．$$

（9）治療電流波形［図7, 8］

電気刺激を行うための代表的な波形にパルス波（pulse wave）がある．パルス波は，波形幅が極端に小さいため，多くの電流を流せない．つまりパルス幅が狭い分，電流刺激効果は弱くなるが，筋の不快感が少ないため心地よい感じとなり，低周波治療器の主流になっている．

代表的パルス波波形には，正弦波（sinusoidal wave），矩形波（rectangular wave），三角波（triangle wave），棘波（spike wave）などがある．これらの波形を単相性または二相性にしたり，対称性あるいは非対称性に組み合わせて神経の順応や筋疲労を起こさせないような刺激波形を治療電流波形（current waveform）として用いる．

（10）電流密度［図9］

電流密度（current density）とは，単位断面積当たりを通過する電流量で，電流密度＝電流÷電極面積で表される．電流密度は一定以上の強さでないと筋や神経は興奮しない．また，電極と皮膚が接触し

た部分では電流密度が最も高くなる．大量の脂肪が分布する場合，電流密度が達し得ず，興奮を引き起こさないこともある．電極間が狭いと浅層部 [図9a]，電極間が広いと深層部までの電流密度が高い [図9b]．電極の大きさが小さい方の電極の電流密度が高くなるのに対し，大きい方の電極では電流の分布が広がり電流密度は低くなる [図9c]．

3. 電気刺激の生理学的特性

1) 電気刺激の3要素

電気刺激の効果は電圧または電流強度，持続時間，電圧または電流の時間的変化の割合（変化率）の3つが重要と考えられ，電気刺激の3要素といわれる [図10]．長い持続の電気刺激の方が弱い刺激で興奮を起こし，持続を短くすると，刺激を強めないと興奮を生じない．また，変化率の大きい短形波刺激の方が，緩やかに増加する漸増刺激より刺激効果は高い．

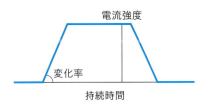

[図10] 電気刺激の3要素

2) フリューゲル（Pflüger）の刺激法則

(1) 第1法則：極興奮の法則（law of polar excitation）

陰極閉鎖刺激時には，陰極側では細胞内から外側へ電流が流れ，細胞内は脱分極し興奮性が高まる．陽極側は過分極し，興奮性は低下する．逆に，開放時には陽極側に興奮が生じる．

(2) 第2法則：電気緊張の法則（law of electrotonus）

神経に直流通電を行うとき，通電電極の付近では，神経線維の膜を通って電流が出入りし，膜電位が変えられる．それに伴って興奮性の変化その他の現象が生じるので，それも合せて電気緊張とよぶことが多い．回路を閉じた瞬間には，陰極の付近では興奮性が増大し，同時にそこを通って伝導していく活動電位の振幅の減少や伝導速度の増大がみられ，陽極付近では興奮性の低下，活動電位振幅の増加，伝導速度の減少が起こる．前者を陰極電気緊張（catelectrotonus），後者を陽極電気緊張（anelectrotonus）という．

(3) 第3法則：陰極抑圧の法則（law of cathodal depression）

通電を続けていると，陰極付近では膜の反応性の減退が起こり，陽極付近では逆にそれの亢進が起こってくる．そのようなときに通電を中止すると，陰極付近では反応性の減退だけが残るが（陰極抑圧，cathodal depression），陽極付近ではすでに反応性の亢進している膜の膜電位が脱分極の方向に変化するため，興奮性の増大が起こる．

Glossary

興奮の法則（law of excitation）：デュボア＝レーモン（du Bois-Reymond）の法則ともいう．運動神経は，電流の絶対値ではなく電流の時間変化に対応して反応する．すなわち，電流の時間変化率が効果を決定する要因となる．

Emil Heinrich du Bois-Reymond：1818〜1896年．ドイツの生理学者．動物筋肉中での活動電位の研究を行い，電気生理学の基礎を築いた．

Eduard Friedrich Wilhelm Pflüger：1829〜1910年．ドイツの生理学者．du Bois-Reymondの助手として研究活動した後，1859年にボン大学の生理学教授となった．

3) 静止膜電位

カリウムイオン（K⁺）を細胞外に引き出す力（濃度勾配）と，K⁺を細胞内に引き戻す力（電気的勾配）がちょうど釣り合った状態（平衡状態）での電位を，静止膜電位（resting membrane potential）という．静止膜電位は通常－40～－100 mVの電位差を示す[図11]．

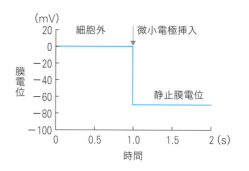

[図11] 静止膜電位

4) 活動電位

神経細胞や筋細胞は，細胞膜にあるイオンチャネルやポンプによって約－70 mVに保たれている．細胞を電気刺激すると，電気的にマイナスになっていた静止膜電位が上昇し，プラスの方向に動く．これを脱分極（depolarization）とよぶ．膜の脱分極が閾値を超えたとき，ナトリウム（Na）チャネルが開き，Na⁺濃度の高い細胞外からNa⁺濃度の低い細胞内へNa⁺が流入する．陽イオンの流入によって，膜電位は急激に脱分極し，瞬間的に細胞内は細胞外に対してプラスに帯電する（オーバーシュート）．細胞膜の内側の電位が上昇したため，それを元に戻そうとカリウム（K）チャネルが開き，K⁺が細胞膜の外側へ出ていく．また同時に，Naチャネルが閉じることによって静止膜電位に戻る．活動電位の大きさは一定で，閾値を越える刺激であれば刺激をそれ以上強くしても，活動電位が大きくなることはない．これを全か無の法則（all-or-none law）とよぶ．また，活動電位の持続時間は，1～5 msくらいであるが，活動電位が発生しているときには，細胞に刺激を与えても反応しない．これを不応期とよぶ．不応期には絶対不応期と相対不応期がある．絶対不応期（absolute refractory period, 再分極の途中までの約2 ms）では，細胞に刺激を与えても反応しない．相対不応期（relative refractory period, 絶対不応期の後の数 ms）では，強い刺激にしか反応しない[図12]．

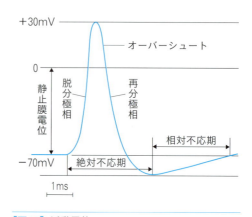

[図12] 活動電位

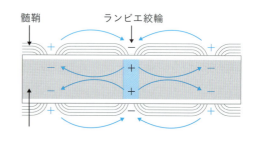

[図13] 跳躍伝導（有髄神経）

5) 興奮伝導の3原則

有髄神経線維は，跳躍伝導（saltatory conduction）によって興奮を伝える．興奮の指標は通常，活動電位であるが，その経過は非常に速やかであり，伝導速度も速い[図13]．

(1) 両方向性伝導（double conduction）

神経線維の一点を刺激すると，興奮はその点から線維内を両方向に伝導していく．しかし，生体内では不応期があるので，感覚神経は受容器からの興奮を中枢へ，運動神経は運動神経細胞からの興奮を効果器に伝える一方向性伝導となる．

(2) 絶縁性伝導（isolated conduction）

神経は多数の神経線維の束であるが，ある線維が興奮しても，その興奮は他の線維には乗り移らない．これは，形質膜の電気抵抗が外液の電気抵抗より高いためであり，局所電流のほとんどが外液を流れてしまい，隣接した線維のなかを流れないためである．

(3) 不減衰伝導（decrementless conduction）

軸索の直径が一定ならば，伝導速度は伝導中に変化しない．興奮伝導は高い安全率をもって，次々に神経線維内の部分を興奮させることによって行われ，途中で興奮が減弱することはない．

6）皮膚電気抵抗（electric skin impedance）

体の電気抵抗のほとんどは皮膚に集中している．一般的に皮膚電気抵抗は $10^3 \sim 10^6$ Ω/cm^2 程度である．皮膚が厚いほど電気抵抗は大きくなる．たとえば，皮膚にたこができた手のひらや足の裏は，腕の内側のような皮膚の薄い部分よりはるかに電気抵抗が高い．擦り傷や開放創といった皮膚損傷がある場合や皮膚がぬれている場合は，皮膚の電気抵抗は 1/20 程度に低下する．人体内部の電気抵抗は，血液などの電解溶液の含有量が多い臓器ほど小さくなる．体温が上昇すると血管が拡張して血液の流量が増加して含まれる血液量の多い臓器ほど抵抗が小さくなり，乾燥していて血液の流れのほとんどない皮膚の抵抗は非常に高くなる．

4. 電気刺激療法のリスクと禁忌

1）感電

人体は非常に感電（electrical shock）しやすく，微弱な電流でも感電する．たとえば商用交流が手や足から人体に流れた場合，わずか 1 mA で感電してしまう．電流が手指などの皮膚面から人体に流れ込み，足などの皮膚表面から流れ出す，いわゆる感電をマクロショック（macro shock）とよぶ．また，心臓を直接またはごく近傍から直撃する電流が加えられることをミクロショック（micro shock）とよぶ［表］．日常生活では通常はありえない状況であり，導電性器具を体内に挿入する場合や開胸手術などの場合に限られる．商用交流を 1 秒間通電する場合，0.1 mA の電流が直接心臓に流れると心室細動を起こす．

2）電気刺激療法における禁忌

①不整脈，うっ血性心不全　心筋梗塞などの心疾患を有する患者の胸部．
②心臓ペースメーカーを使用している人．
③頸動脈洞における血圧上昇および心拍数増加．

［表］マクロショック（感電）とミクロショック（心室細動）

電撃の種類	電流	人体反応
マクロショック （人体表面に流入する電流による電撃）	1 mA	ビリビリ感じ始める
	10 mA	筋の持続収縮が起こり行動の自由を失う
	100 mA	体外からの電流で心室細動が誘発される
ミクロショック （心臓に直接流入する電流による電撃）	0.1 mA	心臓に直接流れる電流で心室細動が誘発される

第2章 電気刺激療法

④mAレベルの刺激強度による経頭蓋刺激．
⑤悪性腫瘍および転移性疾患．
⑥金属突出部位（金属は導電体であるため）．
⑦幼児，認知症患者．
⑧電気刺激に対して恐怖心の強い人．
⑨妊娠中の子宮付近．
⑩瘢痕の強い皮膚組織（皮膚インピーダンスがきわめて高い）．
⑪骨組織の周辺部（骨膜痛）．
⑫電磁波過敏症．

3）電気刺激療法を安全に行うために

電気刺激療法を安全に行うためには以下のことを十分認識して行うことが大切である．
①電気刺激治療器の性能について，特に電池の寿命や電極の劣化，コードの破損の有無などを定期的にチェックし，古くなったものについては，新しいものと交換する．
②漏電遮断回路のついたコンセントを使用する．また，濡れた床などの上で治療器を使用しない．
③電気刺激療法を受ける患者の禁忌事項を十分チェックする．
④超短波治療器，極超短波治療器を3m以内に配置すると，電気刺激装置と干渉する危険性がある．
⑤治療方法とリスクおよび効果などについて患者によく説明して理解してもらうように心掛ける．
⑥患者と十分にコミュニケーションがとれない状態で治療することはしない．

（濱出茂治）

Glossary

電磁波過敏症（electromagnetic hypersensitivity）：アメリカの医師Reaによって提唱された．症状として，最初に目，皮膚，神経に症状が現れる．次に呼吸困難や動悸，めまいや吐き気などの症状が現れてくる．また，疲労感やうつを伴う頭痛や短期的な記憶喪失，手足のしびれや麻痺を起こす人もいる．人口100万人当たりの患者は数人といわれるが，その実態は不明である．

文献

1) 濱出茂治：電気刺激療法の過去と現在．PTジャーナル **32**(12)：911-916，1998．
2) Nemec H：Interferential therapy：a new approach in physical medicine. *Br J Physiother* **12**：9-12, 1959.
3) Melzack R et al：Pain mechanisms：a new theory. *Science* **150**：971-979, 1965.
4) Becker RO, Selden G：The body Electric：Electromagnetism and the Foundation of Life, William Morrow & Co, 1985.
5) Herbison GJ et al：Effect of electrical stimulation on denervated muscle of rat. *Arch Phys Med Rehabil* **52**：516-522, 1971.
6) Kots YM：Electrostimulation. Babkin I, Timentsko N (Translators) paper presented at the Symposium on Electrostimulation of skeletal Muscles. Canadian-Soviet Exchanges Symposium. Concordia University. December 6-10, 1977.
7) Liberson WT et al：Functional electrotherapy；stimulation of the peroneal nerve synchronized with the swing phase of the hemiplegic patients. *Arch Phys Med Rehabil* **42**：101-105, 1961.
8) Sonde L et al：Low TENS treatment on post-stroke paretic arm：a three-year follow up. *Clin Rehabil* **14**：14-19, 2000.
9) Kapural L et al：Novel 10-kHz High-frequency Therapy (HF10 Therapy) Is Superior to Traditional Low-frequency Spinal Cord Stimulation for the Treatment of Chronic Back and Leg Pain：The SENZA-RCT Randomized Controlled Trial. *Anesthesiology* **123**(4)：851-860, 2015.

2 経皮的末梢神経電気刺激療法

1965年,MelzackとWall[1]が門制御理論を提唱して以来,電気刺激による除痛方法(stimulation produced analgesia;SPA)が研究されてきた.Shealyら[2]は後根電気刺激法を考案し,臨床応用している.Long[3]は埋め込み型の末梢神経電気刺激療法を開発した.また,Hosobuchiら[4]は深部脳電気刺激による除痛効果について報告している.これらの電気刺激方法は生体を侵襲しなければならないため,感染や断線の問題が存在した.一方,Ignelziら[5]は非侵襲型の経皮的末梢神経電気刺激(transcutaneous electrical nerve stimulation;TENS)の鎮痛効果を報告した.その後,現在に至るまで非侵襲型のTENSはリハビリテーション医学領域で広く臨床応用されている[6].

1. 経皮的末梢神経電気刺激療法の特徴と治療原理

TENS用刺激装置は直流電源による小型の刺激装置が種々開発され臨床適用されている.ほとんどの刺激装置はデュアル・チャネル出力を有する装置が多い.わが国でよく使われる刺激装置としてポータブルタイプでは,伊藤超短波のイトーESPURGE®[図1],キャビネットタイプではインターリハのインテレクト アドバンス・コンボ2762CC®[図2]などがあげられる.TENSの刺激波形は,非対称な二相性の矩形パルスが波が用いられる[図3].二相性パルス波は,電極下の皮膚における電気分解反応による皮膚損傷を最小限に抑えることができる.刺激出力は一般的に0~80 mAである.この出力は治療の主な目標が感覚神経の刺激のため,痛覚抑制を得るために十分な出力となる.刺激周波数は,1~100 Hzまで可変できるようになっている.刺激周波数に加えて,各パルスの持続時間は約40~250 μsまで変えられる.実際の

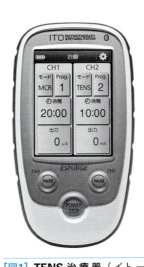

[図1] TENS治療器(イトー ESPURGE®,伊藤超短波)

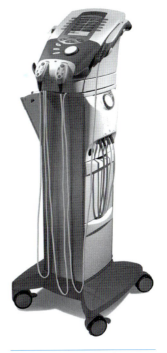

[図2] TENS治療器(インテレクト アドバンス・コンボ 2762CC®,インターリハ)

Glossary

Ronald Melzack:1929年~.カナダの心理学者.門制御理論の提唱者.
Patrick Wall:1925~2001年.イギリスの解剖学者.門制御理論の提唱者.

第2章 電気刺激療法

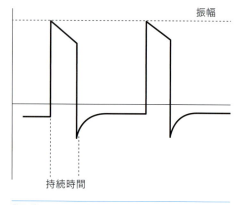

[図3] TENSの刺激波形

[表] TENSの種類と刺激条件

TENS方法	強度	刺激頻度	持続時間
高頻度刺激	閾値・最大上	70〜100 Hz	60〜80 μs
低頻度刺激	閾値・最大上	1〜20 Hz	200〜250 μs
バースト刺激	閾値・最大上	1〜4 burst/s	200〜250 μs

治療では，200 μs程度が用いられる．短い持続時間を使用する理由は，刺激する目標が比較的低い刺激閾値を有する知覚神経であるためで，1 ms未満の持続時間で十分である．

治療方法は，高頻度刺激（high frequency stimulation），低頻度刺激（low frequency stimulation），バースト刺激（burst stimulation）の3種類に区分される [表]．高頻度刺激では，刺激頻度70〜100 Hz，持続時間60〜80 μsを用いる．低頻度刺激は刺激頻度20 Hz以下，持続時間200〜250 μsを用いる．バースト刺激は高頻度刺激および低頻度刺激の混合型ともいえる方法である．刺激強度は強い筋収縮を起こさない程度で我慢できる強度もしくは閾値程度の非常に弱い刺激強度を使い分ける．

2. 生理学的作用

TENSの鎮痛機序に関してこれまでの諸家の報告では，TENSは一次ニューロンレベルでAδ線維を選択的に抑制できるとする見解が多い．Kano[7]は成犬28頭を対象に脛骨神経に100 Hzの両方向性矩形波を加え，脊髄誘発電位を導出したところ，P1成分の抑制は軽度であったが，N1，P2成分は著明に抑制され，脊髄後角でインパルス遮断が生じていると報告している．Wallら[8]は100 Hzの高頻度TENSが末梢神経経路でインパルスの伝導遮断を生じさせることができると報告している．Garrisonら[9]は成熟猫で脊髄後角細胞の興奮をTENSで54％抑制したと報告している．ヒトを対象とした研究では，Levinら[10]は正中神経から導出したA-δ線維の伝導を高頻度TENSで抑制できたとしている．Urasakiら[11]は高頻度TENSが短潜時体性感覚誘発電位における早期成分の抑制を生じさせたとしている．同様にAkyüz[12]は体性感覚誘発電位と感覚神経誘発電位がTENSによって抑制されたと報告している．

1) 分極性ブロック

神経の形質膜は，通電しない状態でも膜の内外で陰陽イオンが対峙する電気的二重層を形成している．これは形質膜における分極（polarization）とよばれる現象であるが [図4][13]，Pflugerは神経に通電すると陰極の興奮性が高まり，陽極下では，逆に興奮性が低下することを見出した（フリューゲルの刺激法則，p31参照）．前者は陰極電気緊張（catelectrotonus），後者は，陽極電気緊張（anelectrotonus）とよばれている．この現象は形質膜の透過性が変化することによる分極の増減によって生ずる．すなわち，陰極の直下では，分極が消失する脱分極の状態になるため興奮性が高まり，陽極直下では分極が高

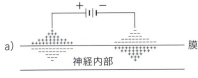
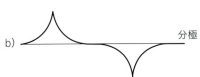

a：神経に電流を流すと陽極側の，形質膜の外側に＋，内側に－イオンが集積し，陰極側ではその逆となる．
b：分極電圧を示す．

[図4] 分極現象（真島，1978）[13]

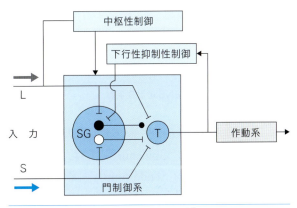

[図5] 門制御理論（Melzack et al, 1965）[1]
L：太い神経，S：細い神経，● ：抑制，○：促通．

まる過分極状態になるため興奮性が低下する．この陽極直下で起きる興奮性低下現象を過分極性ブロック（hyperpolarized block）とよぶ．フリューゲルの第3法則では，陰極において強い電流を流すか弱くても長時間通電すると，陰極直下で興奮性の低下が起きることを見出した．これは陰極抑圧（cathodal deppression）とよばれる．この現象は，脱分極性ブロック（depolarized block）ともよばれ，TENSによって両電極下で，神経興奮伝導の遮断が生じることになる．TENSにおける疼痛抑制機序としては最も単純な考え方ではあるが，この考え方に基づいて高頻度TENSを行うと，治療効果はかなり高くなる．

2）門制御理論

1965年，Melzackら[1]は，興奮が1次ニューロンから2次ニューロンに入る前のシナプス前抑制（presynaptic inhibition）による鎮痛機序を仮説として提唱した．この機構は脊髄後角内の膠様質細胞（substantia gelatinosa cell；SG-cell）から痛みのインパルスを伝える伝達細胞（transmission cell；T-cell）に対してシナプス前抑制をかけているという説である．痛覚の強度は，侵害情報を中枢へ伝達する細胞（T-cell）への興奮性入力と抑制性入力のバランスによって決定する．伝達細胞は脊髄後角の膠様質（SG）を介し，小径のC線維とAδ侵害受容求心性線維から興奮性入力を受け取り，大径のAβ非侵害受容知覚求心性線維から抑制性入力を受け取る．閾値の低い非侵害受容知覚求心性線維の活動亢進はT-cellのシナプス前抑制を起こし，それにより大脳皮質へのゲートを効果的に閉鎖し，痛覚を抑制する．その後，理論は修正され，痛覚伝達の調節システムに下行経路が存在するとされた．現在では辺縁系，縫線核，網様体系等の下行性抑制性制御経路が追加されている[図5]．

3）内因性疼痛抑制機構

1971年，Goldsteinら[14]が初めて中枢神経内にオピオイド受容体（opioid receptor）の存在を明らかにして以来，この受容体に結合するさまざまなオピオイド物質も脳組織から分離されるようになっ

Glossary

シナプス前抑制：シナプス前末端に入力した異なるシナプス入力の活動やそれ自身のシナプス前末端から放出された伝達物質により，伝達物質の放出が抑制され，シナプス伝達が抑制される機序をいう．

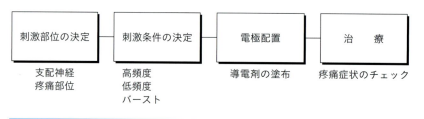

[図6] TENSの治療手順

た．1975年，Hughesら[15]はブタの脳からモルヒネ様物質を単離し，エンケファリン（enkephalin）と命名した．さらに，Guilleninら[16]は，ブタの視床下部，脳下垂体などからモルヒネ様物質を抽出して，エンドルフィン（endorphin）と名付けた．TENSを行うと脳脊髄液中のオピオイド物質が増加することが報告されており[17, 18]，増えたオピオイド物質が疼痛伝達経路に抑制をかけると考えられている．

3．治療の実際とリスク

　TENSの治療部位としては，疼痛症状や知覚異常部位を支配する末梢神経を選択する．上肢の場合，頸肩部では，腕神経叢の刺激点としてエルブ点（Erb's point），正中および尺骨神経では，肘部と手関節部でモーターライン（motor line）を選んで刺激を行う．下肢では，脛骨神経，腓骨神経のモーターラインを下腿部で刺激することが多い．また，関節痛では，関節包の痛覚線維（A-δ線維）のインパルスを抑制する目的で，関節裂隙を刺激すると効果的である．

　治療手順として，予め，刺激部位に応じて高頻度，低頻度，バースト刺激のなかから刺激方法を選択する．その後，患者を安楽な姿勢に休ませ，治療部位をアルコール綿で十分に清拭した後，電極を刺激部位の皮膚上に貼付する．刺激強度は徐々に上げるようにして患者が耐えられる程度の強さに調節して，治療時間を設定する[図6]．

1）上肢に対するTENS

　上肢の疼痛症状を呈する疾患としては，肩関節周囲炎，頸肩腕症候群，頸椎椎間板障害，肘部管症候群，手根管症候群などがあげられる．肩関節周囲炎では，肩関節裂隙に電極を配置して高頻度で15分

Glossary

オピオイド物質：オピオイド受容体に結合して効果を表す物質を示す．オピオイドレセプターは，μ，κ，δ，σ，εの5つが知られている．

エンケファリン：イギリスのJohn Hughes，Hans Kosterlitzが豚の脳から発見し，エンケファリン（ギリシア語で「脳」を意味する）と名づけた．脳のほか脳下垂体・脊髄・副腎髄質などに分布し，モルヒネ受容体と結合して鎮静作用を生じる．

エンドルフィン：アメリカのRoger Guilleninらは豚の視床下部，脳下垂体などからモルヒネ様物質を抽出してエンドルフィンと名づけた．モルヒネ様作用を発揮し，ストレスなどの侵害刺激により産生されて鎮痛に働く．

エルブ点：ドイツの神経学者であるWilhelm Heinrich Erb（1840～1921年）が発見した．上腕神経叢の運動点で，鎖骨から2.5 cm上部に位置する．

肩関節周囲炎：50代に好発する肩関節の疼痛と拘縮を伴う病気の総称で，凍結肩ともよばれる．症状と時期によって急性期（疼痛が最も強く現れる），慢性期（疼痛は軽快しているが運動制限が残っている），回復期（関節拘縮が改善する）の3段階に分類される．

2 経皮的末梢神経電気刺激療法

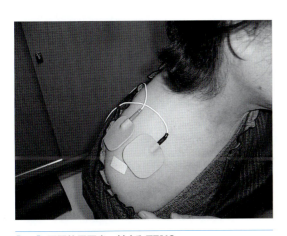

[図7] 肩関節周囲炎に対する TENS

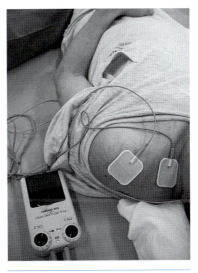

[図8] 頸椎椎間板ヘルニアに対する TENS

間, 持続刺激を行う [図7]. TENS を行いながら, 肩関節の関節可動域（ROM）訓練を併用して行うことで, 患者は肩の痛みをあまり意識することなく動かしやすくなる. ただし, 注意しなければならないのは ROM 訓練を強く行いすぎると治療後に肩関節痛が増強しやすいので, 運動はできるだけ愛護的に行うことが肝要である. 頸椎椎間板ヘルニアでは, 頸部でエルブ点を刺激する [図8]. 肘部管症候群では, 尺骨神経溝を挟むように電極を配置して刺激する. 手根管症候群では, 手関節部で正中神経を刺激する [図9]. 片麻痺でみられる肩手症候群では, エルブ点, 手関節部で正中神経を刺激する [図10].

2) 下肢に対する TENS

下肢の疼痛症状を呈する疾患としては, 変形性股関節症, 変形性膝関節症, 腰椎椎間板障害などがあげられる. 変形性膝関節症では, 内側及び外側膝関節裂隙に 2 対の電極を装着し [図11], 高頻度

Glossary

頸肩腕症候群：頸, 肩, 腕, 手指にかけて, 痛みやしびれ, 倦怠感, 脱力感, 冷感などの症状を呈する疾患の総称.
頸椎椎間板ヘルニア：頸椎の椎間板・線維輪に亀裂が入って内部の髄核が飛び出した状態を頸椎椎間板ヘルニアとよぶ. 椎間板機能の異常は頸部痛などを引き起こすが, 飛び出した髄核は頸椎内部を走行している脊髄や神経根といった重要な神経組織を圧迫し, 手足のしびれや痛み・運動麻痺などのさまざまな神経症状を引き起こす. 好発年齢は 30〜50 歳代.
肘部管症候群：肘内側の肘部管というトンネルで圧迫や引き延ばしを受けて発生する神経麻痺. 圧迫の原因には, トンネルを構成する骨が隆起した骨棘や, 靱帯の肥厚, トンネル内外にできたガングリオン, 嚢腫などがある.
手根管症候群：手関節部にある手根骨と靱帯に囲まれた手根管というトンネルのなかを, 正中神経と 9 本の屈筋腱が通っている. このトンネルのなかで神経が慢性的な圧迫を受けて, しびれや痛み, 運動障害を起こす.
肩手症候群：脳卒中患者の 12〜48% にみられる症状で, 1947 年, Steinbrocker が肩の有痛性運動障害をもった患者のなかに, 同側の手の腫脹を伴うものがいたことに注目し, 肩手症候群 (shoulder-hand syndrome) と名付けた. 症状は, 肩と手に有痛性運動制限や手の腫脹, 色素異常, 熱感などが生じる.
変形性股関節症：加齢に伴う一次性の変形性股関節症と, 何らかの原因で生じる二次性の変形性股関節症がある. 80% 以上が二次性で, 原因には, 臼蓋形成不全, 発育性股関節脱臼・大腿骨頭すべり症・ペルテス病といった小児の股関節の疾患, 骨折や脱臼などの外傷によって生じるものがある. 変形が進行すると, 可動域が制限されて痛みも強くなり, 筋力も低下する. 歩行障害, しゃがみ立ちが困難になるなど徐々に日常生活活動が制限される.

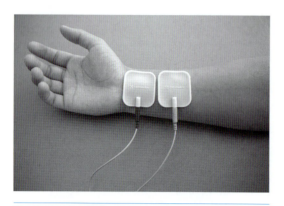
[図9] 手根管症候群に対する TENS

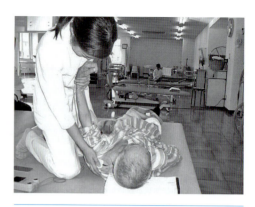
[図10] 肩手症候群に対する TENS

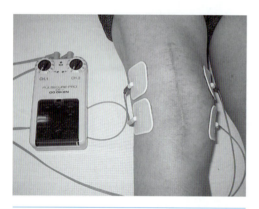
[図11] 変形性膝関節症（人工膝関節置換術後）に対する TENS

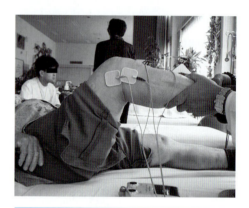
[図12] 変形性膝関節症に対する TENS と ROM 訓練の併用

TENS を行いながら，ROM 訓練を併用して行うと効果的である [図12]．

3） TENS の禁忌

TENS が特に禁忌となる疾患はないが，TENS の治療効果，効果の持続性などを考慮すれば，その適用は自ずと限定される．これまで述べた TENS の適用疾患は器質的原因の明確な体性痛であり，心因性疼痛（psychogenic pain）や中枢性疼痛（central pain）には TENS の効果は期待できない．

（濱出茂治）

Glossary

変形性膝関節症：加齢などにより関節軟骨の磨耗が生じると，膝の曲げ伸ばしや立ち上がり，歩行時の膝にかかる負担の増加および軟骨，半月板の変性による刺激により関節炎が生じる．関節炎が起きると，膝を曲げ伸ばしした際の動作時痛や膝関節可動域制限が生じる．また，関節液が多量に分泌されて関節水腫が生じる．

腰椎椎間板ヘルニア：腰椎の椎間板・線維輪に亀裂が入って内部の髄核が飛び出した状態を腰椎椎間板ヘルニアとよぶ．特に第 4，5 腰椎間，第 5 腰椎第 1 仙椎間に多い．障害された神経の支配領域に感覚障害を呈したり，運動神経の麻痺による筋力低下をきたす．

文献
1) Melzack R, Wall PD：Pain mechanisms：a new theory. Science 150：971-979, 1965.

2) Shealy CN et al：Electrical inhibition of pain by stimulation of the dorsal column: preliminary clinical reports. *Anesth Analog* **46**：489-491, 1967.
3) Long DM：Electrical stimulation for relief of pain from chronic nerve injury. *J Neurosurg* **39**：718-722, 1973.
4) Hosobuchi Y et al：Chronic thalamic stimulation for the control of facial anesthesia dolorosa. *Arch Neurol* **29**：158-161, 1973.
5) Ignelzi RJ, Nyquist JK：Direct effect of electrical stimulation on peripheral nerve evoked activity : implication in pain relief. *J Neurosurg* **45**：159-165, 1976.
6) Long DM et al：Electrical stimulation of the spinal cord and peripheral nerves for pain control. A 10-year experience. *Appl Neurophysiol* **44**：207-217, 1981.
7) Kano T：Local electroanalgesia:1.Percutaneous current application to the human forehand to produce local analgesia. *Analgesia* **27**：495-500, 1978.
8) Wall PD, Gu tnick M：Properties of afferent nerve impulses originating from a neuroma. *Nature* **248**：740-743, 1974.
9) Garrison DW, Foreman RD：Decreased activity of spontaneous and noxiously evoked dorsal horn cells during transcutaneous electrical nerve stimulation（TENS）. *Pain* **58**：309-315, 1994.
10) Levin MF, Hui-Chan CW：Conventional and accupuncture-like transcutaneous electrical nerve stimulation excite similar afferent fibers. *Arch Phys Med Rehabil* **74**：54-60, 1993.
11) Urasaki E et al：Effect of transcutaneous electrical nerve stimulation（TENS）on central nervous system amplification of somatosensory input. *J Neurol* **245**：143-148, 1998.
12) Akyüz G：The effect of conventional transcutaneous electrical nerve stimulation on somatosensory evoked potentials. *Electromyogr Clin Neurophysiol* **35**：371-376, 1995.
13) 真島英信：生理学, 第17版, 文光堂, 1978.
14) Goldstein A et al：Stereospecific and nonspecific interactions of the morphine congener levorphanol in subcellular fractions of mouse brain. *Proc Natl Acad Sci USA* **68**(8)：1742-1747, 1971.
15) Hughes J et al：Identification of two related pentapeptides from the brain with potent opiate agonist activity. *Nature* **258**：577-580, 1975.
16) Guillenin R et al：Endorphins, hypothalamic and neurohypophysical peptides with morphinomimetic activity: isolation and molecular structure of alpha-endorphin. *CR Acad Sci Hebd Seances Acad Sci D* **282**(8)：783-785, 1976.
17) Carroll D et al：Transcutaneous electrical nerve stimulation（TENS）for chronic pain. *Cochrane Database Syst Rev*（3）：CD003222, 2000.
18) Osiri M et al：Transcutaneous electrical nerve stimulation for knee osteoarthritis. *Cochrane Database Syst Rev*（4）：CD002823, 2000.
19) 濱出茂治：経皮的末梢神経電気刺激の一次ニューロンに及ぼす影響. 理療と作療 **22**：259-262, 1988.

3 機能的電気刺激療法

　機能的電気刺激療法（functional electrical stimulation；FES）は，1961年，Libersonら[1]が表面電極を用いて片麻痺者の下垂足歩行を再建したのが始まりである．1980年代に入り，電極や装置の開発が進むと実用的なFESシステムが生まれるようになった．米国・クリーブランドFESセンターのPeckhamら[2]は，完全埋め込み電極を用いたFESシステム（FreeHand System）を開発し，頸髄損傷者の四肢麻痺の上肢機能を再建した．わが国では，東北大学の仙台FESプロジェクトが経皮的埋め込み電極によるFESシステム（FESMATE）を開発し[3]，脊髄損傷者の四肢麻痺上肢や対麻痺下肢，脳卒中片麻痺者の下肢などに対する動作再建を実用化した．2000年代以降は表面電極を用いたFESシステムが開発されるようになり，特にニューロプロステーシス（neuroprosthesis）として表面電極を装具に組み込んだFESシステムが開発されてきた．

1. 機能的電気刺激療法の特徴と治療原理

　FESは，脳血管障害や脊髄損傷などの上位運動ニューロン障害による対麻痺，四肢麻痺，片麻痺に対して下位運動ニューロンを音声，呼吸，随意運動，筋電信号などで制御しながら電気的に刺激することにより，運動機能再建を行う方法である[3]．したがって，末梢神経の障害による麻痺（末梢神経障害，ギラン・バレー症候群，ポリオなど）には適応がなく，中枢神経の障害による運動麻痺（脳血管障害，脊髄損傷，脳性麻痺，多発性硬化症）などが適応となる [図1]．

1) ニューロプロステーシスFES

　Bioness® FESは表面電極を利用したワイヤレスFES装置である．上肢用のNESS H200®と下肢用のNESS L300®がある．現在，わが国においてはフランスベッド株式会社が販売，レンタルを行っている．

　上肢用のNESS H200®は，麻痺を有する患者の手指機能の運動機能再建を主目的とし，5つの表面電極（総指伸筋，短母指伸筋，浅指屈筋，長母指屈筋，母指球筋）から成る装具型のコンポーネントとコントロールユニットで構成される [図2]．5つの表面電極を用いることで伸展・屈曲の訓練モード，円筒握りモード，鍵握りモードなど複数の活動パターンを引き出すことができる．また，装具に電極が一体化しているため，一度電極の位置を設定すれば，次回からは装具を着用するだけで適切な位置に刺激電極を貼付することができるというのが特徴である．

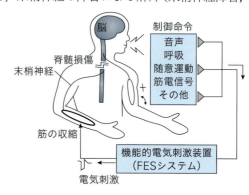

[図1] FESの原理　　　（半田・他，1983）[3]

Glossary

クリーブランドFESセンター：米国オハイオ州クリーブランドにある機能的電気刺激の研究施設で，世界のFES研究の拠点の一つでもある．

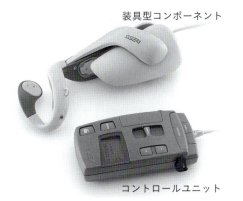

[図2] NESS H200®（フランスベッド）

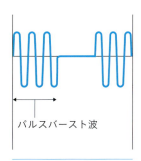

[図3] Bioness® FES の刺激波形

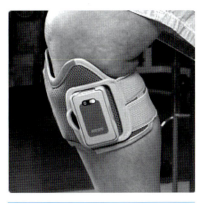

[図4] フットドロップ・システム NESS L300®（フランスベッド）

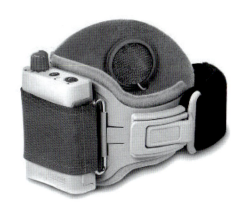

[図5] ウォークエイド®（帝人ファーマ）

Bioness® FES の刺激波形はサイン波のパルスバースト波が用いられる [図3].

　下肢用の NESS L300® は刺激ユニット付きカフ，コントロールユニット，歩行中の立脚・遊脚相を識別するセンサーから構成される [図4]．NESS L300® は機能刺激カフ，制御ユニット，歩行センサーで構成されており，これらのシステムはワイヤレスで通信できるようになっていて，ワイヤーやコネクターなどの歩行に邪魔なものはないためシンプルで使いやすい．踵に取り付けられた歩行センサーによって歩行周期を識別することで，遊脚相におけるつま先隙間（toe clearance）を電気刺激によりアシストする．NESS L300® は上肢用の NESS H200® と同様にカフに電極が一体化しているため，一度，刺激部位（総腓骨神経，前脛骨筋）を決定した後は，カフを膝蓋骨に合わせて装着するだけで適切な刺激位置に電極を貼付することができる．NESS L300® は，歩行周期を検知するために圧力センサーを踵部に装着するため，使用時に靴を履く必要があるが，ウォークエイド®（イノベーティブニューロトロニクス：帝人ファーマ）はティルトセンサー（tilt sensor）を刺激装置本体に内蔵しているため，裸足で使用することが可能である [図5]．

2）パワーアシスト FES

　随意運動介助型電気刺激装置（Integrated Volitional controlled Electrical Stimulation；IVES）は，村岡[6]により開発されたパワーアシスト FES システム（power assist FES system）である．製品としてはオージー技研の IVES®（アイビス）[図6]，パシフィックサプライの MURO（ミューロ）ソリュー

第2章 電気刺激療法

ション®[図7]が市販されている.

パワーアシストFESは,脳卒中片麻痺患者に多くみられる上肢の屈筋共同運動に対し,総指伸筋や手関節伸筋の働きを筋電出力に応じてアシストするというのが最も一般的な使用法である.IVES®には,筋電検出筋と電気出力筋を分けることができるコードや歩行の立脚期に足関節背屈を促すことができる歩行センサーなどのオプションが用意され,汎用性が高くなっている.IVES®の刺激波形は対称性矩形波のパルス波である[図8][6].また,筋活動電位の検出を電気刺激の休止時間に行うことによって筋活動電位測定と電気刺激が同時にできるように設定されている[図8][6].電気刺激の制御には,標的筋の収縮による筋活動電位を制御入力として使用するため,筋活動電位の振幅に比例して刺激強度が制御される機構を有している[図9][6].

MUROソリューション®のMUROはmuscular atrophy(筋萎縮)という英語からの造語として名付けられた.MUROソリューション®は,オプションとして手関節を機能的な肢位(手関節中間位,母指対立位)に保つコックアップ装具が用意されており,FESと装具の双方を用いて上肢機能をアシストする.MUROソリューション®は,本体ユニットの軽量コンパクト化を図り,上腕部に装着しても負担にならない大きさと軽さを実現している.また,電源についても,最大出力で連続8時間稼動できるように小型で大容量のリチウムイオン電池を採用している.

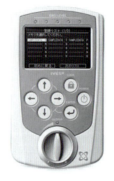
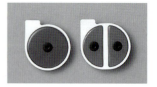

[図6] 随意運動介助型電気刺激装置 IVES®
(オージー技研)

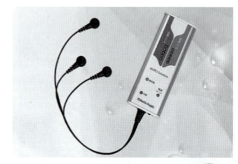
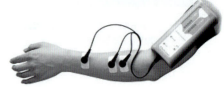

[図7] MUROソリューション®(パシフィックサプライ)

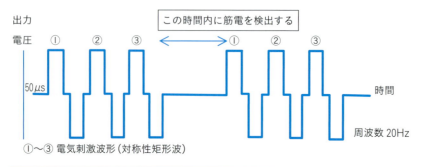

[図8] 出力電圧と筋電検出のタイミング　　(村岡,2007)[6]

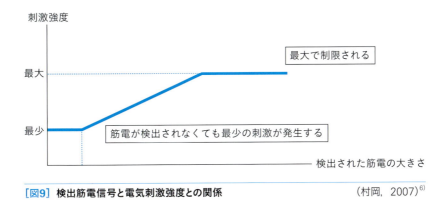

[図9] 検出筋電信号と電気刺激強度との関係　　　　　　　　　　　　　　　（村岡，2007）[6]

2. 生理学的作用

1) ニューロプロステーシスFESの効果

　FESの目的は，音声，呼吸，随意運動，筋電信号などで制御しながら，各筋に対する電気刺激を行うことで，運動機能を再建することにある．上位ニューロン障害では，特に標的筋を電気刺激することによって，筋痙性の抑制，筋紡錘およびゴルジ腱器官の固有受容感覚の改善，筋・腱組織における生理学的収縮機能を維持することなど運動機能の再建が得られる．

2) パワーアシストFESの効果

(1) 末梢性機序

　末梢性の作用機序として，①標的筋の筋力増強，②随意運動と電気刺激による相反抑制による拮抗筋の過度の筋緊張抑制が考えられる．これは，求心性Ia神経線維に対する反復刺激が，脊髄内の抑制性介在ニューロンに，後テターヌス増強（post tetanic potentiation）をもたらし，拮抗筋支配の運動ニューロンの興奮性を低下させることによると考えられる[10]．

(2) 中枢性機序

　脳卒中患者の麻痺手の運動課題によるニューロイメージング（neuro imaging）では，早期の片麻痺回復には非障害側半球の一次運動野，運動前野や補足運動野などの運動関連領野の賦活が関与している．パワーアシストFES使用時には，障害側運動野に著しい血流増加が認められている．このことから，パワーアシストFESによる片麻痺運動機能改善効果は，障害側運動野と運動前野の血流改善が関与している可能性が示唆される．随意運動をともなったFESは，単独の随意運動や電気刺激に比較して，脳の可塑性を賦活して運動機能改善に寄与すると考えられる[10]．

Glossary

後テターヌス増強：多くのシナプスにおいて，短時間で高頻度の刺激を加えると，その後しばらく興奮性シナプス後電位（excitatory post synaptic potential；EPSP）の振幅が増大する．他の多くのシナプスで観測される持続時間の短い可塑性変化である．

ニューロイメージング：脳活動を画像として計測する手段である．①微弱な電磁界変化を計測する手段：脳波計，脳磁計，②局所的な血流変化を計測する手段：MRI（magnetic resonance imaging），fMRI（functional MRI），PET（positron emission tomography），近赤外光トポグラフィなどがある．

第2章 電気刺激療法

3. 治療の実際とリスク

1) 片麻痺上肢の運動機能再建を目的としたFES

麻痺側前腕に装具型のFES装置を装着して，伸展・屈曲の訓練モード，円筒握りモード，鍵握りモードなど複数の活動パターンを使った動作訓練を行う［図10］．治療は30分間，2回/日，1クール1カ月で行う．

片麻痺者の歩行では，患側上肢が屈筋共同運動によるウェルニッケマン肢位（Wernicke-Mann posture）をとるため，歩容に影響を与えやすい．そこで上腕三頭筋と三角筋後部を電気刺激して患側上肢を伸展位に保ちながら歩行訓練を行うと歩容が改善しやすい［図11］．

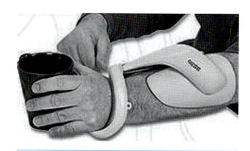

［図10］ Ness H200®（フランスベッド）による手指機能再建を目的としたFES

2) 痙性尖足改善を目的としたFES

片麻痺者の痙性尖足による分回し歩行を改善するために，NESS L300®やウォークエイド®を使用して下腿腓骨小頭部で総腓骨神経を電気刺激する［図12］．刺激のオン-オフ制御は歩行周期のなかでセンサーを使って行う［図13］．

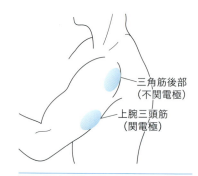

［図11］ 上肢伸展位保持のためのFESにおける電極配置部位

3) 脊髄損傷者における立位保持を目的としたFES

脊髄損傷による対麻痺患者では，大殿筋，大腿四頭筋を刺激することによって立位保持訓練を行う［図14］．刺激周波数20 Hz，持続時間20～1,000 μs，オンタイム10～15 s，オフタイム50～100 s，刺激強度は患者が我慢できる限界の強度で等尺性筋収縮を行わせる．3回/週とし，1クール1カ月で行う．

4) FESの禁忌

FESでは，筋疲労を起こしやすいのが難点である．そのため，できる限り筋疲労を起こさないように刺激頻度を20 Hz程度に設定する．下位運動ニューロン疾患（ギラン・バレー症候群，末梢神経障害など），筋疾患（筋ジストロフィー，筋緊張性ジストロフィーなど），重症筋無力症ではFESの効果

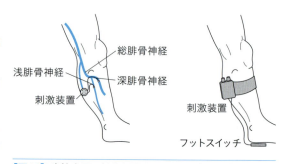

［図12］ 痙性尖足に対するFESにおける電極配置部位

Glossary

ウェルニッケマン肢位：脳血管障害などで生じる片麻痺でみられる特徴的な肢位．上肢では，肘関節屈曲，前腕回内，手関節・手指屈曲，下肢では，股関節伸展・外旋・外転，膝関節伸展，足関節内反・底屈位となる．

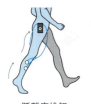 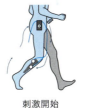   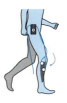

踵離床検知　　刺激開始　　背屈，外反　　踵接地検知　　刺激終了
　　　　　　　　　　　　　（遊脚期）

[図13] 歩行時におけるFES刺激パターン

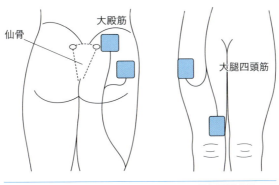

[図14] 立位保持を目的としたFESにおける電極配置部位

は期待できない．その他の禁忌については，「電気刺激療法：総論 電気刺激療法のリスクと禁忌」(p33)を参照されたい．

(濱出茂治)

文献

1) Liberson WT et al：Functional electrotherapy：stimulation of the peroneal nerve synchronized with the swing phase of the hemiplegic patients. *Arch Phys Med Rehabil* **42**：101-105, 1961.
2) Peckham PH et al：Restoration of functional control by electrical stimulation in the upper extremity of the quadriplegic patient. *J Bone Joint Surg* **70**(1)：144-148, 1988.
3) 半田康延・他：麻痺手への機能的電気刺激（FES）その1筋電同期型FESシステム．医用電子と生体工学 **21**（特別号）：231, 1983.
4) 半田康延：ポータブル機能的電気刺激装置の臨床応用．臨整外 **25**：1060-1066, 1990.
5) 島田洋一：機能的電気刺激（FES）の現状と将来展望．*Akita J Med* **36**：1-7, 2009.
6) 村岡慶裕：筋電制御電気刺激装置 IVES．臨神生 **35**(5)：351, 2007.
7) 川村次郎・他：電気刺激による麻痺筋の機能代償—片麻痺内反足への応用を中心に．総合リハ **11**：207-212, 1983.
8) 原 行弘：新しい機能的電気刺激によるニューロリハビリテーション．*Brain Nerve* **62**（2）：1-12, 2010.
9) 村岡慶裕：随意筋電制御電気刺激装置 IVES．臨床脳波 **51**：170-175, 2009.
10) 原 行弘：神経疾患に対するリハビリテーションの理論と実践．臨神経 **51**：1063-1065, 2009.

4 微弱電流刺激療法

 微弱電流刺激療法（microcurrent stimulation；MCS）は 1985 年，Becker ら[1] の生体極理論（body polarity theory）に基づいた組織修復，組織再生機能の基礎研究に始まる．1982 年，Cheng ら[2] はラットの皮膚における ATP の生成が 500 μA の微小電流刺激によって 500％増加したことを示した．また，100〜500 μA の刺激で細胞へのアミノ酸の輸送を 30〜40％増加させたと報告して以来，世界的に臨床応用が進んできた．

1. 微弱電流刺激療法の特徴と治療原理

 微弱電流刺激装置は出力は 1〜999 μA の間で，周波数は 0.1〜1,000 Hz の範囲，刺激波形は単相または二相性パルス波のマイクロアンペア電流を発生させる [図1, 2]．

 刺激方法としては，陽極刺激（anodal stimulation），陰極刺激（cathodal stimulation），交互刺激（alternate stimulation）の 3 種類がある．陽極刺激は創傷治癒過程における炎症過程，陰極刺激はコラーゲン増殖期，リモデリング期，成熟期における走電性効果（electrotaxis effect）を高める目的で行われる．治療電極は一般的にカーボンラバー製電極 [図1] を使用するが，開放創部位に対しては生理食塩水で湿らせた清潔な無菌ガーゼを使用したアルミ製電極を使用する [図3]．交互刺激は陽極と陰極を交互に変換して刺激する方法であるが，走電性効果と殺菌効果を同時に得ようとする場合に用いる．刺激パラメータとしては，パルス波で 0.1〜200 Hz の周波数を用いる．刺激強度は 1〜999 μA の間で治療部位の状態に合わせて設定する．治療時間は 30 分〜2 時間程度とし，1 日 1〜4 回，週 5〜7 日実施する．

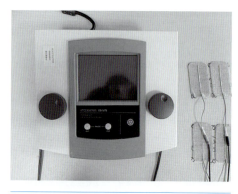

[図1] 微弱電流刺激装置（ES-515®, 伊藤超短波）

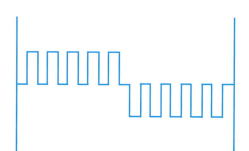

[図2] 微弱電流波形（二相性パルス波：極変換）

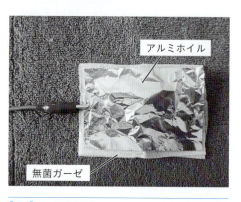

[図3] アルミ製電極

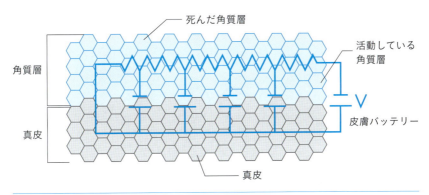

[図4] 皮膚バッテリー電位

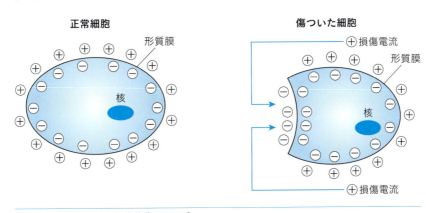

[図5] 損傷電流による組織修復メカニズム

2. 生理学的作用

1) 皮膚バッテリー電位および損傷電流

　生体の皮膚には，直流の生体電場システムが働いていることが想定されている．皮膚の角質層と表皮の間には，皮膚バッテリー電位（skin battery potential）とよばれる直流（−）電位が存在する．特に四肢の末端では，その電位が体幹の約 −20〜−30 mV に比べて −35〜−40 mV と高い．この皮膚バッテリー電位の作用は皮膚組織の修復に促通的に働くと推測されている[3] [図4]．

　組織修復中に生成される損傷電流（current of injury）と同様の微弱電流を与えることにより，生体自体が有している自然の電流をミラーリングすると考えられている．外傷などによる皮膚組織の損傷部位では，皮膚バッテリー電位の存在する皮膚組織上において，隣接の皮膚組織から内因性のプラス電位が流れ込む現象が起きるが，この際に発生する電位を損傷電流とよぶ [図5]．損傷電流が皮膚損傷部に流れ込むことによって組織の自然修復が進むことになるが，この損傷電流に類似した微弱電流を組織に与えることによって組織修復が促進される [図6]．

　Beckerら[1]は組織の再生過程について調べるうちに，カエルとサンショウウオでは修復過程における電位変化の仕方が異なることを発見した．サンショウウオは切断された肢を再生できるが，カエルは肢を再生することができない．Beckerら[1]はカエルとサンショウウオの前肢を切断し，創傷治癒が起

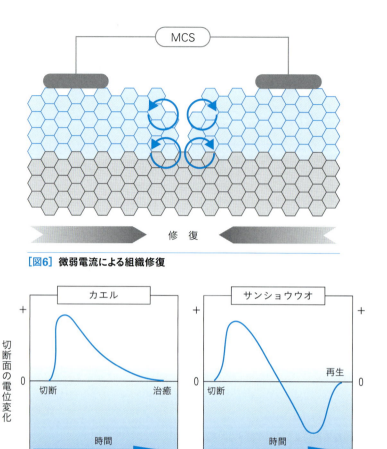

[図6] 微弱電流による組織修復

[図7] 前肢切断面の損傷電位変化　　　　　　　　　　（Becker et al, 1985）[1]）

こっている部位の電位を測定した．肢の再生のないカエルの場合，切断された部位ではまずプラスの電位が測定され，傷の治癒が進むにつれて減弱し，治癒が完了した時にはゼロになった．肢の再生するサンショウウオの場合，まずプラスの電位が測定されるが，やがてマイナスに変化した．そして肢の再生が進むにつれて減弱していき，完全に前肢が再生したところでゼロになった．前肢の再生するサンショウウオでは電位がプラスからマイナスに変化した．試しに肢の再生しないカエルの創傷治癒の過程で，人為的にマイナスの電位を起こしてみると，カエルに新しい肢が生えてきた [図7]．

2) 走電性効果

損傷電流による直流電場が細胞に与える効果は走電性（electrotaxis）である[4)]．これまでの実験報告では，ほとんどの場合，細胞が陰極の方向へ移動することが知られている．たとえば，リンパ球，血小板，線維芽細胞，表皮細胞，角化細胞などは陰極へ移動する．逆にマクロファージ，顆粒白血球，ヒト

Glossary

走性（taxis）：方向性のある外部刺激（光，電流，水流，磁場，圧力など）に対して細胞が反応する生得的な行動を示す．走電性（electrotaxis）は電流の刺激によって起こる走性である．陽極に向かう場合を正の，負極に向かう場合を負の走電性という．

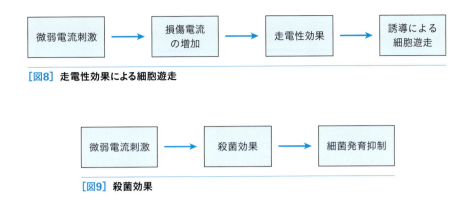

[図8] 走電性効果による細胞遊走

[図9] 殺菌効果

血管内皮細胞は陽極へ移動する．好中球は両極へ移動する特徴がある[5][図8]．

3）殺菌効果

単相パルス波は殺菌効果（germacidal effect）を発揮する．緑膿菌，黄色ブドウ球菌，大腸菌などは陰極側，陽極側のいずれの極でも菌の発育抑制や破壊作用が認められる[6][図9]．

4）アデノシン三リン酸産生能の増大効果

損傷した組織に微弱電流を流すと，生体組織のエネルギー産生にかかわるミトコンドリアが活性化される．活性化したミトコンドリアでは，エネルギー産生の源になるアデノシン三リン酸（adenosine triphosphate；ATP）の生成が促進される．ATPは筋組織の活動，新陳代謝（炭水化物，蛋白質，脂肪の合成）など正常な組織の恒常性の維持や損傷組織の修復に利用される．このATP生成はミトコンドリアの内外膜を通した化学的浸透作用によって説明できる[7]．

3. 治療の実際とリスク

1）創傷に対する治療

あらかじめビニールグラファイト手袋を使用して創傷部位の感染をできる限り防止する．また，治療部位は十分に湿潤な状態を保つ．創傷部位を直接治療する場合は治療に使用する電極を創傷の真上に配置する．治療電極と創傷皮膚の間に生理食塩水を適度に満たした無菌ガーゼを挟んで，ガーゼの温度を約38℃に保つようにする[図10]．創傷部位を囲むように治療する場合は治療電極と非治療電極を創傷部位を挟むように配置する[図11]．陽極刺激は創傷治癒過程における炎症過程，陰極刺激はコラーゲン増殖期，リモデリング期，成熟期における走電性効果を高める目的で行われる．刺激パラメータとし

Glossary

アデノシン三リン酸（ATP）：アデノシンのリボース（＝糖）に3分子のリン酸が付き，2個の高エネルギーリン酸結合をもつ化合物である．ADP + Pi → ATP．ATPはエネルギーを要する生物体の反応過程には必ず使用されている．ATPは哺乳類の骨格筋100gあたり0.4g程度存在する．

創傷の治癒過程：炎症期（3日間）では外傷直後から浮腫，紅斑，熱感疼痛などの炎症反応を呈する．適度な炎症反応がなければ充分な組織の修復が起こらないとされている．増殖期ではコラーゲンなどの産出は受傷後2～3週間まで急増する．増殖期にはⅢ型コラーゲンが主に形成される．コラーゲンは7週ごろに一定量に達する．成熟期は受傷後約3週から数年に及ぶ．コラーゲンの総量は変化なくⅠ型コラーゲンに置換される．これは，細かくバラバラの配列から太くまとまった構造のコラーゲンに置換され，張力などに耐えられるようにあるいは瘢痕化への調整が行われるからである．

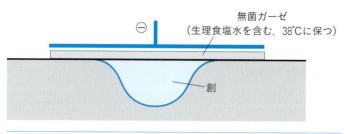

[図10] 創傷に対するMCS（単極法）

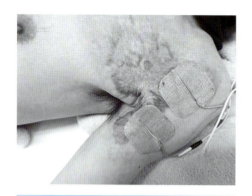

[図11] 熱傷に対するMCS（2極法）

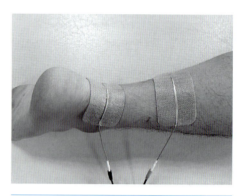

[図12] アキレス腱損傷に対するMCS

ては，パルス波で10 Hzの周波数を用いる．持続時間600 μs，刺激強度は800 μAに設定する．治療時間は2時間程度とし，1日2回，週5日，1クール4週間として実施する．

2) アキレス腱損傷に対する治療

アキレス腱損傷に対する微弱電流刺激は陰極刺激および陽極刺激のいずれにおいても治癒促進効果をもたらす．アキレス腱損傷後3週間では，陰極刺激によりマクロファージによる貪食作用が働き，さらに新生血管の増殖，コラーゲン増殖が活発となる．アキレス腱損傷後8週頃になると，陽極刺激の方が効果的に働く．上皮細胞の増殖により創傷の閉鎖が促進される．また，陽極刺激では，腱性拘縮が防止できるため腱の強靱性が維持できる[図12]．刺激パラメータは周波数10 Hz，持続時間50 ms，刺激強度300〜500 μAで行う．

Glossary

腱損傷の治癒過程：2つのパターンが考えられている．一つは，Peacockの瘢痕組織による治癒パターンで，損傷部位から線維細胞，線維芽細胞の増殖が起こり，瘢痕組織により一応の治癒を迎えるが，あくまでも腱組織の再生ではないという考え．もう一つは，筋肉などと同じように腱組織自体の再生と腱の癒合による治癒パターンの考えである．Lundborgのイエウサギの腱組織を使った実験では，腱周囲組織の関与はなく，腱の自己修復機能を証明した．

筋損傷の治癒過程：筋損傷が起きると，筋線維の壊死のみでなく，筋膜を含んだ筋組織の断裂，出血も生じる．出血部位では，炎症による血管反応が生じ，炎症のサインである発赤，熱感，腫脹，疼痛が生じる．筋線維に壊死が生じると，筋内膜のなかに存在する筋衛星細胞（satellite cell）が活性化し，筋線維の再生が始まる．筋衛星細胞は筋線維の壊死が発生した約1日後から活性化し，筋芽細胞（myoblast）に分化して，増殖を繰り返す．筋芽細胞の増殖がある程度進行すると，次に筋芽細胞同士の融合が始まり，筋管細胞（myotube）へと分化する．これは壊死から約3日後に起きる．壊死から約7日後，筋管細胞は，壊死した筋線維の両端をつなぎ合せるように融合し，筋線維を再生する．壊死から約1カ月で筋線維の回復はほぼ終了する．

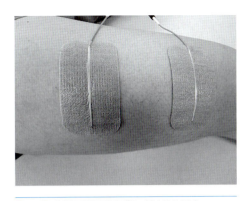

[図13] 大腿四頭筋筋損傷に対するMCS

3) 筋損傷に対する治療

筋損傷に対する治療は基本的に腱損傷に対する治療と同様に行えばよい．刺激パラメータは周波数10 Hz，持続時間50 ms，刺激強度300～500 μAで行う [図13]．2～3週の治療で，筋組織の蛋白質合成，ATP生成の増加が生じ，筋再生が促進される．

4) MCSの禁忌

禁忌については，「電気刺激療法：総論 電気刺激療法のリスクと禁忌」（p33）を参照されたい．

（濱出茂治）

文献

1) Becker RO, Selden G：The body Electric：Electromagnetism and the Foundation of Life, William Morrow Paperbacks, 1985.
2) Cheng N et al：The effects of electric currents on ATP generation, protein synthesis, and membrane transport of rat skin. *Clin Orthop Relat Res*（171）：264-272, 1982.
3) Foulds IS, Barker AT：Human skin battery potentials and their possible role in wound healing. *Br J Dermatol* **109**：515-522, 1983.
4) Belanger AY：Therapeutic Electrophysical Agents：Evidence Behind Practice, 2nd ed, Lippincott Williams & Wilkins, 2010, pp310-311.
5) Kloth LC：Electrical stimulation for wound healing：a review of evidence from in vitro studies, animal experiments, and clinical trials. *Int J Low Extrem Wounds* **4**（1）：23-44, 2005.
6) Sussman C, Bates-Jensen B：Electrical stimulation for wound healing. In：Wound Care：A Collaborative Practice Manual for Health Professionals, 3rd ed, Lippincott Williams & Wilkins, 2017, pp505-554.
7) Peacock EE Jr：A Study of the Circulation in Normal Tendons and Healing Grafts. *Ann Surg* **149**（3）：415-428, 1959.
8) Fujita M et al：The effect of constant direct electrical current on intrinsic healing in the flexor tendon in vitro. An ultrastructural study of differing attitudes in epitenon cells and tenocytes. *J Hand Surg Br* **17**（1）：94-98, 1992.
9) Allen JD et al：Effect of microcurrent stimulation on delayed-onset muscle soreness: a double-blind comparison. *J Athle Train* **34**（4）：334-337, 1999.
10) Bailey S：How microcurrent stimulation produces ATP - one mechanism. *Dynamic Chiropractic* **17**（18）：16, 18-19, 1999.
11) Bonacci JA, Higbie EJ：Effects of microcurrent treatment on perceived pain and muscle strength following eccentric exercise. *J Athle Train* **32**（2）：119-123, 1997.
12) Butterfield DL et al：The effects of high-volt pulsed current electrical stimulation on delayed-onset muscle soreness. *J Athle Train* **32**（1）：15-20, 1997.
13) Byl NN et al：Pulsed microamperage stimulation: a controlled study of healing of surgically induced wounds in Yucatan pigs. *Phys Ther* **74**（3）：201-213；discussion 213-208, 1994.

5 神経・筋電気刺激療法

　神経・筋電気刺激療法（neuromuscular electrical stimulation；NMES）は主に脱神経筋や骨折後のギプス固定中に生じる筋萎縮抑制，中枢神経障害によって生じる筋痙性抑制，スポーツ領域において健常筋に対する筋力増強などを目的として行われる．歴史的にみると，1841年，Reidはカエルの脱神経筋に電気刺激を行い，筋萎縮を防止できると初めて報告した[1]．1952年，Levine[2]は痙性筋の拮抗筋刺激によって痙性が抑制されると報告した．1977年，Kots[3]がNMESにより30〜40％の筋力増強効果を得たと報告した．Kotsの刺激方法は現在，ロシアン電流刺激法（Russian current therapy）として知られている．以後，世界的に神経・筋電気刺激療法は普及し，多様な病態に対して臨床適用されている．

1. 神経・筋電気刺激療法の特徴と治療原理

　NMESには，2 chのポータブル刺激装置［図1, 2］などが用いられる．刺激波形は二相性対称性矩形波［図3］である．刺激方法は，筋を電気刺激する場合，大腿四頭筋のような大きな筋は経皮的に単極または2極法を用いて刺激する．前腕筋のように小さな筋を複数電気刺激する場合は2〜3つの筋をまとめて囲むように電極を配置して刺激する方法（筋群刺激，muscle group stimulation）が用いられる．個々の筋を単独で刺激する場合はモーターポイント（運動点，motor point）を電気刺激する方法が用いられる．陰極を治療電極，陽極を非治療電極として使用する．運動点は健常筋では，皮膚表面上で電気刺激に対して最も強く反応する部位である．運動点は運動終板（motor endplate）のことであり[4]，脱神経筋では運動点は消失する［図4, 5］．複数の同一神経支配筋や神経を単独で電気刺激する場合は，モーターライン（運動線，motor line）を刺激する．運動線とは，個々の神経が最も皮膚表在部を走行する部位で約2〜3 cm程度の長さを呈する．

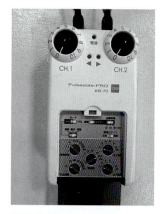

［図1］パルスキュアプロ®（オージー技研）

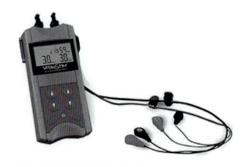

［図2］バイタルスティル モバイル 5900®（インターリハ）

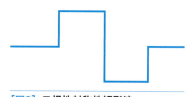

［図3］二相性対称性矩形波

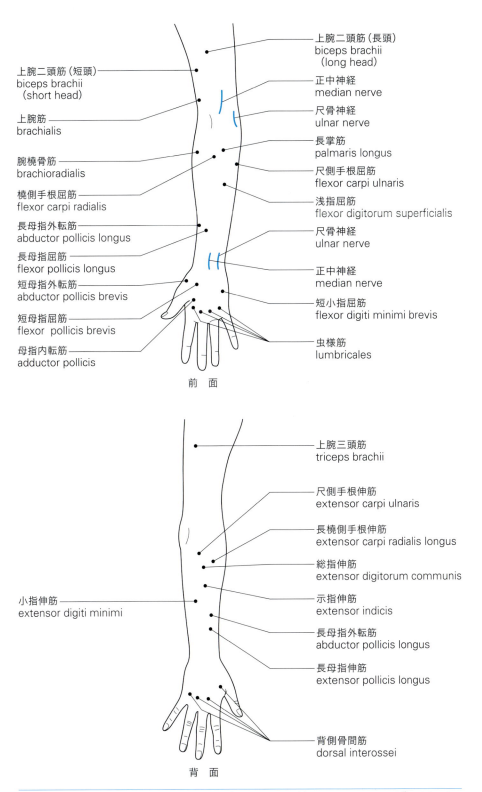

[図4] 上肢のモーターポイント・モーターライン（運動点・運動線）　（濱出・他，1996)[3] を参考に作図

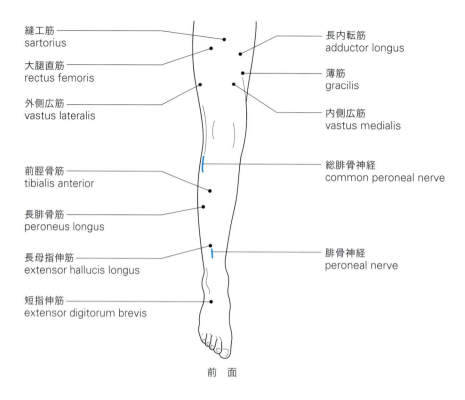

前　面

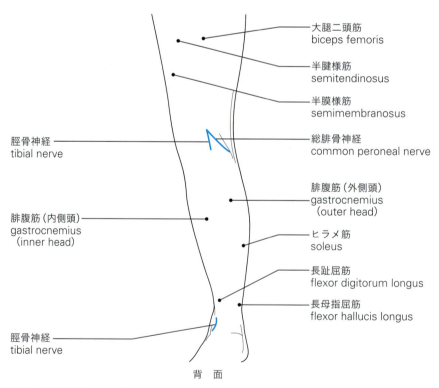

背　面

[図5] 下肢のモーターポイント・モーターライン（運動点・運動線）（濱出・他，1996)[3] を参考に作図

2. 生理学的作用

1) 脱神経筋に対する筋萎縮抑制効果

脱神経が生じると、2～3カ月で筋の横断直径は50％減少する[5]。4カ月を過ぎると萎縮過程は弱まり、筋萎縮は停止する。電気刺激は脱神経直後から開始するほうが筋の機能的予後は良好とされる。逆に電気刺激を開始する時期が遅れると筋萎縮量は増大することになる。速筋のほうが遅筋よりも筋萎縮速度は速くなる。脱神経筋を速やかに電気刺激すると、筋湿重量の維持が可能であるが、刺激パラメーターに留意しないと脱神経筋の性質が変化しやすくなる。たとえば高頻度（100 Hz）で電気刺激すると、遅筋が速筋の性質をもつようになる[6, 7]。その逆に低頻度（10 Hz）で行うと、速筋が遅筋に変化しやすい。したがって脱神経筋の性質を配慮して刺激パラメーターを設定しなければならない。

赤筋（red muscle）は遅筋（slow muscle）ともよばれ、収縮は遅いものの、繰り返し収縮しても疲労しにくいという特性をもつ。一方、白筋（white muscle）は速筋（fast muscle）とよばれ、速く収縮し発揮する張力も大きいという特性をもつ。さらに速筋は、疲労しやすく持久性能力が低い Fast Grycolytic 線維（FG線維）と、比較的疲労しにくい性質をもつ Fast Oxidative Grycolytic 線維（FOG線維）に分かれる。

2) 神経再生効果

これまで脱神経筋に対する電気刺激は神経栄養因子の産生や側芽形成を抑制するという見解があった[8]が、近年、200 Hz程度の高頻度刺激では、脳由来の神経栄養因子が産生され、神経再生が促進されるという報告がある。また、筋の静止膜電位、アセチールコリン感受性、筋収縮速度が回復するという見解もみられる[5]。

3) 筋力増大効果

1個の前角細胞と軸索に支配される筋線維群をすべてまとめて運動単位（motor unit）とよび、この運動単位は筋収縮を行う際の最小機能単位となる［表］。1個の運動単位に支配される筋線維は、約5

[表] 運動単位の種類と性質

運動単位の性質	運動単位の種類		
	S型	FR型	FF型
収縮速度	遅い	速い	速い
疲労感	極めて難	難	易
運動ニューロンサイズ	小	中	大
神経支配比	小	中	大
閾値	低	中	高
支配筋線維	I（SO）	IIa（FOG）	IIb（FG）
収縮タイプ	持久型	パワー型	瞬発型
張力	低	高	遅高

Glossary

筋の種類と性質：筋は以下の種類に区分される．

筋の種類
- 赤筋（遅筋）── Slow 線維…筋の伸張速度は遅いが、持久力に富む．
- 白筋（速筋）
  - Fast Grycolytic 線維（FG線維）…筋の伸張速度は速いが、疲れやすい．
  - Fast Oxidative Grycolytic 線維（FOG線維）…伸張速度が速く、FG線維より持久力がある．

神経再生：末梢神経では、細胞体が無傷であれば、軸索が切断されても再生が可能である。末梢神経系に存在するグリア細胞であるシュワン細胞は、損傷の刺激で増殖・活性化し、神経再生を促す。再生軸索は受傷後3～4週で発芽し始めるが、再生軸索が伸びはじめ、損傷部を通過するまでの期間には初期遅延（initial delay）、再生軸索が終末部に達してから筋収縮を開始するまでの期間には終末遅延（terminal delay）が存在する。最初と最後の遅れを合わせて平均で13週、縫合で16週としている。再生軸索は、1日に1 mm程度の速度で伸びる。

第2章 電気刺激療法

～10 mmのなかに分布し，これを運動単位領域といい，複数の運動単位領域が少しずつ重なり合いながら筋全体に広がっている．運動単位には2種類がある．S型（slow type）の運動単位はニューロンサイズが小さく，神経支配比も小さくなり，F型（fast type）はニューロンサイズが大きく，神経支配比も大きくなる．F型はFF型（fast, fatigable type）とFR型（fast, fatigue resistant type）に区分される．S型はタイプⅠ線維をF型はタイプⅡ線維を支配する．タイプⅠ線維は，筋張力は低いが疲労しにくい特性をもち，タイプⅡ線維は張力は高いがすぐに疲労する．運動負荷を行った場合，最初にサイズの小さなS型運動単位から活動を開始し，ついでF型運動単位が参加することをサイズの原理（size principle）とよぶ [図6]．

筋を電気刺激すると，これらの運動単位の活動が増大することになる．筋収縮に伴い，運動単位の動員数（spatial recruitment）が増加すると同時に発射頻度（rating code）も増加することになり最大筋収縮を起こすことになる．その結果として筋肥大が生じ，筋力の増大を起こす [図7]．

4）痙性抑制効果

（1）相反抑制効果

痙性筋の拮抗筋に対して適切な刺激を与えて拮抗筋を収縮させると，筋紡錘からの感覚線維であるGⅠa線維が興奮し，その筋の拮抗筋の緊張を抑制し，痙性を軽減させる [図8][9]．

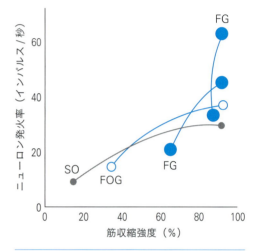

[図6] サイズの原理

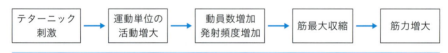

[図7] NMESによる筋力増大機序

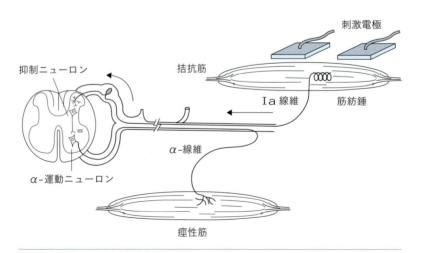

[図8] 相反抑制による痙性抑制機序　　　　　　　　　　（Robinson, 1995)[9]

（2）痙性筋疲労効果

痙性筋を筋強直刺激強度で刺激することによって，痙性筋に疲労を生じさせる．また，運動ニューロンでレンショウ細胞を介して逆行性に活動電位が伝達されることによって筋の過緊張が抑制される［図9］[9]．

（3）相乗抑制効果

拮抗筋と痙性筋を交互に刺激することによって，相反抑制とレンショウ抑制の相乗効果を起こす．

［図9］痙性筋疲労による痙性抑制機序　　(Robinson, 1995)[9]

（4）求心性神経前シナプス抑制効果

痙性筋を支配する神経を感覚レベルで電気刺激することによって，運動ニューロンにおけるシナプス前抑制をかける．

3. 治療の実際とリスク

1）末梢神経損傷に対する治療

一過性伝導障害（neuraplaxia），軸索断裂（axonotomesis）では，2極法で脱神経筋の運動点または運動線を電気刺激する．刺激パラメーターは20〜25 Hz，最大上刺激強度とする．持続時間20 ms，オン-オフタイムは10-30 s で 2〜3/日刺激する．筋収縮は等尺性に行う方が効果的である．神経断裂（neurotmesis）では，モーターポイント，モーターラインは消失するため，筋を直接2極法で電気刺激する［図10］．

2）筋痙性に対する治療

（1）痙性筋刺激（spastic muscle stimulation）

下腿三頭筋のモーターポイントまたは脛骨神経のモーターラインを電気刺激する．刺激強度は患者が

● Glossary

Herbert Seddon（1903〜1977）の末梢神経損傷分類：
一過性伝導障害：末梢神経の軽度の挫傷，もしくは圧迫をいい，軸索は保持された状態である．一時的，局所的に感覚伝達に異常をきたし，伝達が生理的に遮断されるが，数日もしくは数週間で回復する．
軸索断裂：軸索が崩壊し，遠位のワーラー変性を伴う損傷をいう．シュワン細胞，神経内膜管は保持される．自然再生により機能回復する．
神経断裂：神経が解剖学的に完全に断裂，もしくは広範囲に裂離し，圧挫損傷を伴う．軸索，シュワン細胞，神経内膜鞘は完全に断裂され，神経周膜，神経上膜も断裂される．
神経変性（degeneration）：ニューロンや軸索に障害が与えられると，ニューロンの細胞体や軸索に変化が起こることがある．これを変性（degeneration）という．変性には以下のものがある．
　①**順行性変性（anterograde degeneration）**：神経細胞体や軸索に損傷を与えた場合，損傷部位より始まり，軸索の遠位側すなわち軸索終末側に向かって変性が起こる．これを順行性変性という．軸索や髄鞘が断裂し，やがて消失する．
　②**逆行性変性（retrograde degeneration）**：軸索に損傷を与えると，損傷部分より近位側（細胞体側）に変性が起こる．これを逆行性変性という．

我慢できる最大強度で筋収縮が生じる程度とする．電極を単極法または2極法で配置し，刺激パラメーターは周波数30〜50 Hz，持続時間250 μs，オン-オフタイム3-10 s，30分間，2回/日，1クール1カ月で行う［図11］．

(2) 拮抗筋刺激（antagonist stimulation）

下腿三頭筋の痙性を抑制するために拮抗筋である前脛骨筋のモーターポイントまたは腓骨神経のモーターラインを電気刺激する．刺激強度は筋が強直する程度とする．電極を単極法または2極法で配置し，刺激パラメーターは周波数30〜50 Hz，持続時間250 μs，オン-オフタイム3-10 s，30分間，2回/日，1クール1カ月で行う［図12］．

(3) 交互刺激（alternative stimulation）

下腿三頭筋の痙性を抑制するために拮抗筋である前脛骨筋のモーターポイントと下腿三頭筋のモーターポイントまたは腓骨神経のモーターラインと脛骨神経のモーターラインを交互に電気刺激する．刺激強度は筋が強直する程度とする．電極を単極法または2極法で配置し，刺激パラメーターは周波数30〜50 Hz，持続時間250 μs，オン-オフタイム3-10 s，30分間，2回/日，1クール1カ月で行う［図13］．

(4) 末梢神経感覚刺激（peripheral nerve sensory stimulation）

下腿三頭筋の痙性を抑制するために，腓骨神経，脛骨神経のモーターラインを患者がわずかに刺激を感じる程度の強さで電気刺激する．電極を2極法で配置し，刺激パラメーターは周波数100 Hz，持続時間150 μs，オン-オフタイム3-10 s，60分間，2回/日，1クール1カ月で行う［図14］．

3) 筋力強化に対する治療

刺激パラメーターは周波数30〜70 Hz，持続時間200〜1,000 μs，オンタイム10〜15 s，オフタイム50〜100 s，刺激強度は患者が我慢できる限界の強度で等尺性筋収縮を行わせる［図15］．基本的刺激パラメーターとしてはオンタイム10 s-オフタイム50 sの刺激を10回繰り返す10 s-50 s-10 set（またはtimes）プロトコルが用いられる．電気刺激による収縮を10回1セッションとして数セッション行う．3回/週とし，1クール1カ月で行う．

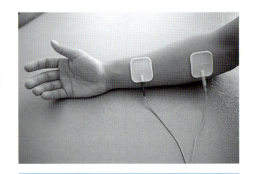

［図10］脱神経筋に対する筋群刺激

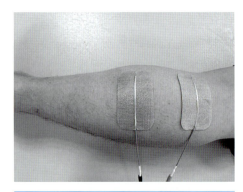

［図11］下腿三頭筋の筋痙性を目的とした痙性筋刺激

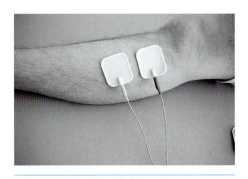

［図12］下腿三頭筋の筋痙性抑制を目的とした拮抗筋刺激

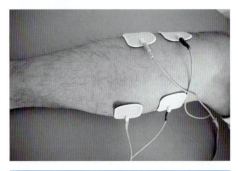

［図13］下腿三頭筋の痙性抑制を目的とした交互刺激

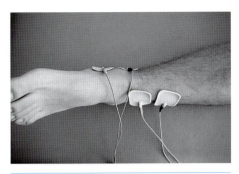

[図14] 下腿三頭筋の痙性抑制を目的とした末梢神経感覚刺激

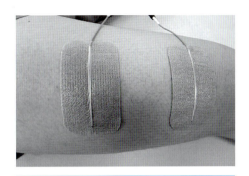

[図15] 大腿四頭筋に対する筋力強化を目的としたNMES（2極法）

4）NMES の禁忌

NMES では，短時間で筋疲労を起こすような強い刺激はしてはならない．その他の禁忌については，「電気刺激療法：総論 電気刺激療法のリスクと禁忌」（p33）を参照されたい．

（濱出茂治）

文献

1) Nix WA：Effect of electrical stimulation on denervated muscle, Electrcal Stimulation and Neuromuscular Disorder, III. Springer Berlin Heidelberg, 1986, pp114-124.
2) Levine MG：Relaxation of spasticity by electrical stimulation of antagonist muscles. *Arch Phys Med Rehabil* **33**(11)：668-673, 1952.
3) Kots YM：Electrostimulation. Babkin I, Timentsko N (Translators) paper presented at the Symposium on Electrostimulation of skeletal Muscles. Canadian-Soviet Exchanges Symposium. Concordia University. December 6-10, 1977.
4) 嶋田智明・他：物理療法マニュアル，医歯薬出版，1996.
5) Everstein A et al：Electrical stimulation of denervated muscle：is it worth while? *Med Sci Sprts Exerc* **28**(12)：1463-1469, 1996.
6) Pette D et al：Influence of intermittent long term stimulation on some contractile and metabolic characteristics of fast rabbit muscles. *Pflugers Arch* **338**：257-272, 1973.
7) Eken T, Gundersen K：Chronic electrical stimulation resembling normal motor-unit activity：effects on denervated fast and slow rat muscles. *J Physiol* **402**：651-669, 1988.
8) Herbison GJ et al：Effect of electrical stimulation on denervated muscle of rat. *Arch Phys Med Rehabil* **52**：516-522, 1971.
9) Robinson AJ：Clinical Electrophysiology：Electrotherapy and Electrophysiologic Testi, 2nd, Lippincott Williams & Wilkins, 1995, pp169-172.
10) Al-Amood WS et al：Chronic stimulation modifies the isotonic shortening velocity of denervated rat slow twitch muscle. *Proc R Soc Lond B Biol Sci* **228**：42-58, 1986.
11) Cole BG, Gardiner PF：Does electrical stimulation of denervated muscle, continued after reinnervation, influence recovery of contractile function? *Exp Neurol* **85**：52-62, 1984.
12) Elzingak K et al：Brief electrical stimulation improves nerve regeneration after delayed repair in Sprague Dawley rats. *Exp Neurol* **269**：142-153, 2015.
13) Eberstein A, Pachter BR：The effect of electrical stimulation on reinnervation of rat muscle：contractile properties and endplate morphometry. *Brain Res* **384**：304-310, 1986.
14) Hennig R, Lømo T：Effects of chronic stimulation on the size and speed of long-term denervated and innervated rat fast and slow skeletal muscles. *Acta Physiol Scand* **130**：115-131, 1987.

6 干渉電流療法

1948年，オーストリアの医師のNemec[1]が，干渉波発生装置を考案し，その特許を取得した．その後，ドイツ・ネメクトロダイン社が，世界で初めて干渉電流型低周波治療器を発売した．この理論の特許の有効期限が切れた後，干渉電流型低周波治療器は干渉電流療法（interferential current therapy；IFC）として世界中で使用されるようになった．

1. 干渉電流療法の特徴と治療原理

1）干渉電流発生装置

干渉電流発生装置は2〜5 kHzの中周波帯域の正弦中周搬送波（sinusoidal medium carrier wave）を使用している．装置の出力電圧は85 V程度，出力電流は50 mA以下である．干渉波の周波数帯域（ビート周波数）は1〜250 Hzである［図1］．治療電極は吸引タイプのものやカーボンラバー製電極などがある．吸引電極はカップ状の形状で，最大吸引圧は−50 cmHgである［図2］．

干渉波の発生方法にはあらかじめ刺激装置内で搬送波を変調させた2極法，2対の電極を交差させる4極法［図3］，3対の電極を交差させて合成する6極法［図4］，4対の電極を交差させて合成する8極法［図5］などがある．多極で干渉させることで深部組織が刺激されやすくなる．

2）干渉波発生原理

2対の対角線上に配置された電極間の回路に2種類の中周波を流すと，2対の回路の45°対角線上に新しく合成された干渉波（interferential wave）が生じる．この波はビート周波数波（beat frequency wave）ともよばれる．通常は250 Hz以下の正弦低周波が発生する［図6］．この干渉現象をヘテロダイン干渉効果（heterodyne interferential effect）とよぶ．この干渉波は2対の回路における電流方向のベ

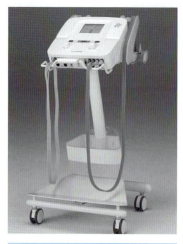

[図1] 干渉電流発生装置（IFCアルファ1®，日本メディックス）

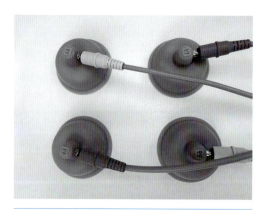

[図2] 吸引電極

6　干渉電流療法

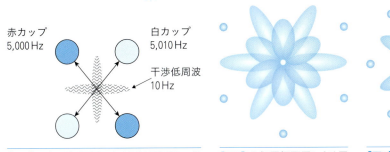

[図3] 4極電極配置による干渉低周波の発生領域

[図4] 6極電極配置による干渉低周波の発生領域

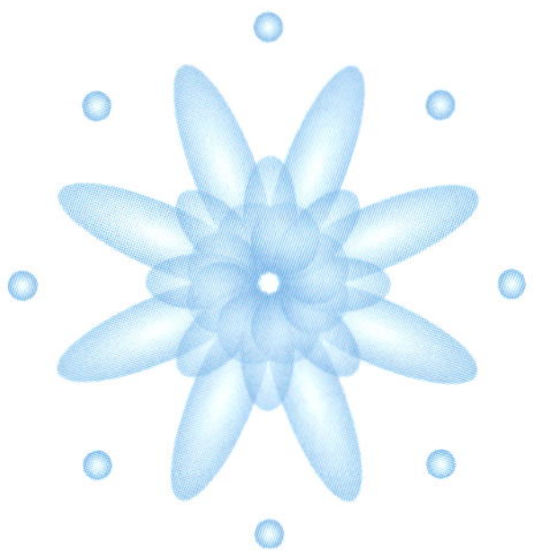

[図5] 8極電極配置による干渉低周波の発生領域

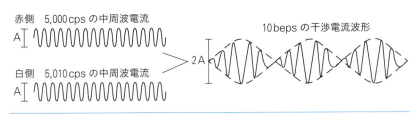

[図6] 中周波搬送波の干渉による干渉波発生原理（ヘテロダイン干渉効果）

cps：cycles per second，beps：beats per second.

クトルとして表され，干渉領域はクローバーの状広がりを示す[図3～5]．干渉波は組織内で発生するため，皮膚インピーダンスを低く抑えることができる．また，皮膚表面で消費される電気エネルギーが少なくなるため，電気刺激による皮膚表面の不快な刺激感覚は全くみられないのが利点である．

2. 生理学的作用

1）ビート効果

新しい合成低周波としての干渉波が組織内で発生する．この干渉波は組織内ビート現象を起こし，特に軟部組織の柔軟性を高める効果を発揮する．

2）皮膚インピーダンス抑制効果

皮膚の容量性リアクタンス（capacitive reactance）X_C は搬送周波数（f）の逆数で表され，$X_C = 1/\omega_C$ [Ω] となる．ω＝角周波数（ω＝2πf，π：円周率，f：周波数），C＝静電容量である．この式から，Cが一定であってもf（周波数）が大きくなると X_C が小さくなることがわかる．つまり X_C はfとC

Glossary

ビート周波数：中周波搬送波の干渉によって新しく組織内で合成された低周波の干渉周波数を指す．その語源は音波や電磁波のうなり現象に由来する．

うなり：振動数のわずかに異なる2つの音波や電磁波が干渉しあって，周期的に波が増加したり減少したりする現象．

ヘテロダイン（heterodyne）：ラジオや信号処理で，2つの振動波形を合成または掛け合わせることで新たな周波数を生成することである．信号の変調および復調，興味のある情報を扱いやすい周波数帯域に移すなどといった用途に使う．ヘテロダインという単語はギリシア語の「hetero」（異なる）と「dyne」（力）に由来する．

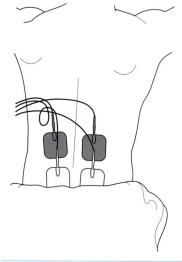

[図7] 腰痛に対する IFC

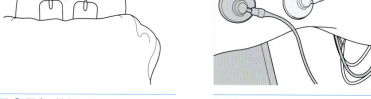

[図8] 大腿四頭筋強化を目的とした IFC

に反比例し，C が大きいほど交流電流をよく通す．したがって容量性リアクタンスは組織内の深部で小さくなるため組織内を流れる電流量は増加するという効果が得られる[2]．干渉域を神経走行に合わせるように刺激すれば，選択的神経刺激が可能となり，感覚神経に対する不快な刺激感覚は減少する．また，深部筋の刺激に有効に働く[3]．

3．治療の実際とリスク

1）疼痛症状に対する治療

疼痛症状に対しては TENS の項で述べたように刺激パラメーターは高頻度（100 Hz）あるいは低頻度（20 Hz 以下）のいずれかを選択して 2 極法または 4 極法で疼痛部位を支配する皮膚節または疼痛部位に電極を配置して刺激する[3,4] [図7]．

2）筋力強化に対する治療

筋力強化を目的とした電気刺激は 4 極法でビート周波数 40〜60 Hz とし，刺激強度は強化する筋の最大筋力の 40〜70％に設定する．刺激の時間をオン：10 秒，オフ：50 秒程度にする．また，ランプ時間は 1〜2 秒程度にすると筋収縮反応が増加する [図8]．

3）廃用性筋萎縮に対する治療

筋萎縮の改善を目的とした電気刺激は 4 極法でビート周波数 20〜30 Hz とし，筋が中等度に収縮する程度の刺激強度で刺激する．筋が強収縮するような刺激強度は筋損傷をもたらすので注意する [図9]．

4）偽関節に対する治療

骨折における術後の化骨形成遅延に対しては，ビート周波数 100 Hz，刺激強度 10〜20 mA で，4 極法を用いて骨折部を挟むように電極を配置して刺激する [図10]．

Glossary

偽関節（nonunion）：骨癒合プロセスが遅延し，骨折部の不安定性や異常可動性が出現した状態．

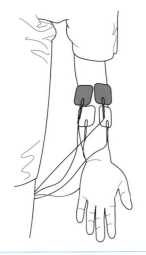
[図9] 筋萎縮（前腕屈筋群）に対するIFC

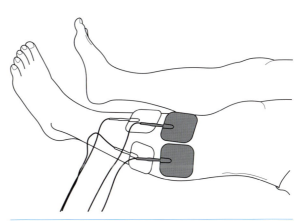
[図10] 下腿骨骨折後の仮骨形成遅延に対するIFC

5）IFCの禁忌

IFCの禁忌については，「電気刺激療法：総論 電気刺激療法のリスクと禁忌」（p33）を参照されたい．

（濱出茂治）

文献

1) Nemec H：Interferential therapy：a new approach in physical medicine. *Br J Physiother* **12**：9-12, 1959.
2) Alon G：Principles of electrical stimulation. In：Clinical Electrotherapy, 3rd ed, Nelson RM et al（eds）, Appleton and Lange, 1999, pp82-85, 108-109.
3) Palmer S, Martin D：Interferential current for pain control. In：Electrotherapy Evidence-Based practice, 11th ed, Kitchen S（ed）, Churchill Livingstone, London, 2002, pp2287-2300.
4) Adedoyin RA et al：Effect of interferential current stimulation in management of osteo-arthritic knee pain. *Physiotherapy* **88**(8)：493-499, 2002.
5) Bellew JW et al：Interferential and burst-modulated biphasic pulsed currents yield greater muscular force than Russian current. *Physiother Theory Pract* **28**(5)：384-390, 2012.
6) Chase J et al：Pilot study using transcutaneous electrical stimulation（interferential current）to treat chronic treatment-resistant constipation and soiling in children. *J Gastroenterol Hepatol* **20**(7)：1054-1061, 2005.
7) Christie AD, Willoughby GL：The effect of interferential therapy on swelling following open reduction and internal fixation of ankle fractures. *Physiother Theory Pract* **6**：3-7, 1990.
8) Fuentes JP et al：Effectiveness of Interferential Current Therapy in the Management of Musculoskeletal Pain：A Systematic Review and Meta-Analysis. *Phys Ther* **90**(9)：1219-1238, 2010.

7 高電圧パルス電流刺激療法

　1945年，ベル研究所（米）において DynaWave neuromuscular stimulator として最初の高電圧刺激装置が開発された．1966年，Young[1]はイヌを使って下肢の浮腫軽減効果を検索してその効果を調べた．1971年，Thurmanら[2]は糖尿病性潰瘍を有する患者の治療効果について言及した．以降，高電圧パルス電流刺激療法（high voltage pulsed current stimulation；HVPC）は主に創傷治療[3,4]，スパズム[5,6]および浮腫の改善[7]を目的とした電気刺激法として現在に至っている．

1. 高電圧パルス電流刺激療法の特徴と治療原理

　高電圧パルス電流刺激装置は150〜500Vの電圧で，周波数200 Hz，200 μs以下のパルス持続時間を有する単相ツインピークパルス波を発生させるポータブルタイプやキャビネットタイプの刺激装置である［図1］．この刺激波形は，皮膚インピーダンスを低下させることで組織の化学損傷を防止することができる［図2］．また，ピーク電圧は500Vであるが，実際に組織を流れる二乗平均平方根電流量は $RMS[x] = \sqrt{\frac{1}{N}\sum_{i=1}^{N}(x_i)^2}$ で計算される．これは統計値の二乗を取ることで，その電流量の大きさの平均値を二乗平均平方根（root mean square average；RMSa）から概算したものである［図3］．ピーク電圧の500Vに対して実際に組織を流れる総電流量は1.5 mA以下である．

　電極はカーボンラバー製とプローブタイプの2種類がある［図4］．刺激方法としては，2種類の異なるサイズの電極を使用する単極刺激法（monopolar stimulation）と同一サイズの電極を使用する2極刺激法（bipolar stimulation）がある．単極刺激の方がより広い面積の治療が可能である．また，限局した狭い治療範囲に対してはペンシル型の電極を使用したプローブ刺激法（plobe stimulation）がある．

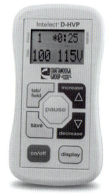
インテレクト D-HVP®

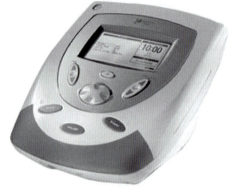
インテレクト トランスポート®

[図1] 高電圧パルス電流刺激装置（Chattanooga）

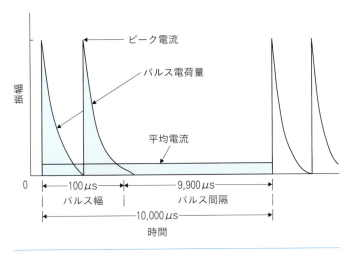

[図2] ツインピークパルス波形

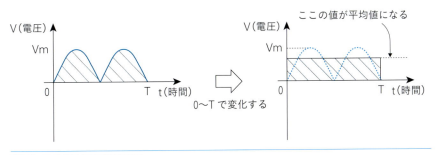

[図3] 二乗平均平方根電流量
Vm：最大電圧，T：周期．

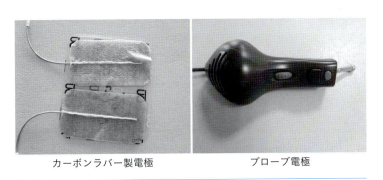

[図4] 電極の種類

2．生理学的作用

1）創傷治癒促進効果

（1）皮膚バッテリー電位および損傷電流

生体の皮膚には，直流の生体電場システムが働いていることが想定されている．皮膚の角質層と表皮

第2章 電気刺激療法

の間には，皮膚バッテリー電位（skin battery potential）とよばれる直流（−）電位が存在する．特に四肢の末端では，その電位が体幹の約−20〜−30 mVに比べて−35〜−40 mVと高い．この皮膚バッテリー電位の作用は皮膚組織の修復に促通的に働くと推測されている．組織治癒中に生成される損傷電流（current of injury）と同様の微弱電流を与えることにより，生体自体が有している自然の電流をミラーリングすると考えられている．外傷などによる皮膚組織の損傷部位では，皮膚バッテリー電位の存在する皮膚組織上において，隣接の皮膚組織から内因性のプラス電位が流れ込む現象が起きるが，この際に発生するプラス電位を損傷電流とよぶ（第2章4，図5，p49参照）．損傷電流が皮膚損傷部に流れ込むことによって組織の自然修復が進むことになるが，この損傷電流に類似した微弱電流を組織に与えることによって組織修復が促進される．

(2) 走電性効果

損傷電流による直流電場が細胞に与える効果は走電性（electrotaxis）である．これまでの実験報告では，ほとんどの場合，細胞が陰極の方向へ移動することが知られている．たとえば，リンパ球，血小板，繊維芽細胞，表皮細胞，角化細胞などは陰極へ移動する．逆にマクロファージ，顆粒白血球，ヒト血管内皮細胞は陽極へ移動する．好中球は両極へ移動する特徴がある（第2章4．図8，p51参照）．

(3) 殺菌効果

単相パルス波は殺菌効果（germacidal effect）を発揮する．緑膿菌，黄色ブドウ球菌，大腸菌などは陰極側，陽極側のいずれの極でも菌の発育抑制や破壊作用が認められる（第2章4．図9，p51参照）．

2）浮腫改善効果

浮腫（edema）とは，毛細血管内腔から皮下組織内に間質液が過剰に貯留した状態のことをいい，主に全身性浮腫と局所性浮腫に大別される．全身性浮腫は，主に心臓，腎臓，肝臓などの内臓疾患や甲状腺ホルモンの分泌異常，その他，関節リウマチや膠原病，アレルギー，薬剤などによって生じ，左右対称にむくみが出現する．局所性浮腫は，主に静脈およびリンパ管の輸送経路に障害が起きるために生じ，左右非対称に出現する．高電圧刺激による浮腫改善機序としては，陰極下において血中のアルブミン蛋白の除去作用が働くためと推定されている[10][図5]．

3）筋スパズム改善効果

筋スパズムは急性の発症で，運動を制限し，大変強い疼痛を伴う不随意収縮である[図6][8]．損傷した筋はおそらく触ると敏感に反応するが，必ずしも限局した部位が敏感になっているわけでもない．動

Glossary

慢性創傷：いかなる積極的で適当な治療に対しても，創傷の形状，外観における反応がみられなくなり，2〜4週間後にも，創傷治癒の傾向がみられない場合，創傷はこの段階で静止してしまい，次の治癒ステップへと入っていけなくなる．これを慢性創傷という．しばしば慢性創傷には，急性創傷にみられるような温感，疼痛，腫脹，発赤などの徴候がみられない場合もある．慢性創傷の周囲は，過度に活躍した大食細胞などがヒスタミンを放出することにより赤色または紫色の光沢があるようにみえることもある．

浮腫：細胞間質液と血液の浸透圧バランスが崩れ，細胞組織に水分が溜まって腫れる状態を指す．浮腫発症のメカニズムとしては浸透圧の低下，血圧上昇，血管透過性亢進などがあげられる．浮腫が起こっている場所によって全身性浮腫と局所性浮腫に分けられる．性質により圧痕性浮腫（pitting edema）と非圧痕性浮腫（non-pitting edema）に分類される．

浮腫と腫脹（swelling）の違い：浮腫は血管壁の透過性が亢進して血漿が血管外に染み出し組織液になって心臓に戻れなくなっている状態である．腫脹は「腫れている」という意味で原因は関係なく膨らんでいる状態を表す．例としては腹水の貯留や関節滑液の貯留，または打撲や捻挫で内出血した際に使う．

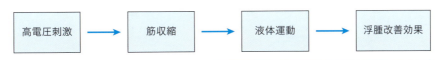

[図5] 浮腫改善機序

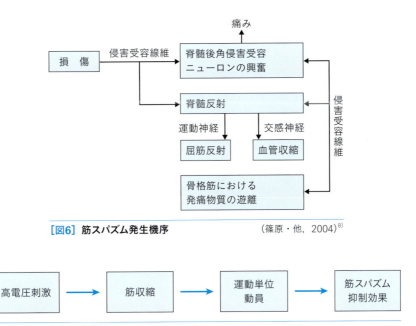

[図6] 筋スパズム発生機序　　　　　　（篠原・他, 2004)[8]

[図7] 筋スパズム抑制機序

かそうとすれば痛みが増強し，固定（安静）によって痛みは少なくとも一時的には減少する．また，筋スパズムは筋そのものや筋膜の損傷によっても起こり，他の組織の損傷や機能異常の結果によっても起こる．そのため，特に急性期では一次的な原因を同定するのを困難にさせる．また，慢性化すると損傷組織は瘢痕治癒しても，筋スパズムや筋組織の短縮などの筋そのものの機能異常が残存し，痛みの悪循環を生じさせる原因となる．

　高電圧刺激によって筋収縮を生じさせ，運動単位の動員を行わせることによって筋疲労を起こさせる．それによって筋弛緩が生じ，筋スパズムの抑制が引き起こされる [図7]．

3. 治療の実際とリスク

1）創傷に対する治療

　治療手順は微弱電流刺激療法（MCS）と同様に行う．創傷部位を囲むように治療する場合は2極刺激法を用いて治療電極と非治療電極を創傷部位を挟むように配置する．陽極刺激は創傷治癒過程における炎症過程，陰極刺激はコラーゲン増殖期，リモデリング期，成熟期における走電性効果を高める目的で行われる．刺激パラメータとしては，50～100 Hzの周波数を用いる．持続時間100 μs，刺激強度は50～150 Vに設定する[3]．治療時間は1時間程度／日とし，5回／週，1クール4週間として実施する [図8]．

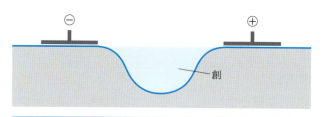

[図8] 創傷に対するHVPC

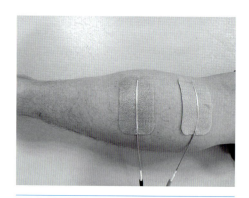

[図9] 下腿浮腫に対するHVPC

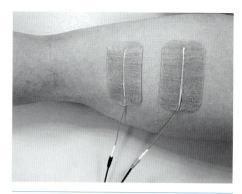

[図10] ハムストリングスの筋スパズムに対するHVPC

2) 浮腫に対する治療

治療面積によって単極刺激法，または2極刺激法を用いる．治療電極は陰極を使用する．刺激パラメーターは周波数20 Hz，刺激強度は中等度に筋収縮の起きる程度（250〜500 V），治療時間30分，4回/日程度行う[6] [図9]．

3) 筋スパズムに対する治療

治療面積によって単極刺激法，または2極刺激法を用いる．治療電極は陰極を使用する．刺激パラメーターは周波数20〜80 Hz，刺激強度は軽度に筋収縮の起きる程度（150〜250 V），治療時間20分，4回/日程度行う[10] [図10]．

4) HVPCの禁忌

HVPCの禁忌については，「電気刺激療法：総論 電気刺激療法のリスクと禁忌」（p33）を参照されたい．

（濱出茂治）

文献

1) Young HG：Electrical impulse therapy aids, wound healing. *Mod Vet Pract*（Anim）**47**：60-62, 1966.
2) Thurman BF, Christian EL：Response of a serious circulatory lesion to electrical stimulation, a case report. *Phys Ther* **51**：1107-1110, 1971.
3) Griffin JW et al：Efficacy of high voltage pulsed current for healing of pressure ulcers in patients with spinal cord injury. *Phys Ther* **71**(6)：433-442, 1991.
4) Goldman RJ et al：Electrotherapy reoxygenates inframalleolar ischemic wounds on diabetic patients: a case series. *Adv Skin Wound Care* **15**(3)：112-120, 2002.
5) Tanrikut A et al：High voltage galvanic stimulation in myofascial pain syndrome. *J Musculoskelet Pain* **11**(2)：11-15, 2003.

6) Michlovitz SL et al：Ice and high voltage pulsed stimulation in treatment of acute lateral ankle sprains*. *J Orthop Sports Phys Ther* **9**(9)：301-304, 1988.
7) Bettany JA et al：High-voltage pulsed direct current: effect on edema formation after hyperflexion injury. *Arch Phys Med Rehabil* **71**(9)：677-681, 1990.
8) 篠原英記，鶴見隆正（責任編集）：理学療法 MOOK5 物理療法，三輪書店，2004.
9) Kincaid CB, Lavoie KH：Inhibition of bacterial growth in vitro following stimulation with high voltage, monophasic, pulsed current. *Phys Ther* **69**(8)：651-655, 1989.
10) Belanger A：Therapuetic Electrophysical Agents: Evidence Behind Practice, Lippincott Williams and Wilkins, Philadelphia, 2010
11) Robertson VJ et al：Electrotherapy Explained: Principles and Practice, 4th ed, Elsevier, Oxford, 2006.
12) Watson T：Electrotherapy : Evidence Based Practice, Churchill Livingstone, Edinburgh, 2008.
13) Akarcali I et al：The role of high voltage electrical stimulation in the rehabilitation of patellofemoral pain. *Pain Clinic* **14**(3)：207-212, 2002.
14) Guffey JS, Asmussen MD：In vitro bactericidal effects of high voltage pulsed current versus direct current against Staphylococcus aureus. *Clin Electrophysiol* **1**: 5-9, 1989.
15) Holcomb W et al：Effect of the simultaneous application of NMES and HVPC on knee extension torque. *J Sport Rehabil* **16**(4)：307-318, 2007.
16) Kloth LC, Feedar JA：Acceleration of wound healing with high voltage, monophasic, pulsed current. *Phys Ther* **68**(4)：503-508, 1988.
17) Stralka SW et al：Treatment of hand and wrist pain. A randomized clinical trial of high voltage pulsed, direct current built into a wrist splint. *Aaohn J* **46**(5)：233-236, 1998.

8　末梢神経感覚刺激療法

末梢神経感覚刺激療法（peripheral nerve sensory stimulation；PSS）は，2000年初頭から研究成果が報告されるようになり[1, 2]，近年，ニューロリハビリテーション領域における有効治療手段として用いられている．特に脳血管障害や脊髄損傷などの中枢神経障害における上下肢運動機能障害に対し，末梢神経を電気刺激することによって運動野や体性感覚野の興奮性を増大させ，中枢可塑性変化による機能向上を目的とする治療法である．

末梢神経感覚刺激療法における用語は，統一された使われ方がなされているとは言い難い．他の用語としては，末梢神経刺激（peripheral nerve stimulation），反復感覚刺激（repetitive sensory nerve stimulation）[3]，体性感覚刺激法（somatosensory stimulation）[4]などといった用語も使われている．本項では，これまで述べてきた電気刺激法とは異なった新しい治療法として末梢神経感覚刺激療法[6]という用語を用いる．

1. 末梢神経感覚刺激療法の特徴と治療原理

末梢神経感覚刺激療法には，2 ch のポータブル刺激装置［図1］などが用いられる．刺激波形は対称性矩形波［図2］である．陰極を治療電極，陽極を非治療電極として使用する．

上肢では正中，尺骨，橈骨神経などが対象となる．下肢では腓骨，脛骨神経が刺激対象となる．刺激周波数は10〜50 Hz，刺激強度は感覚閾値強度が用いられる．持続時間は250〜1,000 μs，オン-オフタイムは500 ms-500 ms，刺激時間は60〜120分行われる．治療は1回/日，1クール1カ月として実施される．

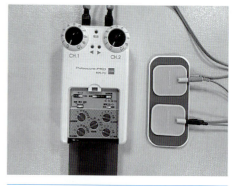

［図1］パルスキュアプロ®（オージー技研）

［図2］対称性矩形波

2. 生理学的作用

1) 中枢性機序

1〜2時間の感覚閾値強度の末梢神経感覚電気刺激によって，体性感覚野から運動野への皮質間連絡により，長期増強による運動野の可塑的変化が生じると考えられている[7]［図3］．また，末梢神経感覚刺激によって麻痺側上下肢筋の興奮性の増大が生じるほか，ピンチ力や筋力，手指の巧緻性や上肢粗大機能の改善も報告されている[8-10]．

2) 末梢性機序

痙性筋を支配する神経を感覚レベルで電気刺激することによって，運動ニューロンにおけるシナプス

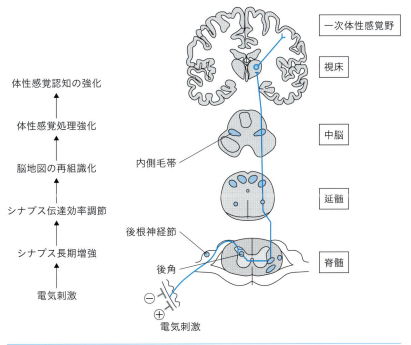

[図3] 末梢神経感覚刺激療法による中枢性機序

前抑制をかける．

3. 治療の実際とリスク

1) 片麻痺における上肢機能向上を目的とする場合

片麻痺患者の患側上肢において 2 ch の電極を使用する．手関節部で，正中神経，尺骨神経のモーターラインに陰極を置いて 3 cm 程度離して近位側に陽極を置く．刺激頻度 10 Hz，持続時間 1 ms，刺激強度は感覚閾値以下（筋収縮が視覚的に確認できず，痛みのない程度）とする．刺激時間は 1～2 時間行う．電気刺激単独でもピンチ力の改善などの即時効果が報告されているが，運動と組み合わせると，より上肢機能の改善には効果的とされている[8,9]．[図 4]．

2) 片麻痺における下肢機能向上を目的とする場合

片麻痺患者の患側下肢において 2 ch の電極を使用する．膝窩部と足関節部で，脛骨神経，腓骨神経のモーターラインに陰極を置いて 3 cm 程度離して近位側に陽極を置く．刺激頻度 10 Hz，持続時間 1 ms，刺激強度は感覚閾値以下（筋収縮が視覚的に確認できず，痛みのない程度）とする．刺激時間は 1～2 時間行う [図 5]．

Glossary

一次体性感覚野：大脳縦裂，中心溝，外側溝，頭頂葉にある中心後溝を含む触覚の主要な感覚受容野である．大脳縦裂の内側に位置する．中心溝は，頭頂葉と前頭葉の境界にあり，中心溝の前壁は一次運動野となっており体の各部位へ筋を動かすための信号を出力する．後壁は一次感覚野となっており，体の各部位から感覚情報の入力を受けとる領域である．

長期増強（long term potentiation；LTP）：シナプスの反復刺激によって伝達効率が高まり，電位変動が増大する現象．

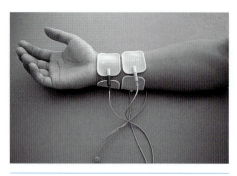

[図4] 片麻痺上肢における末梢神経感覚刺激

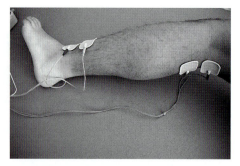

[図5] 片麻痺下肢における末梢神経感覚刺激

3) PSS の禁忌

PSS の禁忌については，「電気刺激療法：総論 電気刺激療法のリスクと禁忌」（p33）を参照されたい．

（濱出茂治）

文献

1) Sonde L et al：Low TENS treatment on post-stroke paretic arm：a three-year follow up. *Clin Rehabil* **14**：14-19, 2000.
2) Powell J et al：Electrical stimulation of wrist extensors in post stroke hemiplegia. *Stroke* **30**：1384-1389, 1999.
3) Smith PS et al：Effects of repetitive electrical stimulation to treat sensory loss in persons poststroke. *Arch Phys Med Rehabil* **90**：2108-2111, 2009.
4) Adriana B et al：Effects of somatosensory stimulation on motor function after subacute stroke. *Neurorehabil Neural Repair* **24**：263-272, 2010.
5) Hummelsheim H et al：The functional value of electrical muscle stimulation for the rehabilitation of the hand in stroke patients. *Scand J Rehabil Med* **29**：3-10, 1997.
6) 生野公貴：脳卒中後運動障害に対する末梢神経感覚刺激療法について．理学療法学 **38**(8)：646-648，2011．
7) Sawaki L et al：Effects of somatosensory stimulation on use-dependent plasticity in chronic stroke. *Stroke* **37**：246-247, 2006.
8) Dimitrijevic MM et al：Modification of motor control of wrist extension by Mesh-Glove electrical stimulation in stroke patients. *Arch Phys Med Rehabil* **77**：252-258, 1996.
9) Golaszewski S et al：Functional magnetic resonance imaging of the human motor cortex before and after whole-hand afferent electrical stimulation. *Scand J Rehabil Med* **31**：165-173, 1998.

第3章

温熱療法

1 温熱療法：総論

温熱療法（thermotherapy）とは，熱や電磁波，超音波などの物理的刺激により組織を37〜40℃程度に温める治療法であり，わが国では最もよく用いられている[1]．

温熱療法の起源は古代エジプト，ギリシャ時代に遡る．この時代では，太陽熱で温められた砂，熱水，熱せられた石などが治療として応用された．医学の父といわれるHippocratesは紀元前500年ごろ，「汝に発熱させる力を与えよ．さすれば，我，全ての病を治して見せよう」と述べている．また，筋肉痛や筋痙攣に対する温水や蒸気浴の方法などについても述べている．1714年，ドイツの物理学者Fahrenheitが革袋でこした水銀を使った華氏温度計を発明，これを使って体温は華氏96度であることを見出した．1742年，スウェーデンの天文学者Celsiusが，世界最初の実用的温度計を提唱した．1868年，ドイツの医学者Wunderlichが病気によって熱型が違うことを報告した．これらの研究成果に基づいて，生体に人工熱を与えることによって治療に応用しようとする試みは，発熱療法としてオーストリアの精神科医Wagner-Jaureggらによって行われている．1887年，進行麻痺の患者が丹毒を患い，高熱を発したのち，麻痺が改善したことから，Jaureggは発熱療法に確信をもつようになったとしている．さらに，ドイツのBushは丹毒に冒され高熱を発した患者の頸部に発生した"がん"が消失したことを1866年に報告している．以後，多くの研究が重ねられ，現在の高温療法（hyperthermia therapy）に発展している．このように現在，温熱療法は生組織温度をある一定の温度に上昇させると，生体機能活性効果や組織修復効果があることが明らかになってきている．

本章では，熱エネルギーの伝導様式による伝導熱，輻射熱，エネルギー変換熱の治療法を解説する．

1. 温熱療法の分類

温熱療法は，熱の皮下への深達度によって表在組織を加熱する表在熱療法（superficial-heating therapy）と深部組織（筋，関節など）を加温する深部熱療法（deep-heating therapy）に大別されるが，生体を加熱する方法としては熱を直接移動させる方法（伝導，対流，輻射）による分類や，光や電磁波といったエネルギー形態による分類がある．

1）熱の深達度による分類［表1］

皮膚の構造は図1のようになっている．表在熱療法は皮膚や皮下組織を加熱するものであり，ホットパック，パラフィン浴，温水浴，赤外線療法などが該当する．熱エネルギーの透過深度は1cm未満である．一方，透過深度が1cm以上の深部熱療法（ジアテルミー）は筋や関節構成体を加温することができ，超短波療法，極超短波療法，超音波療法が該当する．

2）熱の移動様式による分類［表2］

熱は伝導，対流，輻射によって移動することができる．伝導による温熱療法にはホットパック，パラ

Glossary

熱の深達度：熱エネルギーが50％に半減する組織の深さを示す．

[表1] 熱の深達度の違いによる分類

熱の深達度	治療法
表在熱療法	ホットパック，パラフィン浴，温水浴，赤外線療法
深部熱療法（ジアテルミー）	超短波療法，極超短波療法，超音波療法

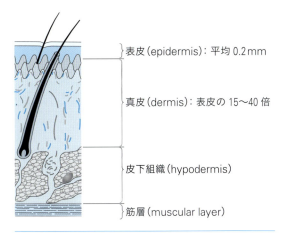

[図1] 皮膚の構造

[表2] 熱の移動様式による分類

熱移動形態	治療法
伝導	ホットパック，パラフィン浴
対流	温水浴
輻射（放射）	赤外線療法，超短波療法，極超短波療法，超音波療法

[表3] エネルギー形態の違いによる分類

エネルギー形態		治療法
熱		ホットパック，パラフィン浴，温水浴
エネルギー変換熱	光	赤外線療法
	電磁波	超短波療法，極超短波療法
	音	超音波療法

フィン浴，対流による温熱療法には温水浴，輻射（放射）による温熱療法には赤外線療法，超短波療法，極超短波療法，超音波療法がある．

3) エネルギー形態の違いによる分類 [表3]

　ホットパック，パラフィン浴，温水浴は熱そのものをエネルギーとしており，赤外線療法は光をエネルギーとしている．熱線とよばれることもあるが，基本は電磁波であり，生体で吸収されて熱エネルギーに変換される．超短波療法や極超短波療法は電磁波をエネルギーとしており，超音波療法は音の振動をエネルギーとしている．このように熱以外のエネルギーを生体内で変換して発生させた熱をエネルギー変換熱（energy conversive heat）という．

2. 温熱の物理学的特性

1) 熱力学の基礎

　温熱療法の治療原理を知るうえで熱力学の知識が必要になるので熱量，比熱，熱容量についてまとめる．

(1) 熱量（heating value）

　物質を構成している分子（原子と電子）は目にみえない乱雑な運動をしており [図2]，この運動エネルギーの大きさが熱の大きさになる．この分子の運動のことを熱運動という．たとえば水は氷の状態で

第3章 温熱療法

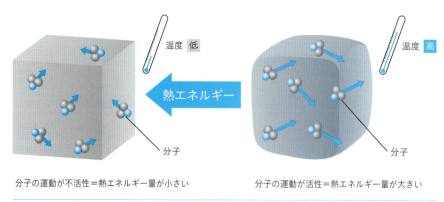

[図2] 熱運動と熱エネルギー

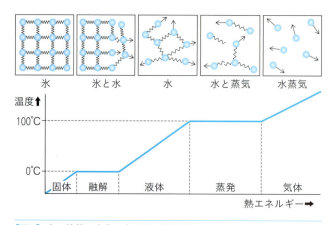

[図3] 水の状態の変化と水分子の熱運動

は熱エネルギーが低く分子の運動量も小さいが，水蒸気の状態では熱エネルギーが高く分子の運動量も大きい[図3]．熱とは，分子の運動エネルギーのことであり，その量を熱量といい単位はカロリー（cal）またはジュール（J）が用いられ，計量単位令により 1 cal ＝ 4.184 J と決められている．

（2）比熱（specific heat）

質量が同じでも物質によって温まりやすさや冷めやすさが異なる．これは物質によって比熱が異なるからである．比熱とは1gあたりの物質の温度を1℃上げるのに必要な熱量のことをいい，単位は「cal/g・℃」または「J/g・℃」である．比熱は大きくなるほど，温まりにくく，冷めにくい性質をもっている．水 m（kg）を加熱して温度が t（℃）上昇した場合，水の比熱を a とし，炎から水へ熱量 Q が移動したとすると熱量＝比熱×質量×上昇温度　つまり $Q = a \cdot m \cdot t$ の関係が成り立つ[図4]．

（3）熱容量（heat capacity）

熱容量とは，任意の量の物質の温度を1℃上昇させるのに必要な熱量のことである．単位はJ/℃またはJ/K（ジュール毎ケルビン）を用いる．熱容量＝質量×比熱で表される．

2）熱の伝わり方

熱は熱力学第2法則により高温部から低温部へと移動する．熱の移動形態には伝導，対流，輻射（放射）があり，それぞれ熱伝導，熱対流，熱輻射という[図5]．

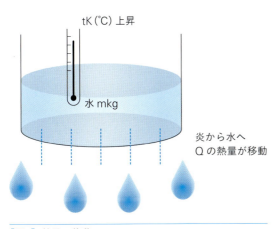

[図4] 熱量の移動

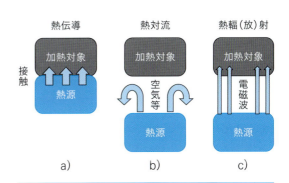

[図5] 熱の伝わり方

(1) 熱伝導 [図5 a]

　高温の物質と低温の物質を接触させたとき，熱は高温側から低温側へと移動する．これを熱伝導（heat conduction）という．寒いときに電気毛布やホットカーペットで暖を取ることができるのは熱伝導によるものである．熱伝導は物質の種類によって伝導のしやすさが異なる．熱伝導のしやすさは熱伝導率といわれ，単位は「cal/（s・cm・℃）」または「W/（m・K）」である．金属のように比熱の大きな物質は熱伝導率がよく，比熱の少ない水や空気は熱伝導率が悪い．生体に熱を伝導させるときには熱伝導率の低い物質を媒体に用いると緩やかに熱を伝えることができ火傷を防止することができる．たとえば，ホットパックは直接皮膚に当てるのではなく，熱伝導率の低いタオルを介して熱を伝導している．主な物質の比熱と熱伝導率[2]は第4章1．表（p123）を参照されたい．

(2) 熱対流 [図5 b]

　熱対流（heat convection）は液体や気体のような流体において対流によって熱を移動することである．流体そのものが熱をもっており流体が生体に接触することにより熱を伝える．そういう意味では熱伝導と同じであるが，この場合熱源が別にあるので分類上分けている．温熱療法に用いられる流体は水（お湯）や水蒸気である．温められたお湯は比重（単位体積当たりの質量）が軽くなり同じお湯内で上部へ移動する．温度の低いお湯は比重が重いため下部へ移動する．対流はこれを繰り返す現象である．よって熱源を下部に置くと対流を起こしやすくなり，熱が均一になる．

　流体でもパラフィンのように粘稠度が高い物質の場合は対流がほとんど行われないため分類上は伝導としている．

(3) 熱輻射（放射）[図5 c]

　熱輻射（heat radiation）は熱源から熱線として電磁波を出すことで熱を移動させる．電磁波は物質

Glossary

K（ケルビン）：熱力学温度（絶対温度）の単位であり，国際単位系において基本単位の一つとして位置づけられている．0 K は絶対零度と定められており，熱振動（原子の振動）が小さくなり，エネルギーが最低になった状態である．日常用いられる「℃」はセルシウス度（セ氏度）とよばれ，0 K ＝－273.15℃である．

熱力学第2法則（second law of thermodynamic）：熱の移動は不可逆変化であって，高温の物質から低温の物質へと移動し，熱が元に戻ることはない，という法則．

第3章 温熱療法

に吸収されると熱に変換される．この場合，介在するものは必要なく真空であっても熱を移動させることができる．電磁波を吸収しやすい色は黒色であり吸収しにくい色は白色である．寒いときに黒系の服を着て，暑いときは白系の服を着るのは理にかなっている．

3. 温熱の生理学的特性

温熱の生理学的特性としては血流増加，疼痛の軽減，軟部組織の伸長性増加，創傷治癒の促進などがあげられる [表4][3]．

(1) 痛みの悪循環と温熱療法 [図6]

痛み刺激は知覚神経から脊髄（後角）に入り脳（視床）へと伝えられる．脊髄後角の興奮により運動神経や交感神経が興奮し血管が収縮する．結果，貧血が生じ，組織の酸素は欠乏し発痛物質（algogenic substance）が遊離する．これが再び痛み刺激として中枢へ伝わり痛みの悪循環（vicious cycle of pain）となる．痛みを軽減させるためにはこの悪循環をどこかで断ち切る必要がある．温熱療法は血管を拡張することで血流を増大させこの悪循環を阻止することが期待される．

(2) 温熱療法と熱ショック蛋白

ヒトの細胞は43℃で死滅するとされているが，38～42℃において複数の熱ショック蛋白（heat shock proteins；HSPs）が誘導される．HSPsには病的な細胞を修復あるいは分解して細胞を守る役割がある．全身浴の場合は40～42℃のお湯に10～20分入ることでHSPsが誘導されるが，入浴後急激に冷めないようにすることと前後に水分の補給をしなければならない．誘導されたHSPsは2日後をピークに4日ほど増加し7日目には消失する．

[表4] 温熱の生理学的効果

生理学的反応	温熱効果
疼痛	減少
筋スパズム	減少
代謝	増加
血流	増加
炎症	増加
浮腫	増加
伸長性	増加

(Nadler et al, 2004)[3]

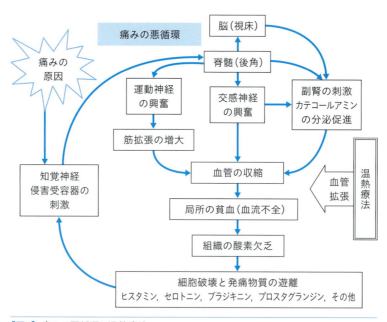

[図6] 痛みの悪循環と温熱療法

そのため，この方法は週に1，2回実施するのが効果的とされており，毎日実施すると耐性ができてしまいかえって効果がなくなる[4]．

(武村啓住)

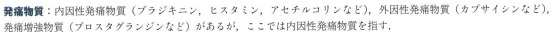

発痛物質：内因性発痛物質（ブラジキニン，ヒスタミン，アセチルコリンなど），外因性発痛物質（カプサイシンなど），発痛増強物質（プロスタグランジンなど）があるが，ここでは内因性発痛物質を指す．

熱ショック蛋白：1962年にRitossaは，実験ミスでショウジョウバエに高温の熱ストレス与えてしまったところ特定の蛋白質が上昇していることを発見した．後にTissièresら[5]の研究によりヒートショックプロテイン（HSPs）とよばれるようになった．HSPsは熱ストレスのみでなくさまざまなストレスで誘導されることからストレス蛋白質ともよばれ，大腸菌からヒトに至るほとんどすべての生物において認められる．HSPsは単一の蛋白質ではなく，ストレスにより分子量も作用も異なる複数の蛋白質が同時に誘導されてくることから，HSPsと複数形で示される．なかでも分子量70 kDa（キロダルトン）のHSP70はストレス応答で最もよく誘導され，広く研究されている．

文献

1) 吉田正樹・他：物理療法機器利用実態調査．理学診療 **6**(3)：232-238，1995．
2) Sekins KM, Emery AF：Thermal science for physical medicine. In：Therapeutic Heat and Cold, 4th ed, Lehmann JF, Wilkins & Williams, Philadelphia, 1990, pp62-112.
3) Nadler SF et al：The physiologic basis and clinical applications of cryotherapy and thermotherapy for the pain practitioner. *Pain Physician* **7**(3)：395-399, 2004.
4) 伊藤要子・他：マイルド加温により誘導されるHSP70による運動能力の向上．日臨生理会 **38**(1)：13-21，2008．
5) Tissières A et al：Protein synthesis in salivary glands of Drosophila melanogaster：relation to chromosome puffs. *J Mol Biol* **84**(3)：389-398, 1974.

2 伝導熱療法（ホットパック，パラフィン浴）

1. ホットパック

1) ホットパックの特徴と治療原理

熱量をもったパック状のものをホットパック（hot pack）とよんでいる．ホットパックは温熱療法のなかで最もよく使用される物理療法の一つであり[1]，パックの熱性状の違いにより湿熱と乾熱に分類されるため，特徴をよく理解したうえで使用しなければならない．

（1）湿熱ホットパック

湿熱ホットパック（moist hot pack）はシリカゲル（silica gel）やベントナイト（bentonite）を綿帆布の袋で包んだもので，ハイドロコレーターパック（hydrocollator pack）ともよばれる[図1, 2]．単にホットパックといえばハイドロコレーターパックのことを指す．ホットパックは加熱装置であるハイドロコレータ内の温水（80℃程度）に十分浸すことで取り出したときに70℃程度の温度になる．シリカゲルの冷めにくい性質により30分程度温熱療法に用いることができるが，使用後は再度温水に30分以上浸さなければ再利用できない．ホットパックは，保温と温度調節の目的で数枚のバスタオルで覆

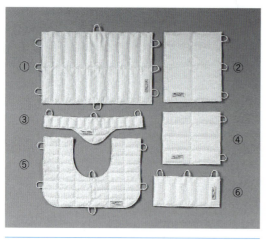

[図1] ホットパック（オージー技研）
①大：HR-4 A，②中：HR-4 B，③首用：HR-4 H，④中小：HR-4 I，⑤肩用：HR-4 G，⑥小：HR-4 C．

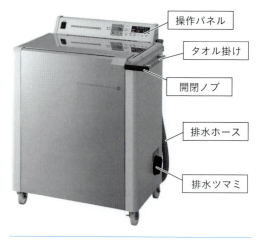

[図2] ハイドロコレーター（PX-152®，オージー技研）

Glossary

湿熱（moist heat）：水分を多く含んだ熱で，熱エネルギーは伝わりやすいが冷えると逆に逃げやすい．
シリカゲル：硅酸（ゲル状・白色半透明）を加熱して脱水したガラス状・多孔質の固体．網の目のような構造をして広い表面積をもつため，水分吸着力が高い．
ベントナイト：海底・湖底に堆積した火山灰や溶岩が変質することでできあがった粘土鉱物の一種であり，モンモリロン石という鉱物を主成分とする．

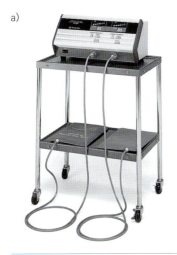
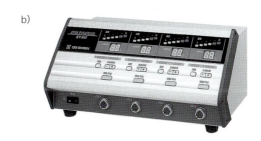

[図3] 電熱式ホットパック装置（オージー技研）
a：OG パックス KT521®，b：OG パックス KT541®．

い，皮膚上に直接置いて患部を加熱する．シリカゲルは吸水力が高く温水をよく含んだ状態になって適度に重くなり，その重さで患部にしっかり当てることができる．また，温水の蒸気により湿熱として患部への熱伝導率を高めることができる．水は空気の約25倍の熱伝導率があり，乾熱ホットパックに比べて皮膚表面温度の上昇効果が高い．

(2) 乾熱ホットパック

乾熱ホットパック（dry hot pack）は，電熱式ホットパック（electric hot pack）のことを指す．電熱式ホットパックはニクロム線のような通電することで発熱する金属を用いてパック状にしたものである [図3]．かつてはホットパックをビニール袋で覆い乾熱ホットパックとして使用していた．電熱式ホットパックの利点は細かい温度調節ができ，連続で繰り返し使用できることである．電熱式ホットパックはそのままでは軽いため，患部に密着させるためにゴムバンドなどを用いる．最近は家庭用に電子レンジで温めて使用することができる簡易式のホットパックも普及している．

2) 生理学的作用

湿熱ホットパックと乾熱ホットパックでは，前述した熱伝導率の違いから効果には多少の差があるが，伝導熱による温熱療法の効果として血管拡張，温覚刺激，軟部組織の粘弾性の低下が期待される．

(1) 末梢血管拡張作用

ホットパックにより体表温度は上昇する [図4][2]．単純に組織の温度が上昇したことで血管は拡張するが，温熱刺激により軽い炎症反応を起こすためヒスタミン様物質が分泌され血管は拡張する．血管の拡張により血流量が増大し，組織温度が10℃上昇すると細胞の代謝は2〜3倍増加する（Svante Arrheniusの法則）．

Glossary

乾熱（dry heat）：水分を含まない熱で，熱エネルギーは伝わりにくく，冷えると逃げやすい．
Svante August Arrhenius：1859〜1927年．スウェーデンの科学者．物理学・化学の領域で活動した．

第3章 温熱療法

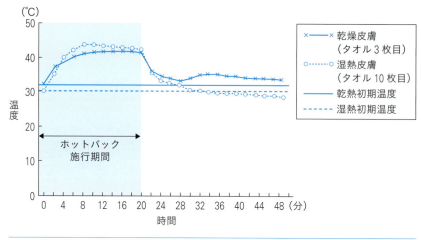

[図4] ホットパック施行による体表温度の変化　　　　　　　　　　（篠原・他，1989）[2]

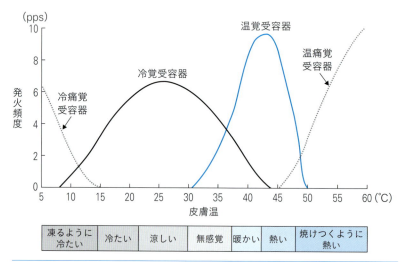

[図5] 皮膚温と温・冷・痛覚のそれぞれの発火頻度との関係
縦軸に温・冷・痛覚の発火頻度（1秒間当たりに発火させるインパルス信号の数で表される）を示し，横軸に皮膚の温度を示す．「発火」とは，各受容器が脳に信号（インパルス信号）を送ることをいい，発火頻度が大きいほど各感覚の感じ方が強くなる．　　　　　　　　　　（Hecox et al, 1994）[3]

（2）温覚刺激による疼痛抑制作用

皮膚の温覚受容器は30〜50℃の範囲で反応するが，45℃以上になると温痛覚受容器の発火により痛みを伴うようになり，生体を防衛する [図5][3]．適度な温覚刺激によりγ線維の活動低下を引き起こし，筋スパズムを軽減することができる．筋スパズムの軽減により疼痛を軽減させることができる．

（3）軟部組織の粘弾性の低下

温熱刺激により軟部組織の粘弾性が低下し，伸長性は増大する [図6][4]．結果として関節可動域の増大が期待できる．

組織温度の変化に関してはLehmannら[5]は，大腿部のホットパックで体表温度は10℃上昇し，皮下3cmの軟部組織温は2℃上昇したと報告している．関節可動域の変化についてはLentellら[6]は肩関節

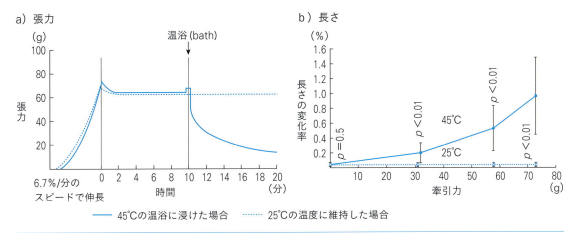

[図6] 温浴による腱の伸長性の変化 (Lehmann et al, 1970)[4]

へのホットパックで関節可動域が増大したとし，Knightら[7]やRobertsonら[8]は下腿三頭筋部にホットパックを当てることで足関節背屈可動域が増大したと報告している．一方で，Cosgrayら[9]はハムストリングス部にホットパックを当てるだけでは筋の長さに有意な変化はなかったとしている．ホットパックと超音波療法の併用効果について，Draperら[10]が，超音波療法実施前にホットパックを実施することで下腿三頭筋の温度を上昇させ，超音波療法の効果を増大させることができたと報告している．

(4) 神経線維の伝導速度

ある温度以下になると神経線維の伝導は断たれる．温血動物では6～7℃であり，伝導速度は温度が高いほど大である．温度が40℃以上では再び興奮性は低下し伝導速度が遅くなる．これを熱麻酔といい，太い線維から先に断たれる．

3) 治療の実際とリスク

(1) 準備

ハイドロコレーターにはタイマーがついており使用するときに温水が適温（約80℃）になるよう設定する．常温の水から加温する場合は，水の体積が増えるのでぎりぎりまで水を入れてしまうと温度が上昇したときにあふれてしまうので注意する．使用していると温水が蒸発して温水量が減っていくので適時注水する．常温の水を足す場合は温度の低下に留意する．

(2) 実施上の留意事項

①患者への説明：どのような効果を期待しているか説明し理解してもらう．
②皮膚の状態の確認：疾患や患部の状態によって温熱療法が禁忌とならないか確認する．瘢痕組織や傷跡がある場合は温まり方が均一にならないので注意する．
③熱傷：熱いのを我慢しないようにする．感覚障害がある場合には患者の訴えに頼ることができない．施行中に眠ってしまうことがあるのでときどき確認する．施行中ホットパックの上から毛布を掛けたりする場合は予想より温度が高くなることがあるので途中で手を入れて確認する．また，ゴムバンドなどでホットパックを固定する場合，圧の高い箇所は血流が阻害され局所に熱が集中する可能性がある．長時間加温したり，局所に熱が集中すると低温熱傷（low temperature burn）を起こすので注意する．
④脱水症：広範囲あるいは複数個所を加温する場合は，発汗により脱水にならないか注意する．脱水の

第3章 温熱療法

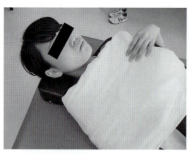
肩部の治療

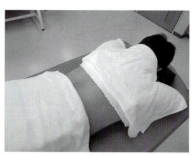
頸部の治療

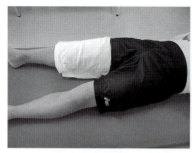
膝部の治療

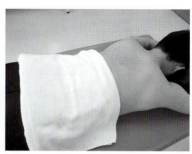
腰部の治療

[図7] ホットパックの実際

可能性がある場合は適時水分を摂取させる．
⑤姿勢の選択：20分間以上同じ姿勢を安楽に保持できるか確認する．
⑥タオルの選択：ホットパックの四方を覆うのに十分な大きさの物を選択する．使い古したタオルは生地が薄くなるので早めに交換するか枚数を増やして温度管理する．
⑦感染予防：患部に直接当てるので使用するバスタオルは清潔を保つ．

(3) 実施手順 [図7]

①大きさや形状の選択：患部の部位や大きさによってホットパックの大きさや形状を選択する．ホットパックの形状には長方形で大きさの異なるものや頸部，肩部専用の形状をしたものなどがある．
②ホットパックの作製：ハイドロコレーターから引っ掛け金具を用いてホットパックを取り出し十分に水切りした後，バスタオルで覆う．バスタオルの生地にもよるが患部に当てる側のバスタオルを均一に7〜8層にする．
③ホットパック施行：患部がホットパックの中央になるよう当てる．施行時間は篠原ら[2]の報告では通常20分間を目安としており，タイマーなどで管理する．開始から5〜10分後に熱くないか確認し適宜皮膚の状態も確認する．
④ホットパック終了時：ホットパックを外した後，発汗などによる水分を拭きながら皮膚の状態を確認する．速やかに衣服を着用させ気化熱による皮膚温の低下を防ぐ．

Glossary

低温熱傷：比較的低い温度によって発生する熱傷のこと．発症までの時間は熱源が高温になるに従い短時間で受傷する．44℃では3〜4時間，46℃では30分〜1時間，50℃では2〜3分で発症すると報告されている．

（4）機器の管理

ハイドロコレーターは週に一度は取扱説明書に従い掃除をして水を交換する．連休などで長期間使用しない場合はお湯を抜いておく．また，ホットパックが乾燥して硬くなっている場合は前日から温水に浸漬して準備する．

（5）適応

①疼痛：急性期を脱した打撲，捻挫，関節拘縮，関節リウマチ，変形性関節症，腱鞘炎，腰痛（腰椎椎間板ヘルニア，腰部脊柱管狭窄症など），筋肉痛（筋損傷，筋断裂など）．

②筋スパズム：断続的に生じる一定の持続時間をもった異常な筋収縮状態．

③痙縮：中枢神経疾患で感覚が麻痺しているときは注意する．

（6）禁忌

①外傷の急性期，炎症活動期．

②悪性腫瘍．

③易出血性疾患：血小板減少症では皮下出血を起こしやすい．血友病では関節内や筋肉内出血を起こしやすい．全身性エリテマトーデスで関節炎活動期の状態では温熱は禁忌となる．

④感覚障害：痛覚や温度覚の障害がある人では，温熱により低温熱傷をきたしやすい．

⑤多発性硬化症：非常に暑い天候，熱い風呂やシャワー，発熱などの高温によって神経症状が悪化する．これをウートフ（Uhthoff）現象とよぶ．熱のストレスで，脱髄に拍車をかけると考えられている．

⑥低体温症：内分泌系の病気（甲状腺・下垂体・副腎などの機能低下），低血糖などでも起こる．また，子どもや高齢者の場合はさらに起こりやすい．低体温になると，血行も悪くなり免疫力も低下する．低体温の状態で急激に手足を加温すると血圧が下がるためショック状態を誘発する．

⑦温熱アレルギー（温熱蕁麻疹）：体温上昇により発症する温熱蕁麻疹は，皮膚温が40〜50℃くらいに上がると起こりやすい．症状としては，最初，肌がピリピリし徐々にかゆみが強くなる．温熱蕁麻疹が発症しやすいのは，主に手足，太もも，背中など．

2. パラフィン浴

1）パラフィン浴（paraffin bath）の特徴と治療原理

パラフィン（paraffin）は石油を材料としロウソクと同様に燃焼する性質をもち，融点が低くヒトの体温で粘土状になる．パラフィン浴槽内は50〜55℃に保たれ，パラフィンが液体の状態なので温水浴

Glossary

腫瘍に対する温熱療法（高温療法，hyperthermia therapy）：温熱療法は，腫瘍の成長や血流量増加に伴う転移の促進の危険があり悪性腫瘍には禁忌とされると本書にもそう記載している．しかし，米国衛生局（Agency for Health Care Policy and Research；AHCPR）のガイドライン（1994）では「皮膚表面（腫瘍浸潤や放射線治療後の皮膚は除く）への使用が禁忌と明確に示している実験はないため，温熱療法はがん疼痛に対しても適応となる」としている．今後，がん疼痛に対する温熱療法の効果を示すエビデンスの確立が望まれる．

パラフィン：炭化水素化合物（有機化合物）の一種．炭素原子の数が20以上のアルカン（一般式がC_nH_{2n+2}の鎖式飽和炭化水素）の総称である．その炭素数にかかわらず脂肪族飽和炭化水素C_nH_{2n+2}の同義語とされる場合もある．和名では石蝋（せきろう）という．

第3章 温熱療法

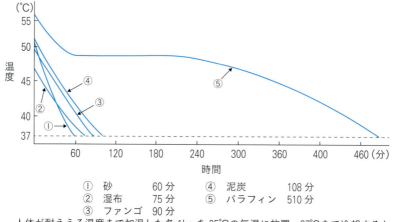

① 砂　　　　60分　　④ 泥炭　　　108分
② 湿布　　　75分　　⑤ パラフィン　510分
③ ファンゴ　90分

人体が耐えうる温度まで加温した各1kgを25℃の気温に放置，37℃まで冷却するときの時間的経過である．出発点が違うのは各材料の不感温度が異なるからであるが，パラフィンはいかにゆっくり冷えていくかがわかる．

[図8] 各種パック材料の冷却曲線　　　　　　　　　　　　　　　　(Holzer, 1947)[11]

と同様に手指や足趾のような凹凸のある部位を一様に加温できる．温水と比較してパラフィンは熱伝導率が半分以下（約40％）なので緩やかに熱を伝導することができ，他のパック（湿布）材料に比べても冷めにくい物質である［図8］[11]．パラフィン自体は水分を含まないので乾熱療法といえる．しかしながら，患部に塗布すると発汗しても水分を通さないので，施行中パラフィン層と皮膚との間に水分が貯留し湿熱療法と同様の効果がある．これを半乾半湿熱とよぶ．施行後はパラフィンの油分の作用により皮膚表面に油の層ができクリームを塗ったような保湿効果がある．

2）生理学的作用

パラフィン浴の生理学的作用はホットパックと同様，温熱療法の効果として血管の拡張，温覚刺激による疼痛抑制，軟部組織の粘弾性の低下が期待される（詳細はホットパックの項を参照）．発汗作用が強くホットパックよりも湿熱の効果が大きい．また，パラフィンの油分の作用により試行後，皮膚表面にできた油の層のため気化熱による体温低下が緩やかである．

組織の温度変化に関する報告ではAbramsonら[12]は，前腕・手指部のパラフィン浴で皮膚温は約12℃上昇し，皮下脂肪は6℃，筋温は3℃上昇したと報告している．またBorrellら[13]は，手部および足部のパラフィン浴で筋温は平均4.5℃，関節包の温度は7.5℃上昇したと報告している．

3）治療の実際とリスク

（1）準備［図9］

固形パラフィンはあらかじめ浴槽内で溶かしておく．タイマーで使用時に適温（50～55℃）になるよう設定する．液体になった状態で流動パラフィンを少量入れ融点を調節する．パラフィン浴に指先を2，3回入れ被膜をつくり被膜の柔らかさを確認する．湿度や温度に左右されるのが固形パラフィン100に対し流動パラフィン3～5の割合で調合する．融点が低すぎると被膜ができにくく，高すぎると被膜が破れやすい．流動パラフィンを混ぜずに融点を46℃に調整してある専用の固形パラフィンが市販されている．パラフィンは水と違って浴槽内で対流しにくいのでヒーター付近と表面の温度差が生じやすい．実施前に浴槽内をゆっくりかき混ぜて温度を均一にする．周囲に火気がないか注意する．

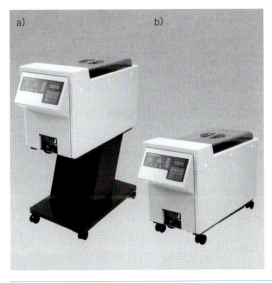
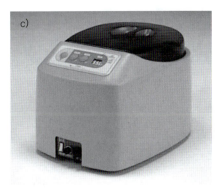

[図9] パラフィン浴槽（パラフィンバス®，酒井医療）
a：R-1053-A 上肢用，b：R-1053-B 下肢用，c：R-1050-S 手関節用．

(2) 実施上の留意事項

①患者への説明：どのような効果を期待しているか説明し理解してもらう．
②皮膚の状態の確認：疾患や患部の状態によって温熱療法が禁忌とならないか確認する．瘢痕組織や傷跡がある場合は温まり方が均一にならないので注意する．
③熱傷：熱いのを我慢しないようにする．感覚障害がある場合は患者の訴えに頼ることができないので注意する．長時間加熱したり，局所に熱が集中すると低温熱傷を起こす．
④脱水症：広範囲あるいは複数個所を加温する場合は，発汗により脱水にならないか注意する．脱水の可能性がある場合は適時水分を摂取させる．
⑤姿勢の選択：20分間以上同じ姿勢を安楽に保持できるか確認する．
⑥感染防止：使用したパラフィンは破棄することが好ましいが，コストの面で同じパラフィンを複数回使用する場合は感染に注意する．浴槽下部には角質や不純物が沈殿するので取扱説明書にしたがって適時清掃する．手足を直接浴槽内に入れる場合は患肢をよく洗浄し交差感染を予防する．パラフィンの下層に水を入れておく装置の場合は下から排水することで沈殿物を除去することができる．
⑦火気注意：パラフィンは引火性があるので火気に注意する．

(3) 実施手順

実施にはいくつかの方法がある．一般によく用いられる方法である間欠浴について述べる［図10］．手袋のような被膜をつくるのでグローブ法（glove technique）ともよばれる．
①洗浄：治療部位を十分に洗浄し乾燥させる．
②パラフィン被膜の作製：治療部位より少し広範囲を浴槽内に2，3秒浸漬してゆっくり引き上げる．引き上げる速度は被膜の層を均一にするためできるだけ一定にする．その際，被膜が破れないようにするため関節を動かしてはならない．患者がうまくできない場合はセラピストが介助する．失敗した場合はパラフィンを除去し，汗を拭きとり最初からやり直す．手の場合は指間を軽く開いておくと破れにくい．

第3章 温熱療法

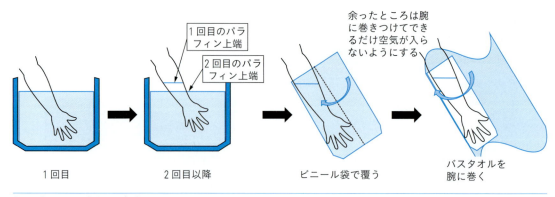

[図10] 間欠浴（グローブ法）

③被膜の積層：パラフィンが白く固まったら再度浸漬する．これを5〜10回繰り返す．長時間浸漬するとつくった被膜が溶けてしまうので注意する．2回目以降は1回目より下部（遠位）で浸漬を止める．その理由は1回目のパラフィン被膜により発汗が始まることで熱伝導率の高い水分により熱傷を起こすからである．そのため途中で患部を動かしたりして被膜が破れた場合は，速やかにパラフィンを除去して熱傷を予防する．熱傷を起こしたと思われる場合はすぐに流水で冷却する．

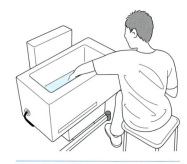

[図11] 持続浴

④保温：上記の手順でパラフィンの被膜ができたら治療部位をビニール袋で覆い，さらにバスタオルで包み15〜20分程度保温する．バスタオルの代わりにミトンの手袋などを利用しても良い．

⑤パラフィンの除去：終了後は指を軽く屈伸させるなどして治療部位を少し動かすと，パラフィン下層に空気が入り手袋を脱ぐように除去することができる．使用後のパラフィンは燃えるごみとして破棄するが，汚染していなければ再利用することもできる．

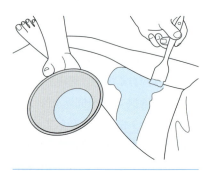

[図12] 塗布法

⑥水分の除去：パラフィンは水分を通さないためパック内に発汗した水分が貯留している．そのため皮膚上の水分をよく拭き取り気化熱による皮膚温低下を防ぐ．パラフィンの油分によりヌルヌルした感じが残るが，保温，保湿効果があるのでそのままにしておく．

(4) 持続浴（浴中法）(dip-immersion technique)
浴槽内で持続的に治療部位を浸漬する方法である [図11]．温度を低めに設定し治療時間は10〜20分間とする．

(5) 塗布法 (brush technique)
体幹など浸漬できない部位にパラフィンをハケで塗布する方法である [図12]．均一に適度な厚さになるまでパラフィンを患部に塗布したらビニールで覆いバスタオルで包み20分程度保温する．

4) 機器の管理

パラフィンを定期的に高温殺菌や濾過をして感染を予防する．少なくとも年に1回はパラフィンを交換し，取扱説明書に従い掃除をする．不要になったパラフィンはゴミ袋をバケツの中に入れ溜め，ある程度固めてから取り出して廃棄する．排水口に流すと配管が詰まるので注意する．

5) 適応

①コーレス骨折，踵骨骨折，手指の外傷，足関節捻挫など，凹凸部位の多い手・足関節の加温に適している．

②腰痛，変形性膝関節症などでは，塗布法が適している．

6) 禁忌

禁忌については，ホットパックの禁忌（p87）を参照されたい．

（武村啓住）

文献

1) 吉田正樹・他：物理療法機器利用実態調査．理学診療 6(3)：232-238，1995．
2) 篠原英記・他：ホットパックの適切な使用方法について：湿熱と乾熱の違い．理学療法学 16(5)：351-354，1989．
3) Hecox B, Mehreteab TA：Physical Agents. A comprehensive Text for Physical Therapists（book auth），Appleton & Lange, 1994.
4) Lehmann JF et al：Effect of therapeutic temperatures on tendon extensibility. Arch Phys Med Rehabil 51(8)：481-487, 1970.
5) Lehmann JF et al：Temperature distributions in the human thigh, produced by infrared, hot pack and microwave applications. Arch Phys Med Rehabil 47(5)：291-299, 1966.
6) Lentell G et al：The use of thermal agents to influence the effectiveness of a low-load prolonged stretch. J Orthop Sports Phys Ther 16 (5)：200-207, 1992.
7) Knight CA et al：Effect of superficial heat, deep heat, and active exercise warm-up on the extensibility of the plantar flexors. Phys Ther 81(6)：1206-1214, 2001.
8) Robertson VJ et al：The effect of heat on tissue extensibility: a comparison of deep and superficial heating. Arch Phys Med Rehabil 86(4)：819-825, 2005.
9) Cosgray NA et al：Effect of heat modalities on hamstring length：a comparison of pneumatherm, moist heat pack, and a control. J Orthop Sports Phys Ther 34 (7)：377-384, 2004.
10) Draper DO et al：Hot-Pack and 1-MHz Ultrasound Treatments Have an Additive Effect on Muscle Temperature Increase. J Athl Train 33(1)：21-24, 1998.
11) Holzer Z：Physikalische Therapie in Diagnostic und Therapie, Wilhelm Maudrich, Wien, 1947.
12) Abramson DI et al：Efect of Paraffin Bath and Hot Fomentations on Local Tissue Tenperatures. Arch Phys Med Rehabil 45：87-94, 1964.
13) Borrell RM et al：Comparison of in vivo temperatures produced by hydrotherapy, paraffin wax treatment, and Fluidotherapy. Phys Ther 60(10)：1273-1276, 1980.
14) Terada：et al：Spectral radiative proper of a living human body. Int J Thermophys 7(5)：1101-1113, 1986.

3 輻射熱療法（赤外線療法）

1. 赤外線療法（infrared ray therapy）の特徴と治療原理

　赤外線は可視光線の赤色より波長が長く，電波より波長の短い電磁波のことであり，目ではみることができない光である．1800年，Herschelが可視スペクトルの端より長波長側に熱効果の大きい部分があることを発見し，1835年，Ampereはこれが可視光線と同種類の光波，すなわち電磁波であることを示した．光はエネルギーをもっており生体に吸収されると組織内の分子運動を誘発し組織の温度を上昇させる特性がある．一方で赤外線は熱源以外に赤外線カメラのようなセンサーとして，あるいは携帯電話の赤外線通信やテレビのリモコンなどにも利用されている．赤外線は波長の長さにより大きく近赤外線（0.7〜4μm）と遠赤外線（4〜1,000μm）に分類される．

　赤外線のエネルギーは物体にぶつかった時に反射，吸収，透過する．これらはエネルギーの総量を100％，反射した赤外線がもつエネルギーをa％，吸収された赤外線がもつエネルギーをb％，透過した赤外線がもつエネルギーをc％とすると下のような関係が成り立つ［図1］．

　　a％（反射）＋b％（吸収）＋c％（透過）＝100（％）

　赤外線は白い物体では反射が多く，黒い物体では反射が少ない．そのため黒い物体では白い物体に比べて熱エネルギーが蓄積し温度が高くなりやすい［図2］．

　赤外線はほとんどの物質で吸収され熱となるので生体に照射した場合，皮膚表面に近いところで吸収され熱に変わる．赤外線でも波長が短い近赤外線は吸収率が低く，より深部で熱に変わる．

1）近赤外線

　1μm付近の波長が最もよく皮膚を透過し遠赤外線に比べて皮膚透過度が高い．近赤外線の深達度は高い（2〜6mm）と考えられ，低反応レベルレーザーと同様に利用

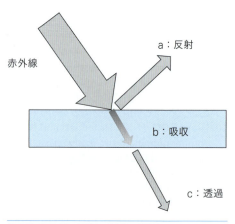

[図1] 赤外線の反射，吸収，透過

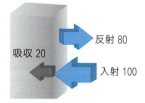
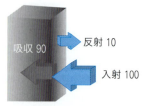

[図2] 色の違いによる赤外線の反射と吸収

されている[図3]（詳細は「第6章光線療法」，p189〜を参照）．

中赤外線は，約2.5〜4μmの波長があり，近赤外線の一部として分類されることもある．単に赤外線という場合はこの波長域を指す．赤外線吸収スペクトルでの有機化学物質などの分光分析に利用される．

2）遠赤外線

暖房器具の広告で「遠赤外線は体に深く浸透するので，体の芯から温かくなる」というような誤解を招く宣伝をみかけるが，実際には遠赤外線のもつ光エネルギーは，皮膚表面

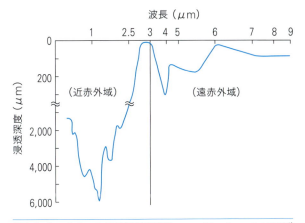

[図3] 人の皮膚の赤外領域透過特性　　（Terada et al, 1986）[1]

から約200μmの深さでほとんど吸収されてしまい，そこで熱に変わる[図3][1]．その熱が血液などにより体内を循環し体を温めている．

3）物理法則

赤外線は熱深達度から表在温熱療法に分類され，熱移動形態は輻射（放射）に分類されるが光の性質もあるので光線療法として分類される場合もある．赤外線に関連する4つの物理法則を以下に述べる．

(1) 逆2乗の法則（Inverse square law）（第6章1．図2参照，p168）[2]
(2) Lambertの余弦則（Lambert's cosine law）（第6章1．図3参照，p168）
(3) ステファン・ボルツマンの法則（Stefan-Boltzmann law）

「熱放射エネルギーは絶対温度の4乗に比例する」という法則である．赤外線を照射する場合，放射体と治療面のそれぞれの温度の4乗した値の差に比例した熱エネルギーが伝わる．通常，放射体と生体の温度差は十分大きいので照射中は効率よく加熱できる．同法則は次の式で示される．

$$E = \sigma T^4$$

E：熱放射エネルギー，T：絶対温度，σ：ステファン・ボルツマン係数．

(4) ウィーンの変位則（Wien's displacement law）

黒体から放出される放射の分光放射発散度が最大となる波長λ（m）は黒体の絶対温度T（K）に反比例する．同法則は次の式で示される．

$$\lambda_{max} = b/T$$

λ_{max}：ピーク波長（m），T：黒体の温度（K），b：比例定数（0.002898 K·m）．

Glossary

Ludwig Eduard Boltzmann：1844〜1906年．オーストリアの物理学者．
Wilhelm Carl Werner Otto Fritz Franz Wien：1864〜1928年．ドイツの物理学者．1911年，「熱放射の諸法則に関する発見」によりノーベル物理学賞を受賞した．
黒体：外部から入ってくる放射を，その波長，入射方向，偏向の方向にかかわらず，すべて吸収する性質をもつ物体．

第3章 温熱療法

2. 生理学的作用

1) 温熱作用

温熱療法としてよく使用されるのは遠赤外線である．温熱療法の効果として血管の拡張，温覚刺激が期待されるが，輻射熱の物理的熱深達度は表皮から真皮までであり皮下組織に与える影響は少ない．Holzer[3]の報告では 1 cal/cm^2/min. の割合で赤外線を人体大腿部に 5 分間照射すると，皮膚表面温度は直後から急激に上昇し，終了時の 5 分後には 43℃に達している．15 mmの深部でも 2℃上昇している [図4][3]．これはホットパックと同様の温度変化であり，ホットパックよりも急速に温度上昇しているので効率のよい温熱療法である．

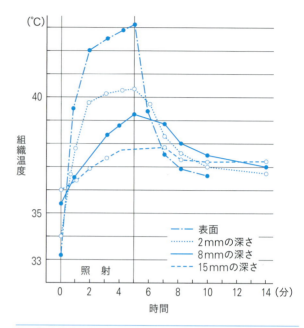

[図4] 赤外線照射による皮下組織の温度変化　(Holzer, 1947)[3]

2) 紅斑作用

皮膚血管を拡張させ，体表面の血流を増加させることで皮膚表面が発赤する紅斑がみられるが照射終了後数分で消失する．消失しない場合は熱傷を起こしている可能性が高い．毎日長時間の照射を続けていると褐色の色素沈着を起こすことがある．これを温熱性紅斑（erythema ab igne）という．

3. 治療の実際とリスク

1) 準備

温熱療法はホットパックやパラフィン浴のように煩雑な準備が不要であるが，治療器によっては立ち上がりの時間が必要なものもあるので使用する数分前に電源を入れておく．最近の機器は通電後すぐに高温になるので手軽に用いることができる．

2) 赤外線発生装置の種類

(1) 発光性赤外線装置（ソーラックス燈，solax lamp）[図5]

ハロゲンランプに電気を供給して熱を発生させる装置（ハロゲンヒーター）である．タングステンフィラメントに通電することでフィラメントが白熱化して発光する．ガラス球内にはハロゲンガスが封入されており，熱によって蒸発したフィラメントと結合してハロゲン化タングステンとなってランプ内を浮遊する．ハロゲン化タングステンはフィラメント付近で再びフィラメントに戻る．このハロゲンサイクルによってランプの寿命は長い．

(2) 非発光性赤外線装置（ゾーライト燈，zolite lamp）[図6]

発熱体には石英管内にカーボンフィラメントやニクロム線を入れたもの（石英管ヒーター）と，セラミック盤内にタングステンやモリブデンなどの高融点金属を導体として埋め込んだもの（セラミック

ヒーター）がある．

3）赤外線療法の実施手順［図7］
①あらかじめ治療器のスイッチを入れておく．
②患部を十分露出し，衣類が照射範囲にかからないようにする．
③黒い衣類を着用している場合は白いバスタオルやシーツで覆う．
④照射部を 50 cm 以上離してできるだけ垂直に患部に近づけスイッチを「入」にする．
⑤患者の訴えを聞きながら出力強度を「気持ち良い暖かさ」になるよう 100～1,000 W の間で調節し，必要に応じて照射部を患部に近づける．しかし，近づけすぎると患部の様子が分かりにくくなるので 15 cm 以上は近づけないようにする．ホクロやシミがあると熱が集中するので注意する．
⑥照射時間は目的に応じて 10～30 分間で効果を問診しながら調節する．
⑦頻度は 1 日 1～2 回とする．
⑧治療条件は記録しておき次回の治療の目安とする．

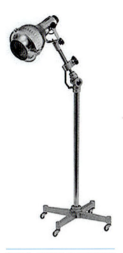

[図5] 発光性赤外線装置（赤球式赤外線灯 SR-300T®，伊藤超短波）

4）実施上の留意事項
①患者への説明：どのような効果を期待しているか説明し理解してもらう．
②皮膚の状態の確認：疾患や患部の状態によって温熱療法が禁忌とならないか確認する．瘢痕組織や傷跡がある場合は温まり方が均一にならないので注意する．
③熱傷：熱いのを我慢しないようにする．感覚障害がある患者の場合は訴えに頼ることができない．また，施行中に眠ってしまうことがあるのでときどき確認する．長時間加熱したり，局所に熱が集中すると低温熱傷を起こすこともある．
④脱水症：広範囲あるいは複数個所を加温する場合は，発汗により脱水にならないか注意する．脱水の可能性がある場合は適時水分を摂取させる．
⑤姿勢の選択：20 分間以上同じ姿勢を安楽に保持できるか確認する．
⑥熱源の管理：使用しなくても熱源が高温になることがあるので注意する．

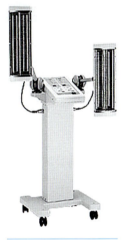

[図6] 非発光性赤外線装置（ハートビーマ HB-200®，ミナト医科学）

5）機器の管理
①熱源は電源を切ってもしばらく熱いので注意する．
②黒色は熱を吸収しやすいので衣服などが黒い場合は注意する．

6）適応
①外傷（捻挫，打撲など）による皮下出血．
②末梢性顔面神経麻痺．
③腱板炎，頸肩腕症候群，筋筋膜性腰痛症など．
④腱鞘炎，テニス肘，野球肘など．
⑤凍瘡（しもやけ）：寒さのために，血行が悪くなることで手足の先や鼻，耳などに炎症を起こす．

7）禁忌
禁忌については，ホットパックの禁忌（p87）を参照されたい．

第3章 温熱療法

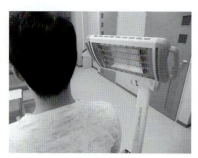
肩への照射

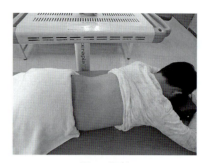
腰への照射

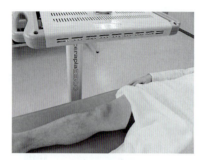
膝部への照射

[図7] 赤外線療法の実際

（武村啓住）

文献
1) Terada N et al：Spectral radiative proper of a living human body. *Int J Thermophys* 7(5)：1101-1113, 1986.
2) 嶋田智明・他：物理療法マニュアル，医歯薬出版，2014，p39.
3) Holzer Z：Physikalische Therapie in Diagnostic und Therapie. Wilhelm Maudrich, Wien, 1947.

4 エネルギー変換療法（超短波療法，極超短波療法）

1. エネルギー変換療法の特徴と治療原理

　生体を表在から温めるホットパックなどと異なり，生体を深部から加温する物理療法としてエネルギー変換療法（energy conversive heat）がある．エネルギー変換療法としては，電磁波や音波エネルギーを用いた超短波療法，極超短波療法（マイクロ波療法）や超音波療法がある．これらのエネルギーを生体に照射すると，生体内で熱エネルギーに変換される．エネルギー変換療法の特徴は生体内から加温できることである[1]．超短波療法は 27.12 MHz（波長 11.05 m），極超短波療法は 2,450 MHz（波長 0.122 m）の周波数をもった電磁波エネルギーを用いている．

　超短波による生体への臨床応用は 1891 年に d' Arsonval（仏，生理学者）がヘルツ波の生理学的効果を報告したことに由来する．極超短波は，1946 年に Krusen らが極超短波が生体組織を温めることを初めて報告したことから臨床応用が行われた[7]．電磁波は生体表面の皮膚組織を透過して加温できることからジアテルミー（diathermy）ともよばれている．

　電磁波は直交する電場と磁場の横波によってつくられており，電磁波の束は電離放射線とよばれている［図1][4]．電離放射線には無線波，マイクロ波，光線（可視および紫外線），X線，γ線，宇宙放射線などが含まれる．電離放射線は光速度（約 30 万 km/s）ですべての方向に拡散する特性を有している．

1）逆2乗の法則（inversesquare law）

　物体が受ける照射強度は放射源（熱源）と物体との距離の2乗に反比例する（第6章1．図2，p168 参照）．熱源と物体との距離が2倍になれば，単位面積当たりの照射強度は 1/4 になる．これは熱源からエネルギーが拡散するため，単位面積あたりへの照射量が減少するためである[3]．

2）Lambert の余弦則（Lambert's cosine law）

　熱源を患部に照射する場合，照射角度 θ が垂直（cos0°）であれば最大の照射量になるが，患部に斜め（cos60°）に照射するとその照射量は 1/2 になる（第6章1．図3，p168 参照）[5]．

> **Glossary**
>
> **M（メガ）**：SI 単位系の接頭語（倍数）であり，1 M = 1,000,000（100 万）＝ 10^6 を表す．27.12 MHz は 1 秒間に約 2,700 万回，2,450 MHz は 1 秒間に 24 億 5,000 万回，電場のプラス（＋）とマイナス（－）が変動する（変動電場）．
> **高周波（電気）療法**：1 MHz 以上の高周波を利用する超短波療法，極超短波療法，超音波療法は高周波（電気）療法ともよばれている．
> **電磁波の分類**：電磁波は周波数帯域により，3～30 MHz（短波），30～300 MHz（超短波），300～3,000 MHz（極超短波）に分類されている．27.12 MHz は「短波」に分類されるが，日本工業規格（JIS）に超短波療法器機として登録されたため，国内では超短波療法とよばれている．英語では "Short-wave therapy（短波療法）" である．
> **ジアテルミー**：エネルギー変換療法は古くからジアテルミー（diathermy）とよばれている．"dia" は "through「通過（透過）」"，"thermy" は「熱」を意味することから，ジアテルミーは「透過加温（加熱）療法」を意味している．
> **光化学第1法則〔グロートゥス-ドレイパー（Grotthus-Draper）の法則〕**：入射した光のうち吸収されたものだけが光化学反応にかかわる．

第3章 温熱療法

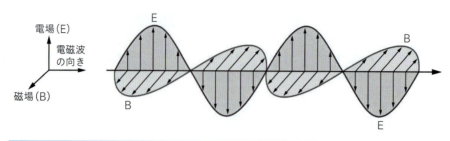

[図1] 電磁波（**E**：電場，**B**：磁場）
電磁波は直交した電場と磁場の横波であり，電荷の振動により発生する． （烏野，2013）[4]

電磁波を生体に照射すると①反射（全体的な方向転換，透過しない），②屈折（方向転換，透過），③吸収（エネルギー変換・伝達）の相互作用が起こる．生体内で物理的・化学的反応に関与するエネルギーは，組織に吸収された電磁波エネルギーだけである．

電磁波エネルギーが吸収される現象は誘電損失やエネルギー吸収とよばれる．電気伝導性の指標として誘電率**[表1]**[3]がある．乾燥空気を1とすると筋は72〜76，脂肪は15となり，筋は脂肪に比べて5倍も伝導性が高い．エネルギーの吸収は誘電率に比例するため，電磁波照射時の熱分布の推定に用いられる[6]．組織に吸収された電磁波エネルギーは有極性分子を回転させる．有極性分子は，水，塩化水素，アンモニアなどであり，分子内の正電荷（原子核）と負電荷（電子）の重心が一致していない分子である**[図2]**[7]．

生体内における有極性分子は一様に平衡状態にあるが，電磁波を照射すると生体内に電界が生じ有極性分子の回転運動が起こる**[図2]**．エネルギー変換療法とは電磁波（超短波，極超短波）を生体に照射したときに，吸収されたエネルギーが有極性分子の回転運動エネルギーに変換される．分子間の衝突や摩擦が起こることで分子の回転運動エネルギーが熱エネルギーに変換される．超短波療法や極超短波療法はこのエネルギー変換を応用した物理療法である[8,9]．体内のおよそ70%は水分であり，エネルギー変換療法は主に水分子に働きかけて生体内で熱エネルギーを発生させる．

超短波療法と極超短波療法は27.12 MHzと2,450 MHzの電磁波を発生する治療器が使用されている**[図3]**．超短波治療器の発振回路と治療回路が電気振動により共振を起こすと，発振回路から治療回路へ電気的エネルギーが伝達される**[図4]**．このとき電気的な共振を起こすためには，治療部位を含めた治療回路のコンデンサ容量を調整する必要がある．超短波導子（アプリケータ）の種類が多い場合は，治療回路内の可変コンデンサで同調を行う．近年，オートチューニング機能（自動同調制御）を搭載した超短波治療器が開発され，治療器内部の共振状態を監視しながら，可変コンデンサを自動で調整して

[表1] 体組織の誘電率

組　織	誘電率
血液	80
筋	72〜76
脳	68
脂肪	15
皮膚，骨	5〜16
蛋白質など固体含有物	5〜16

（柳沢，1996）[3]

Glossary

無極性分子：分子内の正電荷と負電荷の重心が一致しており，電荷の偏りがない分子．水素，窒素，炭酸ガス，メタンなどが無極性分子である．

4 エネルギー変換療法（超短波療法，極超短波療法）

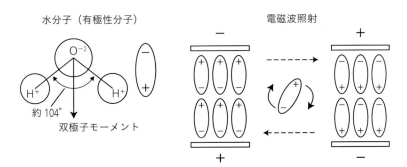

[図2] 有極性分子と分子の回転運動
有極性分子である水は水素（H）と酸素（O）が結合しており，正電荷と負電荷の重心が一致していないため不安定である．電磁波が照射されると変動電場により分極が起きて分子の回転運動が起こる．

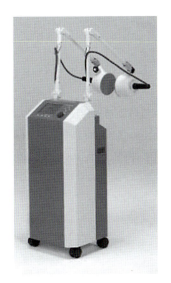

超短波治療器
（SW-180®，伊藤超短波）

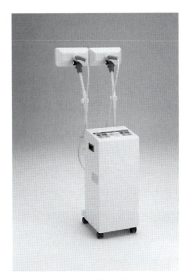

極超短波治療器
（PM-820®，伊藤超短波）

[図3] 超短波治療器と極超短波治療器

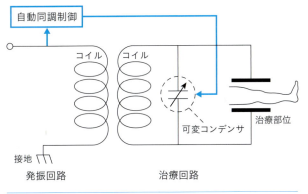

[図4] 超短波発生原理

第3章 温熱療法

いる．極超短波はマグネトロン管（磁場を用いた特殊な2極真空管）内で陰極を加熱することで熱電子（－）が発生し陽極と陰極間に電場と磁場が起こる[図5][10]．これを増幅，共振することで極超短波の電磁波を発生させる．

2. 生理学的作用

電磁波による変動電場は深部組織内の分子の回転運動や衝突・摩擦およびイオンの移動を引き起こし，組織内温度を上昇させる．組織内温度上昇は局所代謝や温度受容器の発火を促す[図6]．温熱受容器の発火は脊髄内で門制御理論（gate control theory）（第2章2. p37 参照）による疼痛遮断や交感神経系の抑制に働く．交感神経系の抑制は血管拡張や血流の増加につながり，組織への酸素供給を増加させる．血流増加は発痛物質（ブラジキニン，ヒスタミンなど）の除去を促進して，疼痛閾値の上昇を引き起こし，局所代謝がコラーゲン線維の伸張性を高めることで筋スパズムを緩和する．エネルギー変換療法による温熱の生理学的効果は筋伸張性，疼痛軽減，酸素供給である．温熱効果が持続している間に，適切な運動療法を併用することで筋・関節機能の改善を促進する．Lehmannらは，動物実験から組織温度の上昇は血流増加を引き起こし，最大の反応は45℃で得られると報告している[11]．生体組織を45℃まで加温すると蛋白質の融解が起こる危険性があるため，温熱療法による加温は45℃未満となる．過剰な加温は交感神経系の活動を高めて，血流の低下を引き起こすことにつながる．

温熱療法の主な生理学的効果を表2に示す[12-16]．

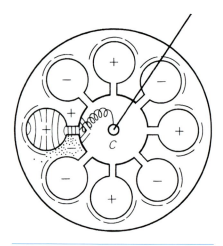

[図5] 極超短波発生原理（マグネトロンの横断面図）

(森・他，1985)[10]

3. 治療の実際とリスク

超短波治療器のアプリケータ（導子）には主にドラム型アプリケータ[図3]とプレート型アプリケータがあり，2個のアプリケータ間で電場と磁場を起こすコンデンサ法と1個のアプリケータにより電磁波を照射するコイル法の2つの照射方法がある[図7]．極超短波治療器は長方型アプリケータと半球型アプリケータとの2種類がある．極超短波治療器のアプリケータはアンテナ導子ともよばれ，1個のアプリケータから電磁波を照射する．

エネルギー変換療法の種類により組織の加温効果には違いがある．図8は皮下の脂肪や筋組織におい

Glossary

極超短波の活用：極超短波（マイクロ波）は水分子に影響を与えることから，家庭で使われる電子レンジに活用されている．超短波よりも高周波である極超短波は指向性（直進性）が高く，電磁波が離れた場所にも影響を与えやすい．超短波は極超短波に比べて拡散する特性があるため，機器の周囲に影響を与えることがある．使用時にはこれらの点を十分に考慮する必要がある．

マグネトロン：極超短波発生装置に使用されているマグネトロンは1938年にBell研究所で開発された．初期型の出力2〜3Wであったが，現在の最大出力は200Wである．

4 エネルギー変換療法（超短波療法，極超短波療法）

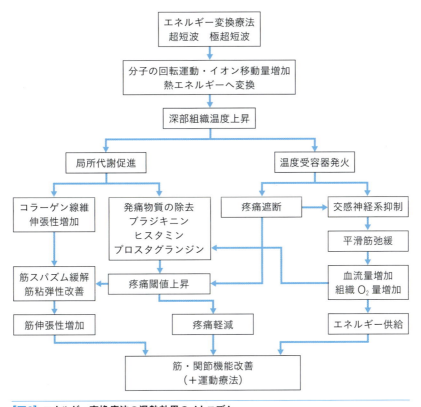

[図6] エネルギー変換療法の温熱効果のメカニズム

てエネルギーが吸収されることを示している．つまり，エネルギー変換療法は深部組織の治癒促進や疼痛軽減に有用である．適応部位が広範囲の場合は，超短波療法ではコンデンサ法，極超短波療法では長方型アプリケータを用いる．コンデンサ法は脂肪組織でのエネルギー吸収が大きいので，脂肪の少ない関節周囲に適しており，コイル法は筋組織の治療に適している．適応部位や治療範囲によってアプリケータを使い分ける．

　照射方法として連続照射とパルス照射の2つがある．連続照射は常に電磁波を照射し，パルス照射は間欠的に電磁波を照射する方法である．超短波治療器は高頻度パルス発振（10〜600 pps；pulse per second）が利用され，極超短波治療器は交互発振（0.5秒間で照射と休止を繰り返す）を利用している．パルス照射のメリットは最大出力を上げることができるため深部組織までエネルギーを伝達させることができることである．最大出力は高いが，照射休止時間があるため平均出力を低くすることができる．加熱された皮膚表面は照射休止時間に放熱や循環により冷却されるため，連続照射よりも皮膚表面の過剰な加熱を抑えることができる．パルス超短波療法は皮膚や皮下組織の過剰な加熱なしに3〜5 cmの深部組織を加温し[17, 18]，平均出力48 Wのパルス超短波により腓腹筋内の組織温度を約4℃上昇させることができると報告されている[19]．また，超短波療法は表在温熱の電気ホットパックよりも筋組織内の循環動態を増加させる[20]．一般的に組織温度の上昇に比例して局所循環動態は増加する

[表2] 温熱療法の主な生理学的効果

1) 血流量の増加
2) 炎症の緩解の補助
3) 深部コラーゲン組織の伸張性の増加
4) 関節のこわばりの軽減
5) 深部の筋痛や筋スパズムの緩解
6) 線維組織の物理的性質の変化
7) 疼痛閾値の上昇

第3章 温熱療法

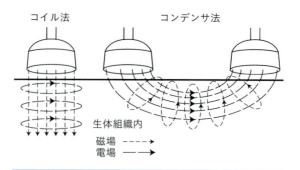

[図7]　超短波療法の照射方法の違いによる磁場と電場の関係
コイル法の場合は皮膚に対して磁場が垂直方向に生じて，その周囲に電場が生じる．コンデンサ法の場合は，2つの導子間を結ぶように電場を生じて，その周囲に磁場が生じる．

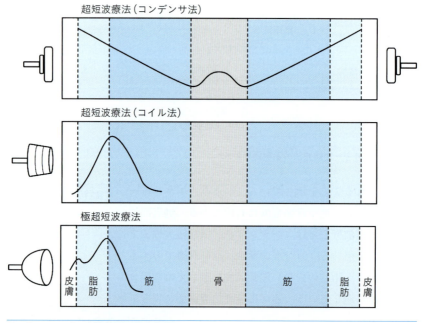

[図8]　エネルギー変換療法の透過加温

ことから，筋組織内の循環動態の増加は筋組織温度が上昇したことを意味している．超短波療法は超音波療法よりも広範囲の組織温度を上昇させて，温度低下率も緩やかであると報告されている[12]．

　超短波治療器と極超短波治療器の実施方法の違いはアプリケータのセット方法である．超短波治療器のアプリケータは照射部位の皮膚に接触させて使用することができるのに対して，連続照射の極超短波治療器のアプリケータは照射部位から10cm程離して利用する．これ以外の実施方法に

Glossary

極超短波治療器の普及状況：欧州や米国などの海外では極超短波治療器の使用が禁止されているため，超短波治療器が普及しており，超短波療法による研究報告が多い．日本の医療機関では極超短波治療器の使用が認められており，取り扱いが比較的容易な極超短波治療器が普及している．

についてはほぼ同様である.

1) 極超短波治療器の実施方法（連続照射）
① 患部に照射できる安楽な姿勢を選択する．
② 照射部位周囲に金属類（貴金属，金属繊維など）を身に付けていないことをチェックする．身に付けている場合は取り外す．
③ 照射部位の状態（疼痛，熱感，浮腫，創部，発汗など）をチェックする．
④ 照射部位に対してアプリケータを垂直にして10 cm程離して固定する．
　※皮膚の過剰な加熱を考慮して10 cm程離して照射する．パルス照射の場合はアプリケータを連続照射より近づけて照射することができる（2～3 cm）．
⑤ 照射強度と時間を適応部位に合わせて選択する．
　※一般的な目安としては照射強度60～80 W，照射時間20分間で行う．
⑥ 照射開始後に自覚的温感がdosis Ⅱ～dosis Ⅲ [表3][21]であることを確認する．
⑦ 開始後10分程度で自覚的温感と照射部位の状態，アプリケータの固定位置を再確認する．
⑧ 終了後に照射部位の状態をチェックする．
⑨ 治療終了後は，必ずアプリケータを下に向けて固定する．

[表3] 照射強度の適応

照射強度	対象者の主観評価	皮膚温度
dosis Ⅰ	暖かいと感じる閾値以下の強度	36℃未満
dosis Ⅱ	少し暖かいと感じる強度	36～38℃
dosis Ⅲ	心地よく暖かいと感じる強度	38～40℃
dosis Ⅳ	耐えられるが，熱いと感じる強度	40～42℃

"dosis"はラテン語，英語では"dose"となり「線量，用量」を意味する．
(玉川，1970)[21]

実施に際しては，治療目的（照射対象，生理学的効果など）を明確にして，その効果を治療前後で確認する．照射強度，照射時間は治療目的に合わせて調整する．アプリケータと照射部位までの距離や固定角度が変化すると，逆2乗の法則，Lambertの余弦則に従い，出力強度が大きく変化する．アプリケータの位置を調整する場合はこれらの法則を十分に考慮する必要がある．照射部位に水分（発汗など）や金属などがある場合はエネルギーが集中するため，水分をタオルで拭き取り，金属は電磁波の影響を受けない場所に置く．

パルス極超短波療法の場合，連続照射に比べて皮膚の過剰な加熱が少ないため，照射部位とアプリケータの距離は2～3 cmにする [図9 a]．極超短波治療器の場合，照射時間が0.5 sであると最大出力は表示される平均照射出力の2倍となる．パルス照射時は照射部位との距離や最大出力が高いので，平均照射出力40～60 W（最大出力80～120 W）を目安として調整する．

頸背部，腰背部，膝関節部への実施例を図9に示した．下腿後面に極超短波療法を実施した場合，照射部位の軟部組織や筋組織内の分子，イオンの活動性が高くなり，熱が発生する [図10]．この熱刺激により多くの温覚受容器が発火して感覚ニューロンを上行する．これらの感覚情報が，脊髄後角において，痛み刺激より優先的に2次ニューロンを上行する（門制御理論）．この結果，疼痛抑制が起こると考えられる．適度な組織温度の上昇は交感神経系や運動神経系を抑制して血流量の増加や筋緊張の低下を引き起こす．温熱効果により疼痛抑制や筋スパズムの緩和が起こり，筋伸張性が増加する．このときにストレッチなどの運動療法を併用すると効果的である [図6]．

2) 適応と禁忌
超短波療法と極超短波療法の適応は皮下の軟部組織や筋組織の損傷部位であり，損傷部の治癒促進や

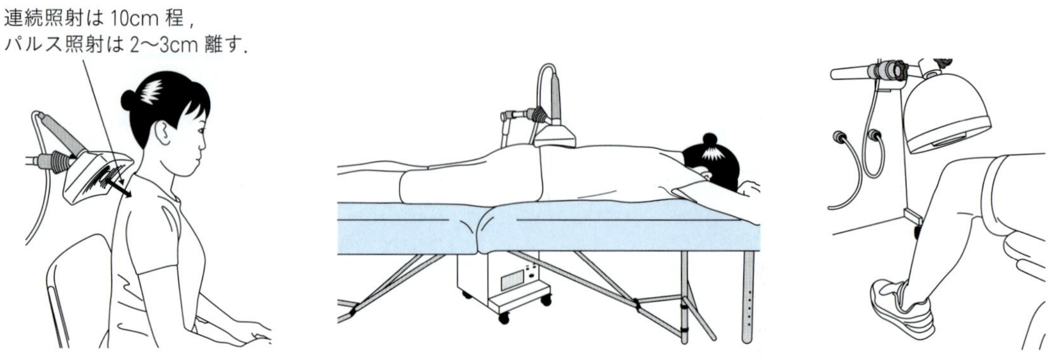

第3章 温熱療法

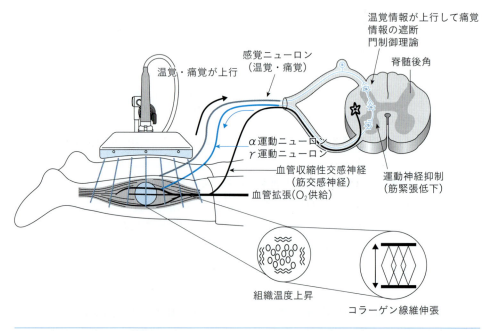

[図9] 極超短波治療器の実施例

a) 頸背部　　b) 腰背部　　c) 膝関節部

[図10] 極超短波療法の生理学的効果

疼痛軽減が治療目的となる．禁忌および注意事項をまとめると表4，5になる．超短波療法と極超短波療法で異なるが，基本的に急性期で炎症が強い部位，金属が挿入されている部位，水分を多く含む組織（眼球，浮腫など），生殖器，小児，ペースメーカー使用者に対しての照射は危険性が高いため禁忌である．

適応は次のとおりである．
① 短縮している軟部組織（創部，関節拘縮）．
② 疼痛の緩解．
③ 筋骨格系に由来する痛み．
④ 軟部組織の損傷治療．
⑤ 亜急性期以降の炎症の緩解

[表4] 超短波療法の禁忌事項

ID	禁忌事項	①	②	③	④	⑤	⑥	⑦	⑧	⑨	⑩	⑪
1	幼児							○	○		○	
2	小児麻痺(急性期)										○	
3	成長中の骨端	○	○				○				○	○
4	新鮮骨折										○	
5	衰弱している高齢者										○	
6	骨粗鬆症										○	
7	非協力的な患者(肉体的,精神的)					○		○	○			○
8	知覚脱失				○	○	○	○	○		○	○
9	悪性腫瘍	○	○		○	○	○	○	○		○	○
10	出血部位				○	○	○	○	○		○	○
11	発熱						○	○				
12	火傷				○	○		○				
13	急性の炎症										○	○
14	急性関節リウマチ										○	
15	急性敗血症性関節炎										○	
16	骨髄炎										○	
17	蜂巣炎										○	
18	変形性関節炎										○	
19	結核(肺または関節)					○	○	○	○		○	
20	動脈循環不全					○					○	
21	虚血性組織					○	○	○	○		○	○
22	血栓症				○	○	○	○	○		○	
23	静脈炎,静脈瘤					○					○	
24	消化器の潰瘍										○	
25	頭部への投射										○	
26	目	○	○									○
27	コンタクトレンズ							○			○	○
28	皮下脂肪の厚い部分	○	○					○	○			
29	ペースメーカー	○	○				○	○			○	
30	X線治療中の患者					○	○					
31	金療法患者										○	
32	鋼凝血剤療法患者										○	
33	コルチゾン療法患者										○	
34	金属インプラント	○	○		○			○		○	○	○
35	金属ベッドまたは椅子										○	
36	宝飾品や湿布,包交物										○	
37	補聴器										○	
38	ギプスの上										○	
39	粘着テープ上										○	
40	湿った包帯の上										○	○
41	妊娠	○	○			○	○	○	○		○	○
42	月経中の腰部または腹部						○				○	○
43	子宮内避妊具	○	○								○	○
44	男性生殖器	○	○									○
45	持続性ホルモンカプセル							○	○			
46	導子は皮膚と平行にする										○	
47	電気神経刺激インプラント											○
48	TENS同時使用		○									
49	同時に他の電気治療を行う										○	
50	周辺の電子機器や磁気装置	○	○									
51	ショック状態						○					
52	機器,他の金属に触れる										○	○
53	衣服の着用										○	

① EBM 物理療法 [6]，② EBM 物理療法 第2版 [22]，③ 物理療法学 [23]，④ 物理療法マニュアル [3]，⑤ 物理療法のすべて [5]，⑥ Electrotherapy [14]，⑦ Electrotherapy Explained 2 [8]，⑧ Electrotherapy Explained 3 [24]，⑨ Thermal Agents in Rehabilitation [1]，⑩ Applied Physiotherapy 2 [25]，⑪ Evidence-Guide to Therapeutic Physical Agents [26]

第3章 温熱療法

[表5] 極超短波療法の禁忌事項

ID	禁忌事項	①	②	③	④	⑤	⑥	⑦	⑧	⑨	⑩	⑪
1	幼児			○							○	
2	成長中の骨端			○		○	○				○	
3	高齢者										○	
4	老人性認知症			○			○					
5	知覚脱失			○	○	○	○	○	○		○	
6	悪性腫瘍	○	○	○			○	○	○	○	○	
7	出血部位	○	○	○			○	○	○		○	
8	傷跡						○			○	○	
9	火傷				○							
10	発熱						○					
11	急性感染										○	
12	急性の炎症							○			○	
13	結核などの炎症疾患			○							○	
14	湿疹など急性皮膚炎						○					
15	骨髄炎										○	
16	動脈循環不全							○	○			
17	阻血組織			○		○	○				○	
18	血栓症				○	○	○					
19	中程度以上の浮腫			○		○				○	○	
20	脳実質				○						○	
21	目			○	○	○		○	○		○	
22	骨髄										○	
23	皮下脂肪の厚い部分				○							
24	ペースメーカー				○	○	○				○	
25	X線治療中の患者				○							
26	金属インプラント			○	○	○	○	○	○		○	
27	金属ベッドまたは椅子										○	
28	宝飾品や湿布，包交物			○				○			○	
29	補聴器					○					○	
30	ギプスの上										○	
31	粘着テープの上										○	
32	妊娠			○		○	○	○	○		○	
33	月経中の腰部または腹部						○				○	
34	子宮内避妊具											
35	男性生殖器			○		○	○	○	○		○	
36	発汗			○	○	○					○	
37	衣服の着用			○	○	○						

① EBM 物理療法 [6]，② EBM 物理療法 第2版 [22]，③ 物理療法学 [23]，④ 物理療法マニュアル [3]，⑤ 物理療法のすべて [5]，⑥ Electrotherapy [14]，⑦ Electrotherapy Explained 2 [8]，⑧ Electrotherapy Explained 3 [24]，⑨ Thermal Agents in Rehabilitation [1]，⑩ Applied Physiotherapy 2 [25]，⑪ Evidence-Guide to Therapeutic Physical Agents [26]

エネルギー変換療法の特徴などを十分に踏まえ，表4，5 以外でも臨床症状を注意深く観察し，リスク管理した上で照射部位，照射出力，照射時間などを考慮することが必要である．

（烏野　大）

文献

1) Kloth L：Shortwave and microwave diathermy. In：Thermal Agents in Rehabilitation, Michlovitz SL et al (eds), Philadelphia，1986，pp177-216.
2) 武富由雄：理学療法のルーツ．メディカルプレス，1997，pp59-94.
3) 柳澤 健：温熱療法．物理療法マニュアル（嶋田智明・他），医歯薬出版，1996，pp25-63.
4) 烏野 大：エネルギー変換療法の概要．物理療法学テキスト，第2版（木村貞治・他編），南山堂，2013，pp85-94.
5) Chanmugam・他：物理療法のすべて，医歯薬出版，1973，pp135-204.

6) Cameron MH（眞野行生，渡部一郎監訳）：EBM 物理療法，医歯薬出版，2003，pp321-344.
7) 高見正利：物理療法の基礎．物理療法マニュアル（嶋田智明・他），医歯薬出版，1996，pp2-19.
8) Low J, Reed A：Electrotherapy Explained, 2nd ed, Butterworth Heinemann, Oxford, 1994, pp239-302.
9) Scott S：Shortwave Diathermy. In：Clayton's electrotherapy 10E, Kitchen S et al (eds), W.B.Sauders, London, 1998, pp154-178.
10) 森 和・他：物理療法の実際，南山堂，1985.
11) Lehmann JF：Diathermy. In：Handbook of Physical Medicine and Rehabilitation, Krusen FH et al (eds), WB Sunders, Philadelphia, 1966, pp244-327.
12) Garret CL et al：Heat Distribution in the lower leg from pulsed short-wave diathermy and ultrasound treatments. *J Athl Train* **35**(1)：50-55, 2000.
13) Prentice WE et al：Shortwave and microwave diathermy. In：Therapeutic modalities for allied health professionals, Prentice WE (ed), McGraw-Hill Health Professions Division, 1998, pp164-200.
14) Scott S：Diathermy. In：Electrotherapy. Evidence-based practice, Kitchen S (ed), Churchill Livingstone, Edinburgh, 2002, pp145-170.
15) Kloth LC et al：Diathermy and pulsed electro-magnetic fields. In：Thermal Agents in Rehabilitation, 2nd ed, Michlovitz SL (ed), FA Davis, Philadelphia, 1990, pp175-193.
16) Lehmann JF et al：Therapeutic heat and cold. *Clin Orthop Relat Res* **99**：207-245, 1974.
17) Cole AJ et al：The benefit of deep heat：Ultrasound and electromagnetic diathermy. *Physician Sportsmed* **22**(2)：76-88, 1994.
18) Kloth LC et al：Diathermy and pulsed radio frequency radiation. In：Thermal Agents in Rehabilitation, 3rd ed, Michlovitz SL (ed), FA Davis, Philadelphia, 1996, pp213-254.
19) Draper DO et al：Temperature change in human muscle during and after pulsed short-wave diathermy. *J Orthop Sports Phys Ther* **29**(1)：13-22, 1999.
20) Karasuno H et al：Changes in intramuscular blood volume induced by continuous shortwave diathermy. *J Phys Ther Sci* **17**：71-79, 2005.
21) 玉川鉄雄：電気療法（9）．理・作療法 **4**：259-265，1970.
22) Cameron MH（渡部一郎監訳）：EBM 物理療法，第2版，医歯薬出版，2006，pp389-436.
23) 松澤 正：標準理学療法学 物理療法学，医学書院，2001，pp87-95.
24) Reed A, Low J：Electrotherapy Explained, 3rd ed, Butterworth Heinemann, Oxford, 2000, pp276-340.
25) Jaskoviak PA：Applied Physiotherapy, 2nd ed, The American Chiropractic Association, Virginia, 1993, pp184-216.
26) Belanger AY：Evidence-Based Guide to Therapeutic Physical Agents. 161-190, Williams & Wilkins, Philadelphia, 2002, pp161-190.

5 エネルギー変換療法（超音波療法）

1. 超音波療法の特徴と治療原理

　超音波療法とは，生体組織に超音波エネルギー（力学的エネルギー，波動エネルギー）を照射することで種々の生理学的作用を引き起こし，疾患や外傷から生じた機能障害を改善させるために適応する物理療法である．超音波療法は，1939 年に Pohlman が生体用の超音波治療器を導入して以来，今日まで物理療法の主要な治療手段として用いられてきた．現在の超音波治療器［図1］は，周波数，強度，照射時間率，照射時間などの複数の出力設定が調整でき，目的に応じて臨床適応することが可能である．超音波療法を臨床適応する場合は，超音波の特徴と治療原理および生理学的作用の理解，症例の病期と治療標的および臨床症状によって治療条件を判断する臨床的推論（clinical reasoning）が重要となる．適切な治療効果を得るためには，適切な臨床評価が基本となる．

1）超音波の特徴

　超音波とは，ヒトの可聴範囲（16〜20 kHz）を超えた高周波の音波である．超音波は，分子の運動方向とエネルギーの進行方向が同じ縦波であり，物質を交互に圧縮・膨張することでエネルギーを伝達する粗密波である．超音波の機械的振動は，組織の内圧を変化させ，細胞の構成要素やイオンの往復運動を引き起こし，生体内では種々の生理学的作用を発生させる．

　超音波の発生は，100 V の交流電源から得られた交流電流を 1 MHz や 3 MHz などの高周波電流に変換し，圧電特性のある結晶体に通電することで周波数に応じた高周波の機械的振動（超音波）を生じさせることで得られる．この原理として，逆圧電効果（逆ピエゾ効果）がある．圧電効果（ピエゾ効果）は，結晶体に圧力（圧縮・非圧縮）を加えることで電流を生じさせる．一方，逆圧電効果は，結晶体に電流が通電されると圧縮し，断電とともに元に戻る性質である．結晶体は，交流電流の極性（＋・−）の変化と同様の周波数で圧縮と膨張を繰り返し，疎密波（超音波）を発生させる．超音波導子の結晶体に，3 MHz の高周波電流を通電すると毎秒 300 万回の機械的振動が発生し 3 MHz の超音波が出力される．

　超音波は，気体，液体，固体は伝播するが真空では伝わらず，超音波の伝播には必ず振動する媒体（伝播

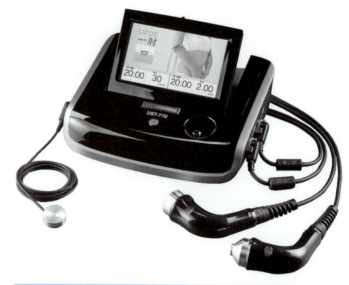

［図1］超音波治療器（UST-770®，伊藤超短波）

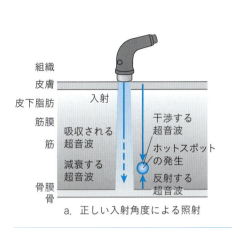
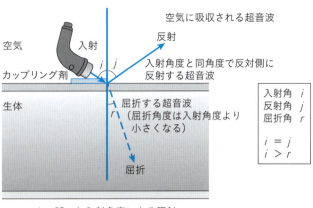

a. 正しい入射角度による照射　　b. 誤った入射角度による照射

[図2] 超音波の伝播特性
a：超音波入射角度は治療対象部位に対して垂直にすることで適切なエネルギー伝播が可能となる．超音波の入射波と反射波が干渉することで熱点が生じ組織損傷の原因となるため，超音波導子は必ず移動させなければならない．
b：超音波入射角度が治療対象部位に対して垂直でない場合，超音波は入射角度と同角度で反対側に反射する（i=j）．組織内に伝播された超音波は入射角度より小さい角度で屈折する（i>r）．入射角度が15°以上になると反射が増大するため，組織内に伝播される超音波エネルギーはほとんどなく効果的な治療は困難となる．

物質）が必要となる．一般的に，超音波は空気などの気体よりも，液体や固体の方が伝播しやすい．このため，超音波療法を実施する場合，超音波導子と皮膚の媒体として超音波ゲル（カップリング剤）が使用される．超音波の伝播速度は，媒質の変形のしやすさと変形速度に依存する．伝播速度は，脂肪が1,440 m/s，筋が1,585 m/s，骨は4,080 m/sと含水が少なく変形しづらい硬い組織ほど早い．超音波は生体内で吸収，反射，屈折，干渉が起こり，組織深層に伝播するに従いエネルギーは減衰する[図2]．

2）超音波療法の治療効果に影響する因子

（1）超音波の伝播特性

①吸収

生体内を超音波が伝播すると，超音波エネルギーが組織に吸収される[図2]．その吸収量によって生体の反応や作用が異なる．超音波の吸収係数は，組織の蛋白質含有量と超音波の周波数に比例して大きくなる．超音波による温度上昇は，蛋白質含有量が多い骨（骨膜），軟骨，腱，靱帯，関節包，筋膜，潰瘍組織に起こりやすい．一方，高含水組織である脂肪は吸収係数が低いため超音波による温熱の発生

Glossary

超音波の伝播物質：超音波を生体内に伝播させるための媒体である．超音波は，軟部組織と空気の間で99.9%が反射するため，必ず超音波導子と皮膚の間に伝播物質となる媒体が必要となる．伝播物質・カップリング剤の超音波伝導率は，脱気水100%，超音波ゲル96%，オリーブ油87%，流動パラフィン78%，水道水59%である．一般的には，超音波伝導率が高い超音波ゲルまたは脱気水を使用する．伝導率が低いと生体内に伝播する超音波が少なくなり，適切な治療効果が得られない．超音波ゲルは，皮膚と超音波導子に隙間が生じないよう塗布する（最低5 mm以上の厚さ）．超音波ゲルは，気体の混入や気泡の発生をなくすよう考慮する（気泡により超音波が反射し伝導率が低下する）．水道水を用いる場合においても同様であり，気泡の発生を防止するよう十分に脱気した水を用いる．超音波ゲルを塗布する際は，患者配慮のため予め心地よい温かさまで加温して塗布することを推奨する．

吸収係数：筋の吸収係数は，筋線維に対する超音波導子の移動方向が平行と垂直の場合で異なる．吸収係数は，1 MHzが皮膚0.62，脂肪0.14，筋（平行:0.28，垂直:0.76），骨3.22である．3 MHzは，皮膚1.86，脂肪0.42，筋（平行:0.84，垂直2.28）である．

第3章 温熱療法

が少なく，選択的に筋や関節構成体を加温できる．超音波の吸収係数は筋より関節構成体が高いため，超音波の適応は関節構成体により認められる．

②反射

反射とは，超音波が照射された入射角と同じ角度で反対側に跳ね返ることをいう [図2]．2つの組織間が接する境界面は，組織の音響インピーダンス（acoustic impedance）の大小の違いによって反射が起こる．高含水組織である皮膚と脂肪および筋は音響インピーダンスに大きな差がないため反射は少ない．音響インピーダンスの違いが大きい骨や金属と筋の境界では反射率が高く，その周囲では温度上昇が著しい部位（熱点，hot spot）が生じることがある．金属は超音波を反射するため加温されない．このため，体内に金属インプラントが挿入されていても安全に照射できる．金属製のプレートやスクリュー固定，人工関節などを有する症例の関節周囲組織の治療として有用である．

③屈折，干渉

屈折とは，照射した超音波が途中で角度を変えて組織内を進行していくことである [図2]．反射と同様に組織境界面で起こりやすく，屈折を起こす組織によって屈折率が異なる．干渉とは，超音波の反射と屈折により複数の超音波が重なることで強度を強めたり弱めたりすることである [図2]．

④減衰，半価層

減衰とは，超音波が組織深層に伝播するに従い，超音波の強度が減少することである [図2]．半価層は，伝播された超音波エネルギーが半減する深さである．

(2) 超音波治療器の性能

①有効照射面積

有効照射面積（effective radiating area；ERA）とは，超音波導子から，実質的に超音波を照射している面積をいう．ERAは，結晶体が均等に振動しないため超音波導子の面積より小さい．このため，ERAは1に近いほど良好であり，ERAが1のときは超音波導子の照射面全体から超音波が照射されていることを示す [図3]．

②ビーム不均等率

ビーム不均等率（beam non-uniformity ratio；BNR）とは，超音波の最大強度（空間最高強度）と平均強度（空間平均強度）の比率であり，超音波強度の均等性を示す．臨床で使用する超音波治療器はBNRが5：1以下のものが推奨される．BNRが6：1以上のものは局所に熱が集中する熱点（hot spot）が生じやすく，空洞化現象の原因となるため使用しないことが望ましい．BNRが9：1で空間平均強度 2 W/cm^2 で照射した場合，局所に 18 W/cm^2 の高強度の超音波が照射されることとなり，組織を損傷する [図4]．

(3) 超音波療法の治療条件（出力設定・照射条件）

①周波数

周波数は，1 MHz と 3 MHz の2つがあり，1 MHz が深層組織（皮下 2〜5 cm 前後），3 MHz は

Glossary

音響インピーダンス：密度と音速の積で表される．組織の境界を超音波が通過するときの反射率を決定する．組織が硬く重いほど大きくなる．組織間の反射率は，脂肪/筋が1%，筋/骨が15〜40%と高い．

空洞化現象：不安定なキャビテーション（後述）によって，組織に点状出血と気泡形成が起こり組織に空洞が生じること．組織損傷の原因となる．

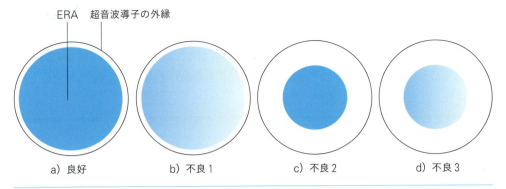

[図3] 有効照射面積
a：超音波導子の表面積に近似した ERA（超音波出力の均等性が高い ERA）.
b：超音波出力が不均等な ERA.
c：超音波導子の表面積に対して著しく小さい ERA.
d：超音波導子の表面積に対して著しく小さく, 出力も不均等な ERA.

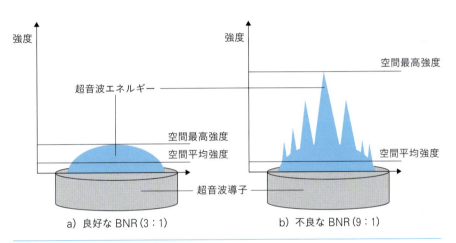

[図4] ビーム不均等率
a）良好な BNR では超音波がドーム状に出力される（超音波出力の均等性が高い）.
b）不良な BNR では超音波がスパイク状に出力される（超音波出力の均等性が低い）.

表層組織（皮膚表面〜2 cm 前後）の治療に適応する．3 MHz は 1 MHz よりエネルギーが集束するため温度上昇が急遽であり，その上昇率は約 3 倍にも及ぶ．このため，3 MHz を使用する場合は 1 MHz より低い強度の設定が必要となる．

②強度

強度は，通常の超音波の場合が $2\ W/cm^2$，パルス超音波の場合が $3\ W/cm^2$ を上限とする．非温熱効果が $0.05〜1\ W/cm^2$，温熱効果は $1〜2\ W/cm^2$ を適応する．いずれも後述する照射時間率との組み合わせが重要である．強度は，患者の違和感や痛みの訴え，体格（痩せ・肥満），部位（軟部組織の厚さ）を考慮して調整する．高強度の照射は骨膜痛や熱傷を引き起こす可能性があるため，注意深く患者の訴えや皮膚の状態を確認する．感覚障害や痛みを訴えることのできない患者への照射は禁忌である．

③照射時間率

照射時間率は，1 秒間に超音波が照射されている時間の比率である．照射時間率 100％（超音波）とは，常時に超音波が照射されていることを示す．一方，照射時間率 100％未満（パルス超音波）とは，

第3章 温熱療法

間欠的に超音波が照射されていることを示し，超音波が照射されない休止時間がある．照射時間率50％では，1秒間に超音波が0.5秒間照射され残りの0.5秒間が休止時間となる．したがって，10分の治療時間では5分間だけ超音波が照射されていることになる．温熱効果は，強度 $1\sim2\,W/cm^2$ を照射時間率100％にて，非温熱効果は強度 $0.05\sim1\,W/cm^2$ を照射時間率 $20\sim50$％にて適応し，治療組織の深度を評価したうえで周波数を決定し施行する．

病期による適応は，炎症や浮腫が顕著な急性期から亜急性期は非温熱効果を，組織の癒着や瘢痕が生じる亜急性期から慢性期においては温熱効果を目的とした治療を行う．骨癒合を目的とした骨折治療では，低出力パルス超音波療法（low intensity pulsed ultra sound；LIPUS）を用いる．

④治療時間

治療時間は，急性期は $3\sim5$ 分程度，慢性期は $5\sim10$（15）分程度である．治療時間は病態に応じて，治療目的，治療範囲，出力設定とともに調整することが必要である．

⑤治療範囲

1回の治療範囲は，ERAの約2倍（2.27倍）以内とする．治療範囲がERAの約2倍以上になると，治療部位に伝播される超音波エネルギー量が少なくなり，適切な治療効果が得られない．ERAの約2倍を超える広範囲の治療を行うときは数回に分けて実施する．

2．生理学的作用

超音波療法は非温熱効果（non thermal effect）と温熱効果（thermal effect）を有し，超音波の強度を高くすることで温熱効果が得られる．一般的に超音波の効果とは，非温熱効果と温熱効果を複合したものとなる．非温熱効果と温熱効果のいずれが優位に作用するかは，生体に与える超音波エネルギー量や組織の吸収係数，反射率，熱伝導率，循環状態（血液や組織液の水分量）によって決定される．

1）非温熱効果（機械的効果；mechanical effect）

非温熱効果による生理学的作用および関連する臨床効果を表1に，作用機序を図5に示す．超音波の非温熱効果は温熱の発生を極力避け，超音波の機械的振動による効果である．非温熱効果は，超音波がマイクロマッサージ（micro massage）やキャビテーション（cavitation）およびマイクロストリーミ

Glossary

低出力パルス超音波療法（LIPUS）：新鮮骨折や骨癒合が遅延した難治性骨折，偽関節に適応される．LIPUS（ライプス）の微弱かつ間欠的な超音波刺激による音圧効果が骨芽細胞の活性を高め，骨癒合を促進する．骨折では，40％前後の治癒期間短縮の報告がある[1]．LIPUSは自宅での自己治療が可能であるが，患者自身の自己治療では骨折部位への適切な超音波導子の貼付が難しく，十分な治療効果が得られにくいことがあるため，きめ細かい患者教育が重要である．近年では，骨折治療以外にも軟部組織損傷や顎関節痛および歯科領域のインプラント治療においても利用されている．出力設定は，治療器によるが周波数 $1.5\cdot3\cdot5\,MHz$，強度 $30\cdot45\cdot60\,mW/cm^2$ が選択可能である．照射時間率20％，治療時間は $20\sim30$ 分/回であり，固定法にて実施する．

マイクロマッサージ：超音波の高周波振動刺激によって粒子が微細かつ高速に振動を起こすこと．

キャビテーション：超音波の流れに沿った液体（組織液・血液）内に生じる小さな気泡の発生であり，気泡の圧縮と拡張の反復をいう．キャビテーションには安定型と不安定型がある．安定したキャビテーションとは，小さな気泡の安定した圧縮と拡張の反復であり，細胞の活性度が促進する．不安定なキャビテーションとは，気泡径が短時間で大きく変化するものであり，気泡の破裂が生じる．局所に高圧・高温をもたらし組織損傷の原因となる．不安定なキャビテーションは，同一組織に対して高強度または固定法による持続的な照射，不良なBNRの超音波導子を使用することによって生じる．

[表1] 超音波の非温熱効果による生理学的作用と関連する臨床効果

生理学的作用	臨床効果
細胞活性の促進 組織代謝の促進 細胞膜透過性の亢進 皮膚・血管壁透過性の亢進 細胞間隙の組織液の流動促進 イオン移動の促進 肥満細胞の脱顆粒の増加 化学走化性因子とヒスタミン遊離の増加 マクロファージの反応性の増強 血管新生因子の合成と遊離による血管形成の発達促進 カルシウム沈着物（石灰）の再吸収 細胞内カルシウムの増加 線維芽細胞による蛋白合成率の促進 骨芽細胞の活性促進	炎症の軽減 疼痛の軽減 関節可動域の増大（鎮痛・抗炎症作用による） 浮腫の軽減 軟部組織の治癒促進 　筋損傷・腱損傷・靱帯損傷など 　捻挫・打撲など 創傷の治癒促進 　切傷・手術創など 褥瘡の治癒促進 潰瘍の治癒促進 骨癒合の促進 　新鮮骨折・難治性骨折・偽関節など

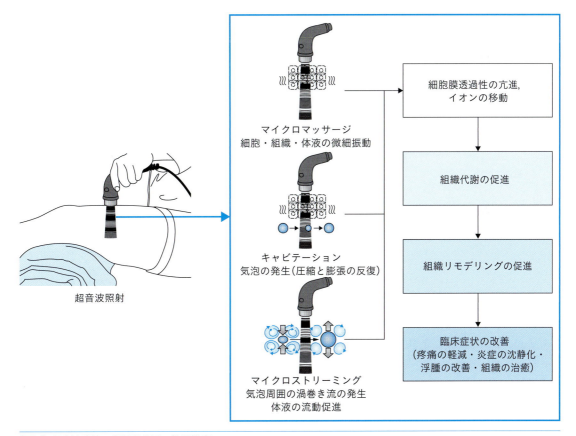

[図5] 超音波療法の非温熱効果の作用機序

Glossary

マイクロストリーミング（微細流）：気泡が振動した部位の周辺で起こる局所の液体の流れ（渦巻き流）である．さらに，超音波によって一定方向に細胞液や組織液が流れることをアコースティックストリーミング（音響流）という．

第3章 温熱療法

[表2] 超音波の温熱効果による生理学的作用と関連する臨床効果

生理学的作用	臨床効果
組織温度の上昇 組織代謝の促進 コラーゲン線維の伸張性増加 コラーゲン線維の配列異常抑制 筋硬度の低下（筋粘弾性の変化） 筋緊張の低下（γ運動ニューロンの興奮性低下） 疼痛閾値の上昇 　痛覚閾値，圧痛閾値，伸張痛閾値の上昇 局所血流の促進 　循環血液量の増大 　血流速度の向上 　酸素化ヘモグロビン濃度の増大 　（組織酸素化の促進） 交感神経活動の抑制 神経伝導速度の変化	軟部組織伸展性の増大 筋硬結の軽減 筋スパズムの軽減 拘縮の改善と予防 　廃用，ギプス固定後，術後の癒着，瘢痕など 関節可動域の増大 筋機能の向上 疼痛の軽減 筋疲労の軽減 リラクゼーション パフォーマンスの向上

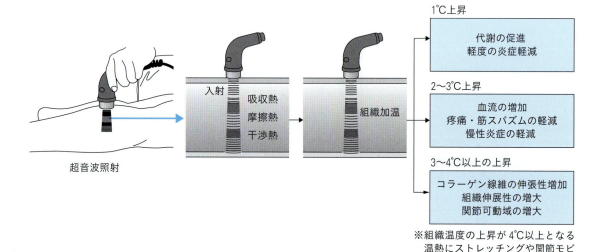

[図6] 超音波の温熱効果の作用機序

ング（microstreaming）を引き起こすことで，細胞膜透過性の亢進やイオンの移動を促進し，組織のリモデリングを活性化する．超音波の臨床効果としては，炎症の鎮静化や浮腫の軽減，骨や軟部組織の治癒促進などがある．

2）温熱効果

　温熱効果による生理学的作用および関連する臨床効果を表2に，作用機序は図6に示す．超音波による熱の産生は，組織に吸収されたエネルギー量（吸収熱）が大きくなると，イオンなど分子が振動することで摩擦熱が生じる．反射や屈折により超音波が干渉する部位では超音波エネルギーが収束するためhot spotが発生する．超音波は，表在性温熱療法の伝導熱とは異なり，生体内で熱に変換されるエネルギー変換熱である．超音波による筋温の上昇率［表3][2,3]と温度上昇の違いによる生理学的作用[2-4]を図6に示した．これを参考に，期待する生理学的効果が得られる温度となるよう周波数と強度および照射時間を調整し治療計画を立案する．

[表3] 超音波による骨格筋の温度上昇率（℃ / min）

強度（W/cm²）	周波数（1 MHz） （深部 2.5〜5.0 cm）	周波数（3 MHz） （深部 0.8〜1.6 cm）
0.5	0.04℃	0.3℃
1.0	0.2℃	0.6℃
1.5	0.3℃	0.9℃
2.0	0.4℃	1.4℃

(Draper DO et al, 1995)[2,3] を改変

【部位】
　頸部
【疾患】
　いわゆる肩こり症, 頸肩腕症候群, 変形性頸椎症, 頸椎椎間板ヘルニア, 頸椎脊柱管狭窄症, 関節疾患, 頸椎骨折, 頸部に関する筋損傷, 靱帯損傷, 頸椎固定後, 他.
【臨床症状】
　疼痛, 関節可動域制限, 筋スパズム, 筋硬結, 頸椎疾患由来の上肢の感覚障害・運動障害, 術後の癒着・瘢痕, 創傷（手術創含む）, 褥瘡, 他.

【部位】
　上肢
【疾患】
　肩関節周囲炎, 腱板損傷, 石灰沈着性腱板炎*, 変形性肩関節症, 関節リウマチ, 関節疾患, 腱鞘炎, 絞扼性神経障害（肘部管症候群・手根管症候群）, 手指疾患, 骨折, 上肢に関する筋損傷, 腱損傷, 靱帯損傷, 他.
【臨床症状】
　疼痛・関節可動域制限, 筋スパズム, 筋硬結, 創傷（手術創含む）, 浮腫, 褥瘡, 他.

*石灰吸収作用による鎮痛作用と可動域増大

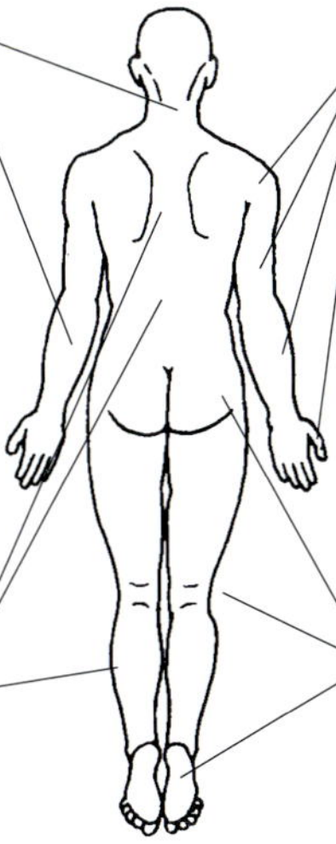

【部位】
　体幹
【疾患】
　背部痛・筋・筋膜性腰痛, 変形性腰痛症, 腰椎椎間板ヘルニア, 腰椎脊柱管狭窄症, 関節疾患, 腰椎圧迫骨折, 腰椎骨折, 体幹に関する筋損傷, 靱帯損傷, 腰椎固定後, 他.
【臨床症状】
　疼痛, 関節可動域制限, 筋スパズム, 筋硬結, 腰椎疾患由来の下肢の感覚障害・運動障害, 創傷（手術創含む）, 褥瘡, 他.

【部位】
　下肢
【疾患】
　変形性股関節症, 変形性膝関節症, 変形性足関節症, 関節リウマチ, 関節疾患, 絞扼性神経障害（知覚異常性大腿痛）, 足指疾患, 骨折, 下肢に関する筋損傷, 腱損傷, 靱帯損傷, 他.
【臨床症状】
　疼痛・関節可動域制限, 筋スパズム, 筋硬結, 創傷（手術創含む）, 浮腫, 褥瘡, 他.

[図7] 超音波療法の適応
身体部位や疾患による適応をまとめているが, 基本的には臨床症状を重視した評価・治療を行うことが重要である.

3. 治療の実際とリスク

1) 適応と治療の意思決定手順

　超音波療法の適応は図7に, 治療の意思決定手順は図8に示す. 主な適応は, 運動器の病変, 神経根や神経の圧迫・刺激症状, 軟部組織損傷後の組織再生である. いずれにしても適応の判断には, 疾患ではなく患者が示す臨床症状を重視する.

2) 基本的な治療手技

　患部に超音波導子を接触させる直接法（移動法：ストローク法, 回転法, 固定法）, 患部に接触せず

第3章 温熱療法

病期判断，適応，治療目標の決定	→	出力設定，照射条件の決定	→	実施条件の決定	→	治療
●病期 　急性期・亜急性期・慢性期 ●部位 　頸部・体幹・上肢・下肢 ●組織 　皮膚・筋・腱・靱帯・関節・骨 ●症状 　疼痛・拘縮・硬結・癒着・瘢痕・炎症・浮腫・創傷・褥瘡・骨折 ●治療目標 　疼痛の軽減 　拘縮の改善 　癒着・瘢痕の軽減 　炎症の軽減 　浮腫の軽減 　軟部組織の修復 　骨癒合の促進		●治療法 　超音波療法・LIPUS ●周波数 　超音波療法 　　1MHz（深層組織） 　　3MHz（表層組織） 　LIPUS 　　1.5MHz（中間組織） 　　3MHz（表層組織） ●強度 　0.05〜1W/cm²（非温熱効果） 　1〜2W/cm²（温熱効果） ●照射時間率 　パルス超音波（非温熱効果） 　連続性超音波（温熱効果） ●照射時間 　超音波療法 　急性期〜亜急性期3〜5分間（非温熱効果） 　亜急性期〜慢性期5〜10(15)分間（温熱効果） 　LIPUS 20〜30分間 ●照射範囲 　ERAの約2倍の範囲内		●カップリング剤の選定 　超音波ゲル（治療部位に塗布） 　脱気水 ●超音波導子のサイズ選定 　サイズ大 　サイズ小 　（部位による選定） ●実施方法 　ストローク法 　回転法 　固定法（LIPUSのみ） 　水中法（四肢遠位の凹凸部） ●移動速度（超音波導子移動速度） 　BNR5：1以下=1cm/s 　（いずれの早さでも可） ●実施回数 　治療目的と患者の反応，臨床症状の変化（効果判定）によって決定する		●超音波導子の入射角度 　治療部位に対し垂直とする． ●超音波導子の押圧強度 ・急性期（脆弱な組織） 　組織が扁平するほど強い押圧は行わない． 　褥瘡・創傷部位では，創部の開口に留意する． ・慢性期（硬い組織） 　組織のリラクゼーション効果やさらなる深部組織への照射を可能とするため（深部組織への物理的距離を短縮するため），押圧力を高め施行する．また，押圧力の増減を調整し，更なるリラクゼーション効果や他動的筋（pumping）作用を引き出す．

[図8] 超音波療法の意思決定手順

に施行する間接法（水中法，超音波連結シート法）がある [図9]．固定法は，hot spotによる定在波の発生で，血球の鬱滞や血小板凝固，血管内皮損傷[5]などの危険性があるため，LIPUSのみの適応となる．水中法は，皮膚表面の凹凸が顕著な骨突出部に適応する．超音波連結シートは，超音波ゲルを併用しながら褥瘡治療に適応する．

3）応用治療

（1）神経根（傍脊柱部）に対する超音波療法

患部に超音波を照射する方法のほかに，脊柱疾患の神経根症状や神経性間欠跛行に対し，責任高位の神経根または神経節近傍の傍脊柱部を照射する方法がある．臨床適応は，腰椎椎間板ヘルニアや腰椎脊柱管狭窄症に対する腰椎後方除圧手術後の下肢遺残症状[6]，腰椎脊柱管狭窄症の神経性間欠跛行[7]，関節リウマチおよび変形性関節症[8]から生じる臨床症状である．腰椎椎間板ヘルニアと腰椎脊柱管狭窄症患者には側臥位で超音波を照射し，後者は屈曲位を強調して行う．超音波は，患部1/3，神経根部2/3に分けて照射する方法[8]がある．

（2）超音波療法と徒手療法の複合治療

ストレッチングや関節モビライゼーションを超音波の照射直後または照射中に実施すると，それぞれの単独施行よりも関節可動域が増大する[9-11] [図10]．超音波照射直後は，超音波の温熱効果により軟部組織の基礎となるコラーゲン線維の粘弾性や伸張性が最大となるため，ストレッチングの効果が最も得られやすい[3,12]．超音波の温熱効果は時間経過とともに低下するため，ストレッチングは超音波照射

5 エネルギー変換療法（超音波療法）

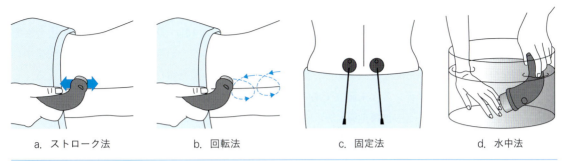

　　　a．ストローク法　　　　　b．回転法　　　　　　c．固定法　　　　　　d．水中法

[図9] 超音波療法の実施方法
a：ストローク法（ERA の約 2 倍の範囲以内を直線状に往復して動かす）
b：回転法（ERA の約 2 倍の範囲以内を円状に回転させながら動かす）
c：固定法（LIPUS のみの適応）
d：水中法（四肢遠位の凹凸部に適応）
　・治療手順
　①水を脱気する（水道水は気泡が発生しやすく，気泡によって超音波が反射し伝導率が低下するため，十分に脱気した水を使用する必要がある）．
　②プラスチックまたはゴム製の水槽や容器に脱気水を入れる．金属製（アルミ製）の容器は超音波が反射するため使用してはならない．
　③適温の 38〜40℃の温水で行う（より温熱効果を高めたい場合は 40〜42℃とする）．
　④治療目的（炎症や RSD 治療など）によっては交代浴と併用する．
　⑤治療部位を入水した後に，（治療を行う前に）超音波導子と治療部位の気泡を取り除く．
　⑥治療部位と超音波導子の間には必ず水を媒介させるため 1 cm 程度の間をあける．
　⑦脱気していない水道水はカップリング剤より超音波の伝導率が低いため，直接法より強度は高めに，照射時間は長く設定する．
　⑧治療者の手が水に触れないように施行する（治療者の手に反復した超音波の照射がないように）．

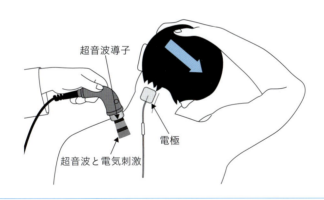

[図10] 超音波と電気刺激およびストレッチングの複合治療
僧帽筋上部線維のセルフストレッチングに超音波療法と電気刺激療法を併用した例を示している．超音波療法と電気刺激療法の併用方法は，あらかじめ他部位に電極を貼付した後，患部に超音波導子を適応させ，超音波と電気刺激を同時に出力する．炎症の沈静化や軟部組織の修復には非温熱効果を目的とした超音波と微弱電流刺激を，筋スパズムや拘縮には温熱効果を目的とした超音波と高電圧パルス電気刺激の併用を推奨する．

後速やかに実施する[3,12]．超音波の温熱効果が最大であり，ストレッチングが効果的に施行できる時間帯を stretching window と表現される[3,12]．超音波療法とストレッチングは，筋の粘弾性や伸張性[13,14]の向上，感覚耐性（疼痛閾値）の増大[15,16]などの効果があり，これらの相乗効果によって関節可動域が増大する．また，超音波療法とストレッチングは筋組織内の血液循環量を増大させるため[17,18]，単独施行に比べ発痛物質や発痛増強物質および代謝産物などの還流が促進する可能性があり，さらなる鎮痛効果が期待できる．

(3) 超音波療法と各種物理療法の複合治療

超音波と電気刺激の複合治療は，鎮痛と組織修復に作用する [図10]．表在性温熱療法との複合治療は，表層組織と深層組織の全体的な加温が可能である．気泡浴との複合治療は，人工高濃度炭酸泉中に気泡と超音波の同時出力が可能な装置があり，疼痛や拘縮および組織修復などの治療に応用できる．しかしながら，これらのエビデンスは未確立である．

(4) フォノフォレーシス（超音波薬剤導入法）

超音波により皮膚角質層の透過性を高め，経皮薬の浸透性を促進する治療法である．治療方法は，薬剤を超音波（カップリング剤使用）とともに適応する．治療手順は，患部の皮膚と超音波導子をアルコールで拭き，適量の薬剤を皮膚に塗布し適度に馴染ませた後に，カップリング剤を用いて超音波を照射する．その他にも，超音波の照射後に薬剤を塗布する方法がある．経皮薬は，炎症が伴う疼痛には抗炎症作用のある薬剤（非ステロイド薬・ステロイド薬）を使用する．主な効果は，炎症および疼痛の軽

[表4] 超音波療法の禁忌事項

禁忌事項	理由
頭部（目，耳）	目や耳の液体部分の空洞化が発生する．
生殖器	配偶子の発達に影響する．
中枢神経系（脳・脊髄）	脳脊髄液に空洞化が発生する．
椎弓切除術後	椎弓切除術後は骨などの被覆組織を除去しているため，超音波が脊髄に達する危険性がある．特に第1，2腰椎よりも上位では注意する．
悪性腫瘍	動物実験の結果では腫瘍の増大が認められている．医科領域では，悪性腫瘍に対して高密度焦点式超音波療法ががんの縮小や破壊に利用されるが，リハビリテーション医学領域の超音波療法にその適応はない．
妊婦の腹部，腰部，骨盤部（妊娠の可能性がある者を含め）	胎児の発達異常を引き起こす．
胸部インプラント	インプラント内部の圧を高めて破壊する．
植込み型電子装置（ペースメーカー，除細動器の埋め込み部など）	ペースメーカーを加熱することや電気回路を妨害する．四肢の遠位には実施する場合がある．
合成高分子化合物のインプラント（骨セメント，合成樹脂など）	合成高分子化合物のインプラントは，超音波の吸収が高くインプラントを加温する．金属製インプラントのプレートやスクリュー，人工関節は超音波を反射するため加温されず安全である．
成長期の骨端線	強度 3 W/cm^2 以上を長時間照射することで骨の発育抑制が生じるという報告がある．低強度の照射では影響がないという報告がある．いずれにしても骨端線への照射は極力避ける．
麻痺部・麻酔の施行部位・感覚障害部位・意思表示ができない者	感覚障害のある部位では過量の超音波を照射する可能性がある．意思伝達ができない者も同様である．
放射線治療部位	他の組織に転移する可能性がある．
血栓性静脈炎・深部静脈性血栓症	血栓の移動を促進することや部分的な破壊を惹起する．
循環障害部位	代謝の増大に対応する十分な動脈循環がなければ組織破壊を惹起する．
血友病患者	易出血性は適応なし．
感染症（結核・敗血症を含む）	局所的な細胞と組織の破壊，菌の拡散により，全身性の問題に発展する可能性がある．
心臓疾患	頸動脈洞または頸神経節，星状神経節，迷走神経，胸郭上に照射すると反射活動によって心臓の調律を乱し，圧受容器を刺激する．
出血や血腫が起こりやすい組織	出血の可能性がある．
急性損傷や炎症のある部位	高強度・連続性超音波（温熱効果）による照射は急性炎症を悪化させる．関節では軟骨破壊が進行する．
骨折	骨折が完全に治癒していない箇所に対する高強度の照射は骨癒合を阻害する可能性がある．骨折には LIPUS を用いる．

減である．推奨する出力設定は，周波数 3 MHz，強度 0.5 〜 0.75 W/cm^2，照射時間率 20%，照射時間 5 〜 10 分間である．しかしながら，超音波は非温熱効果と温熱効果においても薬剤の浸透性が向上するため，患者の病期と臨床症状に応じた最適な照射条件を決定することが重要である．

4）超音波療法の禁忌事項

禁忌事項は表 4 に示す．超音波によって組織の構造と機能を損傷する可能性があるため禁忌とされている．

（森下勝行）

文献

1) Heckman JD et al：Acceleration of tibial fracture healing by non-invasive, low-intensity pulsed ultrasound. *J Bone Joint Surg* **76**(1)：26-34, 1994.
2) Draper DO et al：Rate of temperature increase in human muscle during 1 MHz and 3 MHz continuous ultrasound. *J Orthop Sports Phys Ther* **22**(4)：142-150, 1995.
3) Draper DO et al：Rate of temperature decay in human muscle following 3 MHz ultrasound：The stretching window revealed. *J Athl Train* **30**(4)：304-307, 1995.
4) Knight KL, Draper DO：Therapeutic Modalities. In：The art and science, 2th ed, Lippincott Williams & Wilkins, Philadelphia, 2013, p263.
5) Dyson M et al：The production of blood cell stasis and endothelial damage in the blood vessels of chick embryos treated with ultrasound in a stationary wave field. *Ultrasound Med Biol* **1**(2)：133-148, 1974.
6) 石田和宏・他：腰椎後方手術後の遺残症状に対する超音波療法の効果；無作為単盲検プラセボ対照比較試験．理学療法学 **34**(5)：226-231, 2007.
7) 青木一治・他：腰部脊柱管狭窄症の神経性間欠性跛行に対する超音波療法．総合リハ **22**(4)：317-321, 1994.
8) 松澤 正，江口勝彦（監修）：物理療法学，改訂第 2 版，金原出版，2012, p143.
9) Draper DO et al：Immediate and residual changes in dorsiflexion range of motion using an ultrasound heat and stretch routine. *J Athl Train* **33**(2)：141-144, 1998.
10) Draper DO：Ultrasound and joint mobilizations for achieving normal wrist range of motion after injury or surgery：A case series. *J Athl Train* **45**(5)：486-491, 2010.
11) Wessling KC et al：Effects of static stretch verses static stretch and ultrasound combined on triceps surae muscle extensibility in healthy women. *Phys Thr* **67**：674-679, 1987.
12) Rose S et al：The stretching window part two：Rate of thermal decay in deep muscle following 1-MHz ultrasound. *J Athl Train* **31**(2)：139-143, 1996.
13) 森下勝行・他：超音波照射が筋硬度と関節可動域に与える影響．生体応用計測 **2**：7-10, 2011.
14) Nakamura M et al：Acute effects of static stretching on muscle hardness of the medial gastrocnemius muscle belly in humans：An ultrasonic shear-wave elastography study. *Ultrasound Med Biol* **40**(9)：1991-1997, 2014.
15) Morishita K et al：Effects of therapeutic ultrasound on range of motion and stretch pain. *J Phys Ther Sci* **26**(5)：711-715, 2014.
16) Nakamura M et al：Acute Effects of stretching on passive properties of human gastrocnemius muscle-tendon unit：Analysis of differences between hold-relax and static stretching. *J Sport Rehabil* **24**(3)：286-292, 2015.
17) Morishita K et al：Effects of therapeutic ultrasound on intramuscular blood circulation and oxygen dynamics. *J Jpn Phys Ther Assoc* **17**(1)：1-7, 2014.
18) Kruse NT et al：Effect of self-administered stretching on NIRS-measured oxygenation dynamics. *Clin Physiol Funct Imaging*. doi：10.1111/cpf.12205.2014.

第4章

寒冷療法

1　寒冷療法：総論

　寒冷療法（cryotherapy）は皮膚表面から低温物体（液体，固体，気体）を接触させることにより皮膚表面，皮下組織などの表在組織や筋などの深部組織で発生した熱エネルギーを吸収して冷却する治療法である．紀元前300〜400年，Hippocrates（ヒポクラテス）は外傷による腫れや痛みを軽減するのに寒冷を用い，発熱には冷水を飲むことを勧めていた[1]．1970年頃になると，寒冷療法と運動療法を併用した寒冷運動療法（クライオキネティックス；cryokinetics）が実施されるようになった．現在ではスポーツ障害の分野を中心に，急性外傷の応急処置やトレーニング後のクーリングダウンなどの場面で寒冷療法は用いられている[2]．スポーツ分野では，外傷時に用いる冷却をアイシング（icing），コンディショニングで用いる冷却をクーリング（cooling）として用語を分けて使用していることが多い．
　寒冷療法は生体のもつ熱エネルギーを損失させることにより，局所循環動態や神経筋系に対して促通，抑制の生理学的効果を与える物理療法である．寒冷刺激を加えると温度覚受容器が反応する．温度覚受容器は有髄神経であるAδ線維や無髄神経であるC線維の自由神経終末およびポリモーダル受容器である．これらの感覚神経は交感神経節後線維により調節されており，受容器の興奮は脊髄後角を介して上位中枢へ伝えられる．同じ経路を上行するものとして痛覚があり，痛覚の求心路は自律神経系，姿勢調節系，運動系，情動系の中枢部位を経由して上行する[3]．温度受容器の温覚と冷覚は刺激温度により反応が異なる（第3章2．図5，p84参照）[2]．皮膚温度が35℃以下になると温覚受容器より冷覚受容器の反応が大きくなる．皮膚温度15℃以下では冷痛覚受容器が反応するため，痛みとして知覚される．さらに，皮膚温度が低下して10℃以下なると感覚麻痺の状態になる．これらの受容器の反応には個人差があり，中心温度や脂肪厚にも関係している．

1．寒冷療法の分類

　寒冷療法は熱の伝導により，①伝導冷却法，②対流冷却法，③気化冷却法の3つに大別できる[1]．
　（1）伝導冷却法（conductive cooling）
　氷やアイスパックなどの低温物体を生体に直接または間接的に接触させることで生体の熱エネルギーを吸収する冷却法である．
　（2）対流冷却法（convective cooling）
　生体とは異なる温度をもつ媒体（冷水や冷気など）を対流させ，そのなかに生体を置くことで熱エネ

Glossary

Hippocrates：紀元前5世紀頃のギリシャの医師であり，健康・病気を自然の現象と考え，科学に基づく医学の基礎をつくったことで「医学の祖」と称されている．二千年以上前に，医師の職業倫理について書かれた宣誓文が「ヒポクラテスの誓い」である．
cryo（Kpvo）：ギリシャ語のCrystallos〔氷（結晶）の冷たい〕を意味しており，cryotherapyは「冷たい治療（寒冷療法）」を意味している．
寒冷運動療法（cryokinetics）：疾病や外傷の治療を目的として寒冷療法と運動療法を組み合わせて実施するものである．

ルギーを吸収する冷却法である．

（3）気化冷却法（evaporative cooling）

液体（エタノールなどのアルコール類）は気体へ気化する際に熱エネルギー（気化熱，蒸発熱）を必要とする．これらを塗布または噴霧することでその周囲の熱エネルギーを吸収する冷却法である．

2. 寒冷療法の治療原理

高温物体と低温物体を接触させると熱エネルギーの移動（熱の伝導）が起こり，低温物体の温度が上昇して熱平衡に達する．このときの高温物体と低温物体の熱容量の総和は変化しない．これが熱量保存の法則（熱力学第1法則）である．熱の伝導は接触している高温物体から低温物体へ一方向に伝導する（熱力学第2法則）．熱エネルギーとは分子の運動エネルギーであり，固体（固相）→液体（液相）→気体（気相）へ相転移するにつれて分子の運動エネルギーは大きくなる．物体の温度を1K（ケルビン；絶対温度）上げるのに必要な熱量がその物体の熱容量であり，1g当たりの熱容量が比熱容量 J/g·K となる．比熱容量（比熱）は物体の種類により異なり，質量が大きければ熱容量は大きくなる．比熱が大きい物質は熱容量が大きく，温まりにくく，冷めにくい性質をもっている [表][2]．

熱容量 C（J/K）の物体の温度を ΔT（K）上昇させるのに必要な熱量 Q（J）は，

$$Q = C \cdot \Delta T \cdots\cdots (1)$$

比熱 c（J/g·K），質量 m（g）の物体の温度を ΔT（K）上昇させるのに必要な熱量 Q（J）は，

$$Q = mc \cdot \Delta T \cdots\cdots (2)$$

式（1）と式（2）より

熱容量 C = mc（質量×比熱）となる．

水は他の物質に比べて比熱容量が大きく熱伝導性にすぐれているため，寒冷療法において有用な物質である [表]．固体である氷が液体である水に相転移する際に，必要な熱量を融解熱（凝固熱）という．0℃の氷から0℃の水に相転移するには，333.5 J/g の熱量を必要とする．

氷のアイスパックが－1℃から5℃の水になるために必要な熱量とコールドパック（ゼラチン状の物質に水と不凍液を混ぜたもので0℃以下でも凍結しない）が－15℃から5℃になるために必要な熱量を1kg当たりで比較すると次のとおりとなる．

[表] **熱伝導率と比熱容量**

媒体	熱伝導率 W/(m·K)	比熱容量 J/(g·K)
氷	2.20	2.00
水（20℃）	0.58	4.18
パラフィン	0.24	2.72
空気（20℃）	0.03	1.00
血液	0.56	3.63
骨	0.46	1.59
筋	0.46	3.74
皮膚	0.37	3.76
脂肪	0.21	2.30
鉄	80.00	0.44
アルミニウム	237.00	0.91
銅	398.00	0.39

0℃=273.15 K（ケルビン；絶対温度）　　（目黒，2014）[2] を改変

Glossary

熱量の単位：以前はカロリー（cal）を使用していたが，現在はジュール（J）を使用する．熱力学カロリーでは 1 cal = 4.184 J となる．「カロリー」という言葉は，ラテン語で「熱」を意味する calor に由来する．

ジュール（J）：1ジュール（J）は1Nの力で物体を1m動かすときの仕事量である．1 J = 1 N·m．ジュールはイギリスの物理学者 James Prescott Joule（ジェームズ・プレスコット・ジュール）に由来する．

第4章 寒冷療法

- コールドパック

−15℃から5℃までの20℃の温度変化を生じるための熱量は，水を20℃変化させるときの熱量に等しいので，

$$\text{熱量} = \text{質量} \times \text{比熱} \times \text{温度変化}$$
$$= 1\,\text{kg} \times 4{,}180\,\text{J/(kg·℃)} \times 20℃$$
$$= 83{,}600\,\text{J}$$

- アイスパック

−1℃から5℃までの6℃温度変化を生じるための熱量は，氷の温度変化，融解熱，水の温度変化の3相で必要な熱量の総和となる．

氷が−1℃から0℃まで温度変化したときの熱量

$$\text{熱量} = 1\,\text{kg} \times 2{,}000\,\text{J/(kg·℃)} \times 1℃ = 2{,}000\,\text{J}\cdots\cdots\text{①}$$

0℃の氷から0℃の水に相転移したときの熱量（融解熱）

$$\text{熱量} = \text{質量} \times \text{融解熱}$$
$$= 1\,\text{kg} \times 333{,}500\,\text{J/kg} = 333{,}500\,\text{J}\cdots\cdots\text{②}$$

水が0℃から5℃まで温度変化したときの熱量

$$\text{熱量} = 1\,\text{kg} \times 4{,}180\,\text{J/(kg·℃)} \times 5℃ = 20{,}900\,\text{J}\cdots\cdots\text{③}$$

熱量の総和①＋②＋③は

$$2{,}000\,\text{J} + 333{,}500\,\text{J} + 20{,}900\,\text{J} = 356{,}400\,\text{J}$$

したがって，−15℃のコールドパックが20℃温められるのに必要な熱量（83,600 J）よりも−1℃の氷が6℃温められて水になるのに必要な熱量（356,400 J）の方が約4倍大きくなる．これは，氷を使ったアイスパックの方が多くの熱エネルギーを吸収することを意味している．

3. 寒冷療法の生理学的特性

寒冷療法は主にスポーツ障害である急性外傷やオーバーユース症候群（overuse syndrome）の治療や予防として活用されている．急性外傷（一次的外傷性損傷）に寒冷療法を適応する目的は，急性外傷によって起こる二次的外傷性損傷の抑制である．オーバーユース症候群や反復運動過多損傷（repetitive stress injury；RSI）は前駆症状として遅発性筋痛（delayed onset muscle soreness；DOMS）や慢性的な筋疲労などが発生する．これらの前駆症状を見逃さずに，DOMSの予防やトレーニング後の筋疲労からの早期回復を目的として寒冷療法が利用されている．

Glossary

オーバーユース症候群（使いすぎ症候群）：同じ動作の反復トレーニングによって過度な負担がかかることで起こる機能障害である．トレーニング後の筋疲労や疼痛管理，およびトレーニング前後のウォーミングアップやクールダウンが予防において重要である．

二次的外傷性損傷：一次的外傷性損傷による組織破壊後に，炎症反応や毛細血管の内出血により，周辺の正常組織までもが二次的に破壊される損傷である．二次的外傷性損傷を軽減することが，早期回復の意味からも重要である．

反復運動性過多障害：スポーツ活動だけでなく，パソコンなどを使う事務作業や仕事において長期間の反復的な作業によって起こる機能障害である．

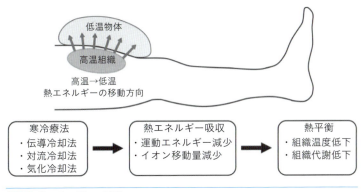

[図1] 熱エネルギーの移動
高温物体から低温物体に熱が伝導する（熱力学第1法則）．高温物体の温度は低下し低温物体の温度が上昇することで平衡状態（平衡熱）に向かう．

過度な外力や内力により発生した組織の損傷部は，炎症反応による熱感，発赤，疼痛，腫脹などの症状を呈する．寒冷療法は炎症反応で産生される熱エネルギーを吸収して組織を冷却する[図1]．炎症反応を起こした組織は，周辺の正常組織よりも高温となり，低温の物体を接触させることで熱エネルギーの移動が起こる．熱エネルギーを放出した部分ではイオンなどの代謝産物の移動量が減少するため，組織代謝も低下する．Knightは，寒冷療法の主な生理学的作用は組織代謝の低下であると述べている[4]．

主な生理学的作用は①組織温度の低下，②組織代謝の低下，③炎症の抑制，④循環動態の低下，⑤疼痛の軽減，⑥筋スパズムの軽減，⑦組織粘弾性の増加がある．

1）組織温度

寒冷療法は組織の熱エネルギーを吸収することで組織温度を低下させる．この冷却による熱の伝導は皮膚表面から行われ，皮下の表在組織や深部組織の温度を低下させることができる．冷却後に組織が冷却前もしくは対側同部位の温度まで回復する過程をリウォーミング（rewarming）という．リウォーミングは，寒冷療法の冷却効果を測るうえで一つの指標となる．4℃の冷水に前腕部を浸したとき，皮膚と皮下組織温は12分間（点線部）で16～20℃低下するのに対して，筋組織の温度は約4℃の低下しか示さない[図2][5]．冷却を継続すると，皮膚温は浴槽の温度とほぼ同じになり，皮下組織温は約4℃高いが，皮膚温と同様の変化を示した．筋組織温は緩やかに低下して，皮膚温に対して約10℃高い温度で一定になる．アイスパックを20分間施行したときの皮下組織と筋組織（腓腹筋）は異なる温度変化を示した[図3][5]．冷却開始直後から皮下組織温は低下した後に一定となり，冷却終了後から温度上昇が観察される．筋組織温は冷却開始直後の温度変化はほとんどなく，その後，緩やかに低下する．冷却が終了しても，筋組織温は27℃近くまで低下して，その後30分以上も筋組織温が低下した状態が維持されている．

冷却時にアイスパックを圧迫する方法と冷却効果の関係について，皮膚表面と筋組織の温度から検討されている．弾性包帯，フレックス・ラップ（薄いビニール状で包装するもの），圧迫なしの3種類の

Glossary

Kenneth L Knight：インディアナ州立大学のアスレッチックトレーニング学部の教授であり，スポーツ外傷研究所の所長を努め，スポーツ外傷に対するクライオセラピー（寒冷療法）の研究に多大な実績がある．

第4章 寒冷療法

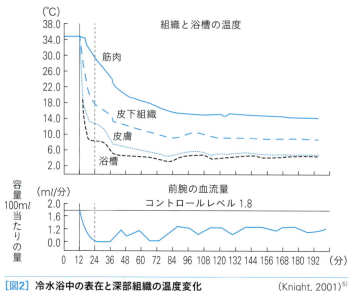

[図2] 冷水浴中の表在と深部組織の温度変化　　　（Knight, 2001）[5]

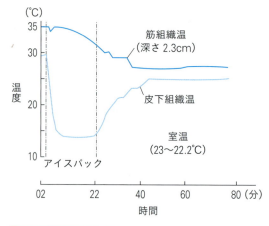

[図3] アイスパック適用時の組織温度
アイスパックを20分間適応時の皮下組織と筋組織の温度変化．
（Knight, 2001）[5]

方法でアイスパックを下腿後面に固定した場合を比較している．30分後の筋組織温度は，圧迫なしに比べて弾性包帯とフレックス・ラップでそれぞれ5.5℃と4.0℃低下した [図4][6]．圧迫して冷却することで筋組織温度がより低下し，冷却後も温度上昇を抑える効果がある[7]．

　Dykstraらはアイスバッグの内容物としてクラッシュアイス，キューブ型氷，キューブ型氷と水の混合の3種類で比較した．20分間の冷却において，キューブ型氷と水の混合が最も高い冷却効果を示し，皮膚表面で17.0℃，筋組織で6.0℃の温度低下を示した [図5][8]．アイスバッグ冷却する際は，氷と水を混合したものを使用し，皮膚とアイスバッグが密着するように弾性包帯で圧迫することで冷却効率は高くなる．つまり，冷却効率の面から考えると以下のことが重要となる．
①冷却物との接触面積を拡大する．
②空気よりも熱伝導性が高い水（氷）などを媒体とする．

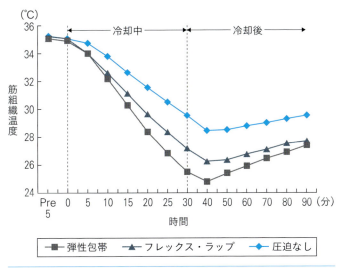

[図4] 圧迫方法の違いによる筋組織温度の変化　　　（Tomchuk et al, 2010）[6]

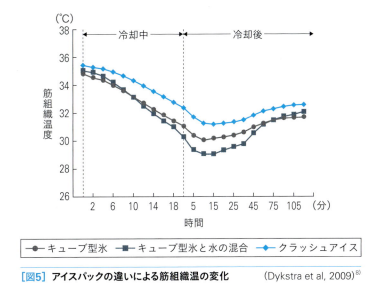

[図5] アイスパックの違いによる筋組織温の変化　　　（Dykstra et al, 2009）[8]

③外圧を加えて密着度を高める．
④暖かい外気を遮断する．

　上記以外では，冷却物の熱容量を大きくすると冷却効果が上がる．つまり，アイスパックで局所を冷却するよりも，氷を入れた冷水浴で下肢全体を冷却する方が組織温度は低下する．冷却を阻害する要因としては皮下脂肪がある．皮下脂肪は皮膚や筋組織に比べて熱伝導率が低いため，熱の吸収を妨げる働きがある．クラッシュアイスで大腿部の脂肪組織下1cmの筋組織温度を7℃下げるのに要した冷却時間は，脂肪厚が0〜10 mmで8.0分，11〜20 mmで23.3分，21〜30 mmで37.8分，31〜40 mmで58.6分であった[9]．脂肪厚に応じて冷却効果は大きく減衰するため，脂肪厚を考慮して冷却時間などを設定することが必要である．

　関節腔内温度も皮膚や骨格筋と同様に冷却することによって低下する[10]．Oosterveldら[11]は膝関節

第4章 寒冷療法

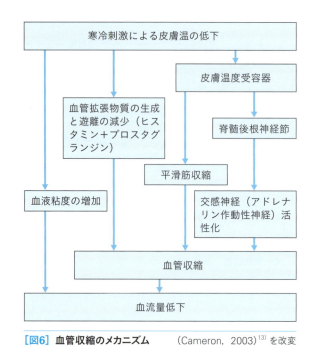

[図6] 血管収縮のメカニズム　　(Cameron, 2003)[13]を改変

を30分間冷却し，関節内温度は9.4℃低下し，3時間経過しても冷却前の温度より低かったと報告した．皮膚や骨格筋に比べて関節腔内の温度変化は緩徐である．これは関節液の組成成分の多くが比熱の高い水分であることが影響している[12]．

2) 循環動態と代謝活動

　寒冷刺激が与えられると冷覚受容器が発火し自律神経である交感神経性血管収縮神経（アドレナリン作動性線維）が働いて，冷却部位の血管が収縮する[図6][13]．これが一次的血管収縮である．冷却部位から離れた身体部分の皮膚血管が収縮する現象は反射性血管収縮とよばれている[2]．20℃以下の冷却では緩徐な血管収縮が起こり，組織温度が10℃以下では反射作用による急速な血管収縮が起こる[14]．寒冷刺激による血管収縮はヒスタミンやプロスタグランジンのような血管拡張伝達物質の生成と遊離やリンパ液の生成を減少させ，浮腫の形成を抑制する．局所冷却によって一次的血管収縮が生じると，外傷時の血管拡張や血管透過性の亢進が軽減される[15]．これらの生理的作用は，外傷時の炎症反応や疼痛，浮腫（腫脹）を抑制する．

　Lewisは冷却部位の皮膚表面温度が10℃以下に維持されると，一次的血管収縮に続いて二次的血管拡張（寒冷誘発血管拡張，cold-induced vasodilation；CIVD）が起こると報告した[16]．CIVDとは冷却中に起きる乱調反応（hunting response）と冷却中，冷却後に起こる遅発性の血管拡張である．このCIVDにより冷却前よりも血流が増大すると考えられていた．冷水に手指を浸けると冷却部位は温度低下を示し，16分後に温度が再び上昇し，その後に不規則ではあるが2～6℃の範囲で温度の上昇と低下を繰り返した[図7][4]．このような不規則な温度変化は冷却部位の血管で収縮と拡張が生じた結果であると推測された．この乱調反応は血管動静脈吻合部での開閉から生じる神経性の反射機構による生体防御反応と考えられた．しかし，乱調反応や遅発性血管拡張は手指の冷却時以外では認められない[17]，10～15℃の皮膚温では反応性の血管拡張が起こらない[18]などの報告もある．Knightは，CIVDは温度変化からの推測であり他の部位で観察されず，また温度変化から予測されるCIVDの血流量の変化

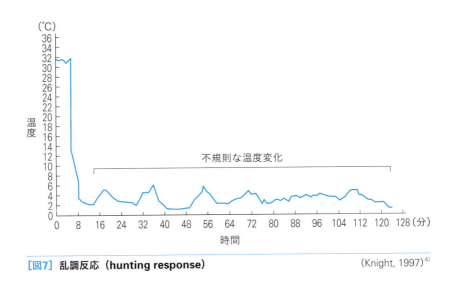

[図7] 乱調反応（hunting response） (Knight, 1997)[4]

は小さいことから，血管拡張作用について疑問視している[5]．乱調反応は温度変化からの推測であり，温度センサーや測定方法などによるアーチファクトの可能性が高いとも述べている．

　寒冷刺激による血液循環動態の低下は細胞への酸素供給を減少させるが，低温になることで細胞の酸素消費も減少する[19,20]．細胞の代謝速度は温度が10℃低下するごとに半減し，4℃では37℃のときの10％程度まで低下する．外傷などにより組織が損傷すると二次的外傷性損傷が生じて，周囲の正常な組織を破壊する．二次的外傷性損傷は組織の炎症や治癒過程における過剰な酵素活性（二次的酵素性損傷）と低酸素（二次的低酸素障害）の2つの代謝メカニズムによって引き起こる．二次的酵素性損傷は，壊死した細胞片を消化するために酵素が活性化して，隣接する正常な細胞膜を破壊し細胞を壊死させる．二次的低酸素症は，組織損傷による毛細血管の破壊や炎症反応により周辺組織への酸素供給が低下し，低酸素化により細胞を壊死させる．冷却は組織の酸素需要を減少させ，過剰な代謝活動を抑えることで低酸素に起因した細胞の壊死を抑制する．組織冷却は二次的な組織損傷の原因となる蛋白質分解酵素の放出や疼痛を抑制できる[12]．Duncanらは動物を用いた急性外傷モデルにおいて，5時間の冷却が組織を保護する効果があると報告している[21]．これは，組織損傷により十分な酸素供給が行われなくても，低体温化した組織が正常な機能を失わないことを意味している．冷却は炎症による酵素活性を抑え組織を保護し[22]，細胞組織の損傷なしに代謝レベルを低下させる至適冷却温度は10～15℃であると考えられている[23]．MacAuleyは持続的冷却よりも間欠的冷却を用いて筋の代謝レベルを低下させて二次的損傷を防ぐことが重要であると述べている[24]．

3）神経活動

　寒冷刺激は受容器閾値，末梢神経伝導速度，神経・筋接合部の活動性に影響を与える．末梢神経伝導速度には温度依存性があり，組織温度の低下に比例して末梢神経伝導速度が低下する．受容器閾値の上昇や伝導速度の低下により末梢神経の伝導は遅延または遮断される．この影響は有髄線維や小径線維で大きく，無髄線維や大径線維では小さい[25,26]．Halarらは皮膚温度と脛骨神経の運動神経伝導速度（MCV）の関係［図8］から，MCVの低下率は1.1 m/s/℃であると報告した[27]．KnightがMCVに関する報告をまとめた結果，MCVの低下率は，皮膚温度との関係では1.1～1.5 m/s/℃，筋組織温度との関係では1.4～2.4 m/s/℃の範囲であると述べている[4]．

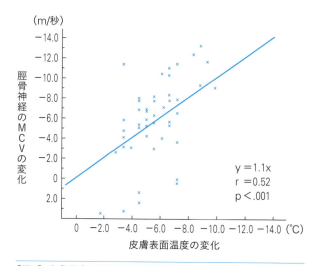

[図8] 皮膚温度と運動神経伝導速度　　　(Halar et al, 1980)[27]

　ネコの伏在神経の研究では，小径の無髄神経線維の方が大径の有髄線維より冷却による機能的神経遮断に対して強く，α運動ニューロンよりγ運動ニューロンの方が冷却に対して弱く，容易に機能的遮断が起きる[1]．冷却は有髄線維や小径線維の伝導速度を大きく減少させるが，無髄線維や大径線維の伝導速度への影響は少ない[25]．つまり，痛みを伝達する感覚神経で考えると，無髄線維であるC線維よりも小径の有髄線維であるAδ線維の方が冷却の影響を受けやすいことになる[12]．ラットを用いた神経筋の興奮伝導に関する研究では，15℃まで冷却することで神経伝導は障害され，5℃で遮断した．神経筋の伝導が遮断された後も，筋は直接刺激に反応したことから，神経・筋接合部で興奮伝導にかかわる化学反応の代謝低下が生じていると考えられる[13]．Algaflyらは，脛骨神経の伝導速度は皮膚温15℃で約15％低下し，皮膚温10℃では約33％低下すると報告した[28]．また，末梢神経伝導速度が低下したことによる疼痛閾値の上昇を認めた．冷水に手を浸けると最初は冷たく感じるが，徐々にその感覚が鈍くなってくる．これは，冷覚受容器閾値の上昇や末梢神経伝導速度の低下により，末梢の情報が中枢へ伝達されないためである[29]．

4) 筋緊張と筋スパズム

　筋緊張には筋線維の錘外筋を収縮させるα運動ニューロンと筋紡錘内の錘内筋を収縮させるγ運動ニューロンが関与する．γ運動ニューロンは静的γ運動ニューロンと動的γ運動ニューロンの2つに分類され，錐体外路系の影響を受けて筋紡錘の感度を調整している [図9][1]．筋緊張に関与する筋伸張反射は筋紡錘の一次終末からの求心性インパルスがIa線維を介して単シナプス性に接続したα運動ニューロンを興奮させ，効果器である筋を収縮させる [図10][30]．

　筋紡錘の二次終末からの求心性インパルスはII群線維を介してα運動ニューロンと単シナプス性または多シナプス性に接続し，筋の静的反応のみに関与すると考えられている．筋紡錘の発火頻度は，温度が38℃から28℃まで低下すると50～80％減少し，25℃以下では不規則となり，20℃以下で停止する[14]．LippoldらとEldredらは，動物モデルで筋紡錘の求心性インパルスが筋温の低下にともない減少することを示した[31,32]．

　寒冷療法の筋緊張や筋スパズムに対する生理学的作用として以下のことが考えられる．組織損傷が発生した場合，局所の炎症や代謝産物の蓄積により侵害受容器の興奮性が高まり，Aδ線維を介した鋭い

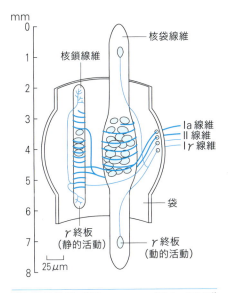

[図9] 筋紡錘の構造　　　　（嶋田，2011）[1]

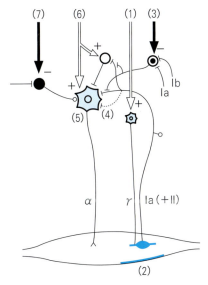

筋伸張反射回路要素
(1) γ運動ニューロン活動の亢進
(2) 筋の形態学的変化による筋紡錘受容器の感受性上昇
(3) Ia群線維終末に対するシナプス前抑制の減少
(4) Ia群線維の発芽現象
(5) シナプス後膜の感受性の増大
その他の要素
(6) α運動ニューロンへの興奮性入力の増大
(7) α運動ニューロンへの抑制性入力の減少
白い矢印は興奮性（＋），黒い矢印は抑制性（－）であることを示す．

[図10] 筋伸張反射亢進に関与する神経機構
（田中，1995）[30]

痛みなどの一次痛が生じる．侵害刺激の求心性インパルスが増えるとγ運動ニューロンの活動性が増加して筋紡錘の感度が高まる．筋紡錘の感度が高まると，弱い伸張刺激に対してもα運動ニューロンが興奮して筋収縮が起こる．過剰な筋収縮は虚血状態を悪化させて，さらに侵害受容器の興奮性を高める．寒冷療法は神経伝導速度や神経筋の興奮伝達を抑えることで，γ運動ニューロンの遠心性インパルスや感覚受容器からの求心性インパルスを減少させる [図11]．この結果，α運動ニューロンの興奮性が抑えられるため寒冷療法は筋緊張や筋スパズムを軽減する[21,33]．

5) 急性外傷（一次的外傷性損傷）

急性外傷時の炎症過程において，細胞片を遊離蛋白質に分解する際に浮腫が発生する．また，ブラジキニンの血管拡張作用により血管の透過性が亢進することで血漿成分が滲出すると浮腫が増大する．組織温度が上昇すると血管拡張作用を有するプロスタグランジンの産生量が増加する[34]．腫脹は浮腫と出血により形成され，浮腫の増大は組織内圧を高めるため二次的低酸素障害を増悪させる要因となる [図12][12]．

急性外傷に対する寒冷療法の目的は，酵素性損傷や低酸素障害などの二次的外傷性損傷を拡大しないことである．寒冷療法は組織代謝を低下させることで，酵素性損傷や低酸素障害，浮腫を抑制し，正常

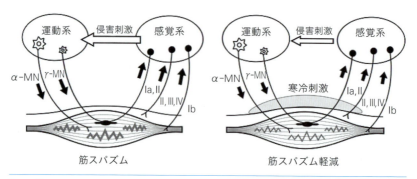

[図11] 筋スパズムに対する寒冷療法
α-MN：α運動ニューロン，γ-MN：γ運動ニューロン，Ia：Ia線維，Ib：Ib線維，Ⅱ：Ⅱ群線維，Ⅲ：Ⅲ群線維，Ⅳ：Ⅳ群線維．
寒冷療法により感覚系の求心性インパルスが減少し，運動系の興奮性が抑制させることで筋スパズムを軽減する．

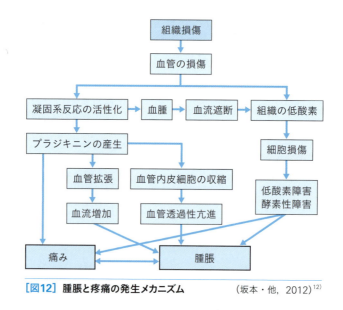

[図12] 腫脹と疼痛の発生メカニズム （坂本・他，2012）[12]

な組織まで破壊されることを予防する[5, 12, 21]．したがって，図13のような生理学的メカニズムが考えられる．

6）オーバーユース症候群

　スポーツトレーニングにおいて，過度な反復トレーニングやハードワークにより筋の微細損傷や筋疲労の累積的蓄積が起こる．トレーニング後に一時的な筋痛や筋スパズムが生じるが，数時間後には消失する．その後，数時間から数日後に遅発性筋痛（DOMS）が発生する場合がある．DOMSの主な原因としては筋線維の微細損傷であると考えられており，それ以外に代謝産物蓄積による浸透圧増加，筋周囲の結合組織の損傷やコラーゲン代謝の不均衡などがあげられている[21]．スポーツやトレーニングを行ううえで，ウォーミングアップやクーリングダウンの重要性が知られている．ウォーミングアップは筋が十分なパフォーマンスを発揮できる適正な温度まで温めることであり，クーリングダウンはスポーツやトレーニングにより熱くなり過ぎた筋を冷やして，疲労回復を早めることが目的である[2]．筋組織温が高くなると筋組織内の酵素の働きも低下し，微細損傷の炎症反応が強くなる．これがDOMSを引

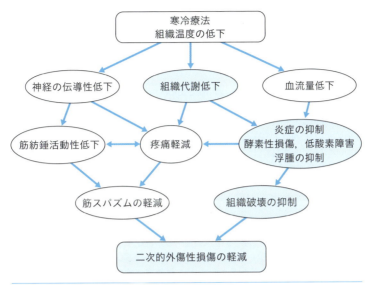

[図13] 急性外傷に対する寒冷療法の生理学的メカニズム

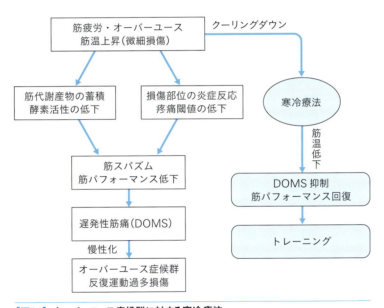

[図14] オーバーユース症候群に対する寒冷療法

き起こす要因となり，慢性化するとオーバーユース症候群の原因となる [図14]．トレーニングにより過負荷が加わった筋組織の温度を冷却することで，適正な代謝活動が行われる状態にする．寒冷療法はクーリングダウンの一つとして行われ，トレーニング後の筋疲労の早期回復やDOMSの予防を目的として行われる．

（烏野 大）

文献
1) 嶋田智明：寒冷療法．物理療法マニュアル，医歯薬出版，2011, pp65-108.
2) 目黒 力：寒冷療法．物理療法学，改訂第2版（松澤 正，江口勝彦監修），金原出版，2014, pp45-69.

3) 大道裕介・他：痛みの病態生理学．理学療法 **23**(1)：13-22，2006．
4) Knight KL（田渕健一監訳）：クライオセラピー，ブックハウス HD，1997．
5) Knight KL（魚住廣信訳）：クライオセラピー，メディカル葵出版，2001，pp89-100．
6) Tomchuk D et al：The magnitude of tissue cooling during cryotherapy with varied types of compression. *J Athl Train* **45**(3)：230-237，2010．
7) Merrick MA et al：The effects of ice and compression wraps on intramuscular temperatures at various depths. *J Athl Train* **28**(3)：236-245，1993．
8) Dykstra JH et al：Comparisons of cubed ice, crushed ice, and wetted ice on intramuscular and surface temperature changes. *J Athl Train* **44**(2)：136-141，2009．
9) Otte JW et al：Subcutaneous adipose tissue thickness alters cooling time during cryotherapy. *Arch Phys Med Rehabil* **83**(11)：1501-1505，2002．
10) Sanchez-Inchausti G et al：Effect of arthroscopy and continuous cryotherapy on the intra-articular temperature of the knee. *Arthroscopy* **21**(5)：552-556，2005．
11) Oosterveld FGJ et al：The effects of local heat and cold therapy on the intra-articular and skin surface temperature of the knee. *Arth Rheum* **35**：146-151，1992．
12) 坂本淳哉・他：寒冷療法の生理学的効果．理学療法 **29**(9)：971-977，2012．
13) Cameron MH（眞野行生・渡部一郎監訳）：EBM 物理療法 根拠・意思決定・臨床適応，医歯薬出版，2003．
14) 坂本雅昭：寒冷療法．標準物理療法学，第 4 版（網本 和，菅原憲一編集），医学書院，2013，pp60-78．
15) Deal DN et al：Ice reduces edema. A study of microvascular permeability in rats. *J Bone Joint Surg Am* **84**(9)：1573-1578，2002．
16) Lewis T：Observations upon the reactions of the vessels of the human skin to cold. *Heart* **15**：177-208，1930．
17) Waylonis GW：The physiologic effects of ice massage. *Arch Phys Med Rehabil* **48**：37-42，1967．
18) Daanen HA：Finger cold-induced vasodilation：a review. *Eur J Appl Physio* **189**(5)：411-426，2003．
19) Seiyama A et al：Temperature effect on oxygenation and metabolism of perfused rat hindlimb muscle. *Adv Exp Med Biol* **277**：541-547，1990．
20) Nordstrom CH, Rehncrona S：Reduction of cerebral blood flow and oxygen consumption with a combination of barbiturate anesthesia and induced hypothermia in the rat. *Acta Anesthesiol Scared* **22**：7-12，1978．
21) Duncan GW, Blalock A：Shock produced by crush. *Arch Surg* **45**(2)：183-194，1942．
22) Harris ED, McCroskery PA：The influence of temperature in fibril's stability on degeneration of cartilage collagen by rheumatoid synovial collagenase. *N Engl J Med* **290**：1-6，1974．
23) Rivenburgh DW：Physical modalities in the treatment of tendon injuries. *Clin Sports Med* **11**(3)：645-659，1992．
24) MacAuley DC：Ice therapy：How good is the evidence？ *Int J Sports Med* **22**(5)：379-384，2001．
25) 横山茂樹：寒冷療法概論．物理療法，第 2 版（沖田 実編），神陵文庫，2009，pp135-144．
26) Cameron MH：Thermal agents：Cold and heat. Physical Agentsin Rehabilitation. From research to practice, 3rd ed, Saunders Elsevier, Missouri, 2009, pp131-176．
27) Halar EM et al：Nerve conduction velocity；Relationship of skin, subcutaneous intramuscular temperature. *Arch Phys Med Rehab* **51**：199-203，1980．
28) Algafly AA et al：The effect of cryotherapy on nerve conduction velocity, pain threshold and pain tolerance. *Br J Sports Med* **41**(6)：365-369，2007．
29) 藤井崇知，高梨芳彰：低体温と神経の伝導速度．低温医学 **9**(2)：80-83，1983．
30) 田中勵作：痙縮の神経機構 再訪．リハ医学 **32**(2)：97-105，1995．
31) Lippold OC et al：A study of the afferent discharge produced by cooling a mammalian muscle spindle. *J Physiol* **153**：218-231，1960．
32) Eldred E et al：The effect of cooling on mammalian muscle spindles. *Exp Neurol* **2**：144-157，1960．
33) Knight KL：Cold as a modifier of sports-induced inflammation. Sports-Induced Inflammation (Leadbetter WB et al ed.), American Academy of Orthopaedic Surgeons, Chicago, 1990, pp463-477．
34) Stalman A et al：Temperature-sensitive release of prostaglandin E2 and diminished energy requirements in synovial tissue with post-operative cryotherapy：a prospective randomized study after knee arthroscopy. *J Bone Joint Suyg Am* **93**(21)：1961-1968，2011．

2 伝導冷却法, 対流冷却法, 気化冷却法

1. 伝導冷却法

1) アイスパック

アイスパック（ice pack）はビニール袋に 2/3 程度の氷を入れた簡易なアイスパックと市販のアイスバッグ（ice bag）が主に利用されている [図1]．スポーツ場面などではアイスバッグを常備しておくと便利である．アイスバッグは内部に氷片を入れて使用するが，少量の水を入れることで，熱伝導率の高い水によって氷片の隙間が埋められ，凹凸部の冷却を行う際に冷却効率の減少を防ぐことができる．また，水を入れることで氷の融解が促進され熱吸収が大きくなる[1]．アイスパック作成時には，伝導率の低い空気はできるだけ抜いておく方がよい．氷が準備できない場合は市販のアイスパックや弾性包帯自体に冷却効果をもたせたものなどがある [図2]．

2) RICE 処置

スポーツ中のトレーニングやゲームにおいて急性外傷が発生した際に，アイスパックを用いた RICE

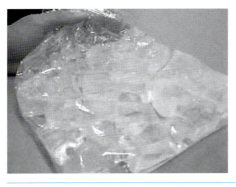 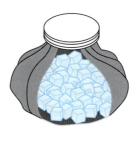

[図1] アイスパック（左）とアイスバッグ

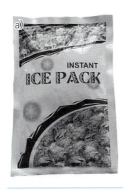 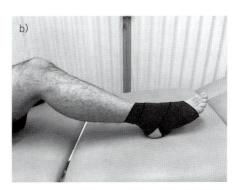

[図2] 市販のアイスパック
a：冷蔵庫で保冷して繰り返し使えるタイプと化学反応を利用した使い捨てタイプがある．
b：専用の弾性包帯を，冷却作用をもつ液体に浸けてから使用する．

第4章 寒冷療法

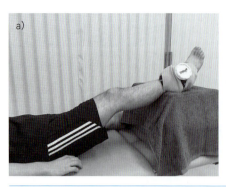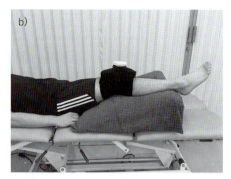

[図3] RICE処置
a：足関節にアイスパックを弾性包帯で固定して挙上．
b：膝関節にアイスパックを専用の固定用サポーターで固定して挙上．

（ライス）処置を行うことが一般的である．RICE処置はRest（安静），Ice（冷却），Compression（圧迫），Elevation（挙上）の頭文字を取った処置方法である [図3]．さらに，Stabilization（固定）とProtect（保護）を加えて（P）RICES（プライシス）処置が推奨されている．寒冷療法は浮腫（腫脹）の発生を軽減する効果があるが，毛細血管と組織間の圧力バランスが崩れることで発生する浮腫を改善するためには，外圧（圧迫）を加える必要がある．臨床的には寒冷療法と圧迫・挙上を組み合わせることで腫脹の軽減効果が認められている[2,3]．

（1）PRICES処置

Protect（保護）：受傷部位の疼痛や炎症を増悪させないように，受傷後の搬送時や移動時に注意を払いながら安静がとれる場所に移動する．

Rest（安静）：受傷部位では組織や毛細血管の損傷により体液の漏洩や内出血が起こる．これらを放置して活動を続けると組織や毛細結果の損傷がさらに拡大し，腫脹や出血が増悪する．早期治癒のためには安静をとることが重要である．

Icing（冷却）：損傷部位全体もしくはそれよりも広い範囲を冷却する．冷却することで血流や代謝を低下させて内出血や腫脹，炎症を抑制する．

Compression（圧迫）：受傷部位に適度な圧迫を加えることで浮腫や内出血の拡大を抑える．冷却終了後も圧迫は継続する．関節周囲部を圧迫するときは，骨隆起部を避ける形でパッドなどを入れて弾性包帯で固定する．

Elevation（挙上）：受傷部位を心臓よりも高い位置まで挙上し，重力により血流や組織内圧を下げて内出血や浮腫を軽減する．

Stabilization（Support）〔固定（支持）〕：受傷部位やその周辺部が悪化しないように，副木や三角巾，テーピングなどを用いて受傷部を固定し，筋がリラックスできる肢位を保持する．

30分間のアイスパックで3時間のリウォーミングが生じたとの報告がある[4]．RICE処置では20〜30分間の冷却を1〜2時間おきに繰り返し，24〜72時間の経過観察を行う．これは，リウォーミングの時間を考慮して，組織温度が上がる前に再度冷却して，一定時間は低温に保つことが必要である．ただし，浮腫の予防のために圧迫は継続して実施するのが一般的である．受傷部の熱感や腫脹が強い場合には冷却時間を延長する．表在部に神経がある場合，冷却や圧迫によって神経障害が生じる可能性があるので，感覚や運動麻痺などのチェックを十分に行いながら，冷却時間や圧迫の程度を判断する．

(2) アイスパックの実施方法

① 受傷部の皮膚感覚（温度覚，痛覚）や裂傷，浮腫および循環の状態をチェックする．
② 冷却による感覚や運動麻痺などの異常について十分に説明をする．
③ アイスパックを受傷部に合わせながら弾性包帯で固定する．
④ 浮腫が強いときは湿らせた弾性包帯やパッドで先に圧迫してからアイスパックを固定する．
⑤ 台やクッションなどを利用してリラックスした姿勢を保持させ受傷部を挙上する．
⑥ バスタオルなどで冷却部位以外の身体を保温する．

　市販のアイスパックで－10～－15℃に保冷したものを使用する際は凍傷を考慮して湿らせたタオルなどを皮膚とアイスパックの間に挟むようにする．

3) アイスマッサージ

　アイスクリッカーはアイスマッサージ（ice massage）のために考案され円筒状のものである［図4］．両端は形状の違うジュラルミン製のヘッドでできており，マッサージ部位によって使い分ける．クリッカーに氷と食塩を3：1の割合で入れ撹拌すると，金属ヘッドが－10℃程度まで低下して白くなる．凍傷を予防するため消炎剤軟膏などを塗り，軽く圧を加えながらマッサージを行う．マッサージを開始して20～30秒で冷たく感じ，1分程で灼熱感や刺すような痛みとなる．4～5分で皮膚感覚は消失するので，マッサージを中止する．マッサージは局所に集中させるのではなく10～15 cm/sの速さで動かしながら行う．マッサージの後には関節可動域訓練やストレッチを実施してcryokineticsとして用いる[5]．アイスクリッカーがない場合には，紙コップに水を入れて氷塊をつくり，紙コップの端を破って氷部分を表出させ，そこを押し当ててマッサージする方法もある．アイスマッサージの適応はトリガーポイントや筋・筋膜性疼痛，筋スパズムなどの筋性疼痛である．

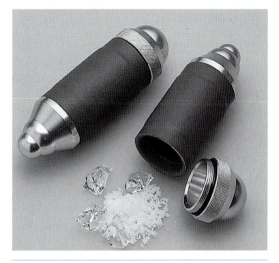

［図4］アイスクリッカー

2. 対流冷却法

1) 寒冷浴

　四肢の遠位部の手部や足部を冷却する方法として適している．冷水による対流を利用する場合には，ワールプール（渦流浴）の上肢用［図5］や下肢用［図6］を用いる．水温は冷却範囲が広いので10～15℃として，冷水を対流させる．急性外傷の際はバケツなどの容器に冷水に氷を入れて水温が2～4℃となるように調整する［図7］．足関節の外傷などでは，外傷後の腫脹を抑えるために，弾性包帯などで外果や内果の下部を圧迫し，足趾が凍傷しないようにフットカバーなどで保温した状態で患部を氷水に浸して冷却する［図8］．

　アイスパックなどに比べて，冷水浴は大量の水を用いるので冷却効果は高いが，大腿部，上腕部，体

第4章 寒冷療法

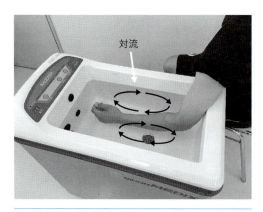

[図5] 上肢用寒冷浴
冷水を対流させる.

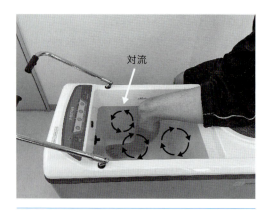

[図6] 下肢用寒冷浴
冷水を対流させる.

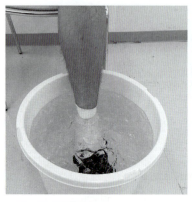

[図7] 急性外傷時の冷水浴
氷水を使用し，通常のバケツよりも足部が楽における底が広いものを用いる方がよい.

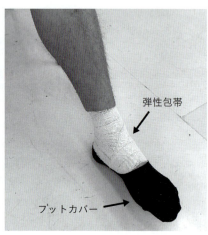

[図8] 弾性包帯（圧迫）とフットカバー

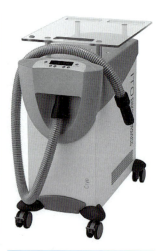

[図9] 極低温冷却治療器（Cryo 6®, 伊藤超短波）

幹などで使用することができない．また，大量の水を扱うため，排水設備のない屋内では使用することができないなどのデメリットもある．

2）極低温療法

極低温療法（ultra cold therapy）は，液体窒素を用いて－180℃に空気を冷やして患部に曝射する治療が関節リウマチ患者で効果があると注目されたことから始まり，全身用の極低温治療器も開発されるなど関心が高まった[6]．その後，自然の空気を利用した極低温冷却治療器が開発された[図9]．この治療器は空気をコンプレッサーで圧縮して液化させた後に，復水器で水蒸気（低圧の湿った蒸気）を冷却して凝縮させ，蒸発器で圧力を下げることで気化熱を吸収して気化する．この冷凍サイクルにより湿度がほぼ0％で－30℃の極低温冷気を噴出して治療する．湿度が0％のため凍傷の危険性が低く，極低温であるため短時間で冷却できることが特徴である．噴射ノズルには小さいものから大きいものまでの数種類があり，患部に合わせて選択して利用する．噴射ノズルから2cmで約－28℃，5cmで約－10℃程度の冷気となる．噴射された冷気は周囲の空気との対流により，ノズルから数cm離れるだけ

で冷気の温度が上昇する．この特徴を理解して，患部までの距離を十分に考慮して利用する．冷却効率を上げたいときは，外気を遮断するように，患部をビニール袋など包んで冷却すると効果的である．健常成人の大腿部にこの治療器を使用すると，数分で疼痛閾値が上昇し，5～10分で腱反射の低下を観察することができる．極低温冷却治療器の場合，他の冷却に比べて患部を観察しながら冷却することができるので，冷却とストレッチを同時に併用したcryokineticsが実施できる．極低温冷却療法は筋骨格系疾患である人工膝関節置換術後の膝関節［図10 a］や肩関節周囲炎［図10 b］の痛みや腫脹，筋スパズムの軽減に活用できる．極低温冷却治療器の場合には空気を利用していることから適応範囲が広く，排水設備などがない屋内でも使用できる．治療実施時には皮膚の状態や痛覚，触覚などの感覚を確認しながら，局所であれば1～3分間，広範囲の場合は5～10分間行う．感覚障害や循環障害がある場合には，凍傷などのリスク管理を十分に行うことが大切である．

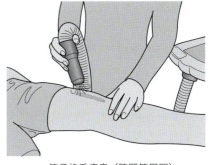

a. 筋骨格系疾患（膝関節周囲）

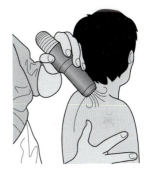

b. 肩関節周囲炎

[図10] 極低温冷却療法

3. 気化冷却法

コールドスプレー（cold spray）は噴射後すぐに気化するため，そのときの気化熱により周囲を冷却する［図11］．冷却効果は非常に高いが，凍傷の危険性があるため連続して同一箇所に噴射することができない．短時間の噴射しかできないため，その冷却効果も短時間であり，深部組織まで冷却することはできない．

コールドスプレーは患部から30 cm以上離し，局所にスプレーガスが集中しないよう，移動させながら使用する．皮膚表面が白くなる前に冷却を止め，数回に分けて噴射する．スプレーガスが眼または口のなかに入らないように注意する．

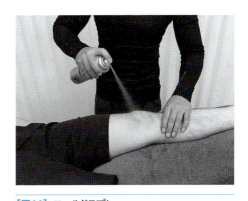

[図11] コールドスプレー

気化熱を利用した冷却法は，Travellによって筋・筋膜性の機能障害に対して試みられた[4]．気化冷却により疼痛を軽減し，ストレッチを行ったことから，Travellはこの方法を"stretch and spray"とよんだ．気化冷却法の主な目的は，限局した部位の疼痛を一次的に抑えて，その間にストレッチを加えて筋スパズムなどの軽減を図ることである．以前はエチルクロライドやフルオルメタンの揮発性の高いものが使用されていたが，エチルクロライドは可燃性や有毒性があるため現在では使用されていない．また，フルオルメタンはエチルクロライドに比べ非可燃性で無毒であるとの理由で使用されるようになったが，フロンガスであるため現在では使用されていない．コールドスプレーにはエタノールなどのアルコール

第4章 寒冷療法

類の気化熱が利用されており，噴射剤としてLPガスやジメチルエーテルなどが使用されている．

4. 適応と禁忌

寒冷療法の主な適応は，外傷後の炎症抑制や二次的外傷性損傷の予防，疼痛や筋スパズムの緩解，中枢性神経疾患の痙性筋や異常筋緊張の緩和である．禁忌は循環器疾患や寒冷に対する過敏症，感覚障害などを有する場合となる．

1）適応
①急性外傷（打撲，捻挫），炎症の抑制（内出血，浮腫，疼痛）
②筋スパズム
③骨・関節系疾患
④中枢性疾患の痙性，異常筋緊張の緩和
⑤筋疲労などの軽減

2）禁忌
①循環器疾患（高血圧，心疾患，末梢血行障害）
②開放性外傷
③寒冷過敏症
④レイノー現象
⑤感覚障害
⑥寒冷に対して恐れや不安のあるもの（高齢者など）

寒冷療法で過冷却による凍傷に十分な注意が必要であり，高齢者や小児には十分な説明をしたうえで実施するとともに，治療中に本人および冷却部の確認を行いながら，管理して治療を進める．また，寒冷療法は神経に対して影響を与えるので，浅在にある神経障害にも十分に注意する．

（烏野 大）

Glossary

フロンガス：コールドスプレーにフルオルメタンなどの気化熱を利用していたが，フロンガスの規制により現在では使用されていない．
寒冷過敏症：健常者では異常が認められない程度の寒冷に対して病的症状を呈するものをいう．
レイノー現象：寒冷刺激や精神的緊張などにより，四肢の先端の小動脈が発作性に攣縮することにより，手指の色調が変化する症状である．寒冷刺激により蒼白，皮膚のチアノーゼなどの虚血症状を呈するものをいう．

文献
1) Dykstra JH et al：Comparisons of cubed ice, crushed ice, and wetted ice on intramuscular and surface temperature changes. J Athl Train 44(2)：136-141, 2009.
2) Meeusen S, Lievens P：The use of cryotherapy in sports injuries. Sports Med 3：398-414, 1986.
3) 加賀谷善教：炎症症状の抑制を目的とした寒冷療法の実践方法と臨床効果．理学療法 29(9)：987-993, 2012.
4) Knight KL（田渕健一監訳）：クライオセラピー，ブックハウスHD, 1997.
5) 鳥巣岳彦・他：寒冷マッサージについて．総合リハ 3：849-854, 1975.
6) 嶋田智明：寒冷療法．物理療法マニュアル，医歯薬出版，2011, pp65-108.

第5章

水治療法

1 水治療法：総論

1. 水治療法（hydrotherapy）とは

　水は紀元前4000年頃より沐浴としての清めや温冷水を用いた治療として用いられてきた．古代ローマ時代には，浴場が発展し，公共の共同浴場や兵士が使用する巨大な浴場が建設された．水は神聖なものとして扱われ，治療の手段としても用いられてきた．わが国においては平家物語にて平清盛の発熱治療に水を用いたとの記載がある．また，その後の皇族の病気治療のために水を用いてきたようである．
　仏教における温泉療法は「病を退けて福を招来させるもの」として推奨されてきた．国内の温泉で行われる湯治や飲泉は観光とは異なり，治療としての目的を有している．このように人は古来より水を用いた治療法を確立してきた．
　本章は物理療法で用いられる水治療法について，水の物理的特性や生理的特性および疾患や障害に対する治療効果を述べる．また，水治療法実施時のリスク管理と具体的な治療方法についても記載している．

2. 水治療法の分類

1）治療別分類

　水治療法は全身浴（full-body bath），局所浴（partial-body bath），交代浴（contrast bath），炭酸泉浴（carbon dioxide bath），圧注・灌注（douche）に大きく分けられる．
　全身浴は，ハバードタンクを代表とする全身入浴装置を用いて，水流や気泡などの物理刺激と水の特性を利用した自動的・他動的関節運動，抵抗運動が可能である．ハバードタンクはストレッチャーにて対象者を座位や背臥位にした状態で入浴する．その他に長座位でも入浴できる全身浴装置もある．
　局所浴は，上肢や下肢のみを水温40〜42℃の浴槽に浸水し，エジェクターから気泡を含む水流で刺激する渦流浴（whirl pool bath）や気泡のみの気泡浴（bubble bath）がある．渦流浴は水流の強度を調整することで，弱い渦流と強い渦流で治療することが可能である．渦流浴に比べて気泡浴は穏やかな物理刺激となる．対象者の状態や治療部位，治療方法に合わせて実施が可能である．局所浴中は浴槽内で自動的・他動的関節可動域運動を実施する．
　交代浴は，局所浴の一つであり，一定時間ごとに交互に治療部位を温水槽と冷水槽に浸水する．温水と冷水に浸水させ温度変化を大きくすることで局所の循環の改善を目的としている．温水・冷水の温度や浸水時間，回数についてはいくつかの報告があり，治療部位の状況に応じて変更する必要がある．

Glossary

douche：フランス語でシャワーの意味である．医療用語としては灌注法，圧注法と訳される．英語のスラング（俗語）としては「うっとうしい奴」や「馬鹿」と訳されるので，使い方に注意を要する．

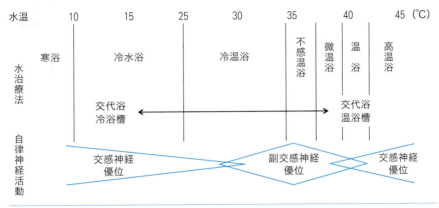

[図1] 水温の違いによる水治療法と温熱・寒冷作用

炭酸泉浴は，真水浴に対して炭酸ガス（CO_2）が溶け込んだ水を使用した水治療法である．一般的に水 1 l あたりに 250 mg 以上の CO_2 を混入（250 ppm）したものを炭酸泉と定義している．市販されている入浴剤の CO_2 濃度は約 50〜100 ppm である．近年では，温水に溶けにくいとされる CO_2 で濃度を 1,000 ppm 以上にすることが可能となり，これを高濃度炭酸泉という．医療分野における炭酸泉では 1,000 ppm 以上の高濃度炭酸泉を用いる．

圧注は，座位・立位で四肢や背部の皮膚や表在の軟部組織に対して水圧によって刺激する方法である．水中での圧注は表在温熱効果とともに表在組織を刺激することとなる．灌注は，褥瘡などの開放創の壊死組織の除去や感染部の洗浄（デブリードマン）を行うことを主たる目的に実施される．灌注は局所浴に分類されるが，渦流浴や気泡浴とは異なりベッドサイドでも実施できるので，安静度の高い患者でも行うことができる．

2）温度別分類［図1］

(1) 冷水浴（10〜25℃）

寒冷刺激は血管収縮，疼痛閾値の上昇，神経伝導速度の低下，筋紡錘の活動の低下などの作用をもつ．このため，急性炎症や痙縮の抑制，末梢血管収縮に対して効果的である．また，交代浴の冷浴槽としても用いる．

(2) 冷温浴（25〜34℃）

冷水浴に耐えられない場合の急性炎症に用いる．また，水中運動時にはこの温度帯が適当である．

(3) 不感温浴（34〜36℃）

温熱刺激を与えずにリラクセーションを促すことで副交感神経を優位とする入浴方法である．不感温浴では他覚的不感温浴と自覚的不感温浴を考慮する必要がある．

他覚的不感温浴は入浴により血圧，心拍，呼吸数，酸素消費量などへの影響が最も少ない温度帯であり，概ね 33〜35℃である．交感神経系の亢進している患者のリラクセーションを目的とする．自覚的不感温浴は入浴者が冷たくも温かくも感じない温度帯であり，概ね 34〜36℃である．圧注や灌注は自覚的不感温度帯の水を用いて実施する．

(4) 微温浴（37〜39℃）

温熱効果として毛細血管の拡張に伴う血流の増加，循環促進による疼痛の軽減が可能である．ある程度長時間の入浴では微温浴が適当である．

第5章 水治療法

（5）温浴（40〜42℃）

微温浴と同様に温熱効果を求めることが可能である．長時間の入浴には不向きである．局所浴や交代浴の温浴槽にて用いる．

（6）高温浴（42℃以上）

強い温熱刺激であり，体温上昇を防ぐための血管拡張と心拍数の増加をきたす．交感神経系が優位となる．43〜44℃以上になると温痛覚閾値を越えることから疼痛を誘発することとなるため通常は使用しない．

3. 水治療法の治療原理

1）浮力（buoyancy force）

水中の物体は，その物体が押しのけた水の重量と同じ大きさで重力の向きと反対方向の浮力を受ける．これをアルキメデスの原理（Archimedes' principle）といい，この押し上げる力を浮力とよぶ．浮力（g重）＝空気中の重さ（g重）−水中での重さ（g重）で表される．物体に十分な重さがある場合は，水を押しのけながら水中に沈んでいくが，物体の重量が軽い場合は，その物体が押しのけた水の重量と物体の重量とが同じになる位置で物体は水中に沈まなくなり浮かぶことになる．静止している流体中の中に全部または一部沈んでいる物体は，その排除した流体の重さに等しい力で流体から鉛直上向きに押し上げられる．

身体を浸水させた場合，足底で受ける重量は図2に示すとおりである．足底にかかる体重は身体の浸水部によって変化する．剣状突起部にて約30％，臍部にて約50〜60％，恥骨部にて約80％，大腿部にて約90％となる．

2）水の抵抗（drag force）

水は空気に比べ約800倍前後の密度を有している．水中でのウォーキングや入浴中の四肢の動きにくさは，水の密度に比例して抵抗が生じるためであり，水中で速く動くと抵抗が増大する．このように，水中で動く物体や流水中で静止した物体には粘性抵抗や渦抵抗，造波抵抗が生じ，抵抗は速度の二乗に比例して大きくなる［図3］．

粘性抵抗とは，物体が水中で移動する（流水下で静止させようとする）際に生じる抵抗である．水中で物体が動く度にその物体は水分子に運動エネルギーを与えることとなる．たとえば，コップに入れたジュースをスプーンでかき混ぜても一定時間経過するとジュースの回転は止まる．これはジュースの

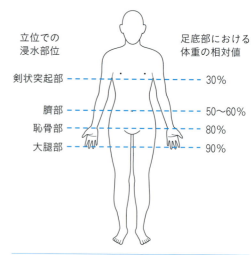

[図2] 身体に影響する浮力

Glossary

流体（fluid）：固体ではなく，気体や液体，プラズマのように容易に変形する連続体の総称である．

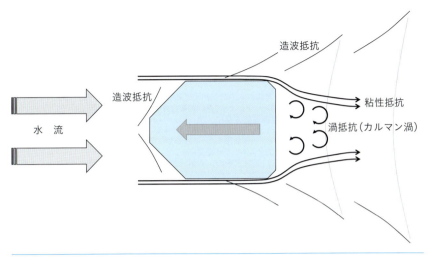

[図3] 粘性抵抗，渦抵抗，造波抵抗

粘性抵抗がコップの内壁に対して回転と逆方向に運動エネルギーとして作用しているためである．

渦抵抗は，水中を動く物体の背後に生じるカルマン渦（Kármán's vortex）とよばれる渦の列を指す．この渦は物体の背後に物体とともに動く水を引きずりながら移動していると捉えるとよい．物体の移動に伴い次々にできる渦はその物体に近いほど物体の背後に巻き込む方向に速度を増す．これによって物体の背後は陰圧となり，物体の運動方向に対する抵抗となる．水面の雛が親鳥の直後を泳ぐのは，親鳥の背後に引き寄せられる方向に渦が生じることを生得的に知っているからであろう．

造波抵抗は，物体が水面を移動するときに生じる波による抵抗である．船舶が波を蹴って進むとき造波抵抗を視覚的に確認することができる．造波抵抗は，水深が浅いと物体が移動した際の水流が底に反射するため抵抗が増す．反対に，水深が深いと物体が移動した際の水面への影響が少ないため造波抵抗は最小になる．

3）静水圧（hydrostatic pressure）

液体中で静止している物体の表面に加わる液体の圧力は，物体のどの面においてもすべて等しい．その圧力は水面からの深さに比例して増加する．水深 100 mm ごとに 0.01 気圧ずつ上昇する．頸部まで浸水した場合，胸郭（水面下 200〜400 mm）にて 0.02〜0.04 気圧の上昇が認められ，呼吸においては努力性呼吸となる．水深 10,000 m のマリアナ海溝の探索では 1,000 気圧の大きな力が働いており，深海探索装置はこの静水圧との戦いである．水が静止状態にあるときに，水が物体に与える圧力（水圧）p は，物体と水面の間にある水の重量によるもので，測定点と水面の距離（深度）に比例し，次のよう

Glossary

カルマン渦：大空の雲や海峡，橋脚の後方にできる渦のように，流体の中にある物体の後方には渦の列が形成される．この渦の列は古くから種々の記述や絵画にて描かれていたものであるが，セオドア・フォン・カルマン（Theodore von Kármán）が流体中の物体の後方にできる渦列を流体力学的に説明したことによりカルマン渦と名づけられた[8]．流体中の物体の背後には止水域という流体が静止した部分が形成される．止水域と物体の周囲を流れていく流体との境界面において，それらの速度の違いから物体の背後に巻き込むような渦の列（カルマン渦）が生じる．渦の弯曲の外側では速い流れとなり，渦の弯曲の内側では遅い流れとなるため，物体を後方へ引き戻そうとする流れが生じることとなる．流体中の物体は後方に生じたカルマン渦列と，止水域を引きずりながら流体中に存在していることになる．これは物体が流体から受ける抵抗力の一つになる．

第5章 水治療法

[表] 熱の移動方法

伝導	接触した温度差のある物質間において，熱は高い方から低い方に移動する．40℃の温水に手を浸すと，温水から手に熱が移動し，温かく感じる．例：水治療法，ホットパック，パラフィン，コールドパック，アイスマッサージなど．
対流	加熱や冷却された流体（水や空気）が流動し循環することで熱を移動する．流体の流れを速くすることによって熱の移動は加速する．例：水治療法，極低温療法など．
放射（輻射）	電磁波によるエネルギーの伝搬によって対象物に熱を発生させる．対象物にて生じた熱をエネルギー変換熱という．例：極超短波療法，超短波療法，赤外線療法，超音波療法など．

に表される．

$$p = \rho g h$$

- ρ（ロー）：水の密度（蒸留水の密度は約 1,000 kg/m³）
- g：重力加速度（約 9.8 m/s²）
- h：物体と水面の距離（深さ），単位はメートル（m）

4) 動水圧 (hydrodynamic pressure)

動水圧は，水の運動エネルギーにより物体に対して与える圧力の大きさのことをいい，その圧力は速度の2乗に比例する．渦流，圧注などの動水によって皮膚，筋などに機械的刺激が与えられる．水中運動による動水圧は，運動に対する水の粘性による抵抗になり，その抵抗値は運動のスピードが増すほど増大する．速度 v で運動する水の動圧 $P\mathrm{dyna}$ は次のように表される．

$$P\mathrm{dyna} = \frac{1}{2}\rho v^2$$

5) 熱の移動

熱の移動は伝導・対流・放射（輻射）によってなされる．浸水した部分では熱の伝導が行われる．熱は常に高い方から低い方に移動するため，皮膚温に対して水温が高ければ温かく感じ，熱は水から皮膚に伝導する．皮膚温に対して水温が低ければその逆となる．また，水に流れ（対流）をつくることによって水のもつ熱は移動する．水を対流させた浴槽に身体を浸水させると，身体と水が接触している部分の熱の伝導だけでなく，対流による熱移動が生じるため熱の移動が速くなる [表]．

6) 温冷覚の求心路

平均的な皮膚温に対して，水温が34℃前後であれば温度覚は生じない．水温が上がれば温覚となり約44℃以上で温痛覚となる．逆に水温が下がれば冷覚となり，約16℃以下で冷痛覚を知覚し始める．冷覚は冷覚受容器であるクラウゼ小体より末梢神経の求心路であるAδ線維，温覚はルフィニ小体よりC線維，温冷痛覚はポリモーダル受容器よりC線維を介して，それぞれ脊髄後角でシナプスを経由し，脊髄視床路から大脳皮質体性感覚野と大脳辺縁系へと伝達される．

生体の温度に対する温冷感覚は皮膚温と主観，順応により大きく変化する．皮膚温がある程度低い状態（冬の帰宅時など）では35℃の水を温かく感じ，逆に皮膚温が高い状態（夏の運動後など）ではそれを冷たく感じる．生体は20～40℃の範囲で順応が生じやすく，主観的な温度覚が大きく影響する．このため，水治療法では水の客観的な水温だけでなく，患者の主観的な温度覚についても考慮する必要がある．

7) 比熱と伝導率

20℃の水の比熱は 4.18 J/K・g，熱伝導率は 0.58 W/m・K である．20℃の空気の比熱は 1.00 J/K・g，熱伝導率は 0.03 W/m・K である．つまり，水は空気に比べて約4倍の比熱（一定重量の物質の温度を1℃上げるために必要なエネルギー量），約20倍の熱伝導率（物質間の熱伝導の効率）を有している．このため，空気に比べ水は温めると冷めにくく，熱を伝える効率も高いといえる．

4. 水治療法施設環境の感染および汚染防止対策

水治療法における感染および汚染防止対策の一つとして，水治療法室の環境管理がある．水治療法室の湿潤した環境では，湿潤環境を好む微生物が繁殖しやすい．湿潤環境を好む微生物としては，グラム陰性菌のレジオネラ属菌（Legionella pneumophila），緑膿菌（Pseudomonas aeruginosa）などがあげられ，なかでもレジオネラ属菌は，給湯システム，浴槽水などの汚染の原因となることが指摘されている[11,12]．医療機関，介護施設でも施設内の循環式風呂の浴槽水汚染による感染事例が報告されている[13,14]．感染事例の原因としては，浴槽水の日常的な水質管理，環境管理が不十分であったことなどがあげられる．医療機関では高齢者や免疫力の低下した患者などが浴室を使用する場合が多いため，浴槽水に対するレジオネラ汚染防止対策や，日常的な水治療法施設環境の管理について配慮することが重要である．

1) 気泡発生装置等の空気取入口の点検・清掃

気泡発生装置やエジェクター等の空気取入口には，砂塵の侵入を防止するため目の細かい防虫網を設けることが必要である．

2) 水治療法室の清掃および消毒

水治療法室内の環境表面の清掃は，ブラッシングなどにより汚れを物理的に除去することが基本となり，通常は浴室用洗浄剤を用いて十分な洗浄を行う．十分な洗浄が行われず汚れが残った場合は，微生物により汚染される可能性がある．治療室内で使用するシャワー用椅子などのスポンジ様の材質が使用された器具は，材質が多孔性構造のため洗浄・消毒が行いにくく微生物の汚染を受けやすく，洗浄・消毒を行いやすい材質の器具を選択するなど，器具の材質への配慮も必要となる．

Glossary

レジオネラ属菌：レジオネラ菌には多種類あり，これらはレジオネラ属菌とよばれ毒性はそれぞれ異なっている．このレジオネラ属菌は土壌や河川，湖沼など自然界に広く生息している．酸や熱に強く，水温50℃でも死滅しない．レジオネラ症は，1976年にアメリカのフィラデルフィアのホテルで米国在郷軍人会総会が開かれ，その参加者が集団で原因不明の肺炎にかかったことが発見の発端である．このとき221名が発症し，34名が死亡した．この病気は在郷軍人会 Legion（レジオン）の名前をとってレジオネラ症（Legionella）という病名がつけられた．浴槽にレジオネラ菌が増殖していれば，ジャグジーや打たせ湯などでミスト状のお湯を吸い込むことで感染することになる．

緑膿菌：グラム陰性好気性桿菌の一種で土壌や水中，植物，動物（ヒトを含む）などありとあらゆる自然環境に存在している常在菌である．この菌が創部に感染した場合，菌が緑色の色素を産生し，膿が緑色になるため，「緑膿菌」という名前が付けられた．血液中に緑膿菌が入り込むと菌血症（敗血症）を引き起こすが，菌血症になると全身に緑膿菌が散らばってしまうため，身体中の複数個所で緑膿菌による感染症が起こるリスクが高まり，菌血症になるとショック状態に陥りやすくなる．

3）水治療法施設で使用する湯水の水質管理

浴槽水の水質は，レジオネラ属菌が100 m*l*中に10個未満であること，水質検査は，濾過器を使用していない浴槽水および毎日完全に換水する浴槽水は，1年に1回以上，連日使用している浴槽水は，1年に2回以上実施することが求められる．

濁度：5度以下であること．

有機物等（過マンガン酸カリウム消費量）：25 mg/*l*以下であること．

大腸菌群：1 m*l*中1個以下であること．

レジオネラ属菌：検出されないこと（10 CFU/100 m*l*未満）

※CFU：Colony Forming Unit（コロニー形成単位）

4）浴槽湯水の消毒

浴槽湯水の消毒には，塩素系薬剤（次亜塩素酸ナトリウムなど）を用いることが一般的とされている．アルキルジアミノエチルグリシン塩酸塩液，ベンザルコニウム塩化物液などを用いる．ただし，これら消毒薬は他の洗剤や石けん成分が残留している状態では殺菌効果が減弱してしまうため，それらを十分洗い流してから使用したほうがよい．薬剤の投入口は浴槽水が濾過器に入る直前に設置し，濾過器内の生物膜の生成を抑制するよう配慮する．

（岡崎大資）

Glossary

濁度：水の濁り＝懸濁質の程度を示す水質指標の一つ．「度」で示し，水質基準は2度．精製水1 *l*に標準カオリン1 mgを加えたときの濁りを1度とし，場合によっては1 mg/*l*と表す．

文献

1) 真島英信：生理学，第18版，文光堂，1992．
2) 森井和枝：水治療法．物理療法学，第2版（網本 和編），医学書院，2004．pp32-47．
3) 杉元雅晴：水治療法．物理療法学，第2版（松澤 正・江口勝彦編），金原出版，2012．pp189-222．
4) 玉木 彰：水治療法．物理療法学・実習（日高正巳・玉木 彰編），中山書店，2014．pp71-82．
5) 田中 聡：水治療法の概要．物理療法学テキスト，第2版（細田多穂編），南江堂，2013．pp347-356．
6) 田中信行・他：人工炭酸泉浴（花王バブ浴）による本態性高血圧症の血圧，循環機能の変化．日温気物医誌 **50**(2)：87-93，1987．
7) 西村直記・他：高水温下での高濃度人工炭酸泉への全身浴が体温調節に及ぼす影響．発汗学 **12**(1)：15-17，2005．
8) フォン・カルマン（谷 一郎訳）：飛行の理論．岩波書店，1971．pp65-70．
9) 永田勝太郎：慢性疼痛における温泉療法の豊かな可能性．日温気物医誌 **78**(4)：333-340，2015．
10) 加藤雅子・他：高濃度炭酸水浴による冷え性者の皮膚温反応．日生気象会誌 **37**(3)：11-17，2000．
11) 斎藤 厚：レジオネラ感染症．現代医療 **15**：1665-1659，1983．
12) 薮内英子：家庭用24時間風呂浴槽水のLegionella pneumophilaおよびその他の最近汚染―その生物浄化機構に関連して．日環境感染会誌 **11**(3)：221-227，1996．
13) Mineshita M et al：Legionella Pneumonia due to Exposure to 24-hour Bath Water Contaminated by Legionella pneumophila Serogroup-5. Intern Med **44**：662-665，2005．
14) Torii K et al：A Case of Nosocomial Legionella pneumophila Pneumonia. Jpn J Infect Dis **56**：101-102，2003．

2 全身浴

1. 全身浴の特徴と治療原理

　全身浴（full-body bath）は水の物理的特性を全身に適応でき，運動療法との併用が可能である．ハバードタンクや座位入浴装置を用いて水温35〜40℃の温浴とする．全身への温熱効果が可能であり，温泉地にある温泉病院などでは積極的に用いられている．

　全身浴の代表的な機器としては，ハバードタンク［図1, 2］がある．ハバードタンクは1928年，Blountによって考案された．ハバードタンクとは背臥位にて渦流浴，気泡浴を行う全身浴の装置である．また，四肢の関節可動域運動や抵抗運動などの運動療法と併用できるように，ヒョウタン型や蝶の羽型の浴槽をもった治療装置である．

2. 生理学的作用

　全身への温熱作用により血管拡張の促進，発痛物質の除去，組織代謝の増加，軟部組織の伸展性の増加，神経伝導速度の増加，交感神経系活動の抑制，副交感神経系活動の促進，腎血流量の促進，壊死組織の除去などが起こる．

1）血管拡張の促進

　全身に対する温熱刺激によって平滑筋の弛緩，組織加温に基づく血管拡張，交感神経活動の抑制などが起こり，リラクセーションが生じる．また，血液の粘性の低下に伴い温熱刺激部の血流は増大する．

2）発痛物質の除去

　寒冷刺激に伴う疼痛閾値の上昇は鎮痛に対する効果的な治療法である．逆に，組織の加温は疼痛閾値を低下させるため，疼痛の知覚は促進される．しかし，慢性的な痛みでは温熱による血流促進に伴い，発痛物質の除去や代謝産物の貯留を抑制し痛みを軽減することが可能となる．

3）組織代謝の増加

　加温部の組織代謝はファント・ホッフの法則（組織温が1℃上昇することに組織代謝は13%上昇する）に従い上昇する．加温組織における局所循環の増大は，代謝促進に伴う代謝産物の除去や組織への栄養供給を担う．また，渦流や気泡の物理的刺激は局所や全身のマッサージ効果による循環の向上をもたらす．しかし，重度な循環障害を有する部位への温熱は，過剰な代謝促進による生理的反応に対応できず，組織の壊死につながることから禁忌となる．

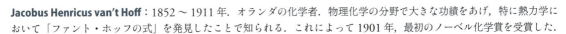

Glossary

Jacobus Henricus van't Hoff：1852〜1911年．オランダの化学者．物理化学の分野で大きな功績をあげ，特に熱力学において「ファント・ホッフの式」を発見したことで知られる．これによって1901年，最初のノーベル化学賞を受賞した．

4）軟部組織の伸展性の向上

温熱刺激された筋や腱，靱帯，関節包などの軟部組織の伸展性は向上する．関節可動域制限の原因が軟部組織の短縮と評価した場合，温熱刺激とともに当該軟部組織の伸張を実施することで効率的な理学療法が可能となる．ハバードタンクなどの全身浴では温熱刺激と運動療法の併用が可能である．

5）神経伝導速度・自律神経系への影響

神経伝導速度は温熱刺激に伴い速くなり，寒冷刺激に伴い遅くなる．温度変化に伴う神経伝導速度の変化は有髄神経線維や小径線維で大きくなる．門制御理論（gate control theory）[1, 2]を理論的背景として，一次痛を伝導する小径の有髄神経（Aδ線維）の伝導速度を寒冷刺激によって遅延させることで疼痛コントロールが可能となる．温熱刺激は，疼痛伝導速度を速くし，痛覚閾値を低下させることから，鎮痛理論の観点からは不適応と考えられる．しかし，Inui[3]らは疼痛刺激を伝導するAδ線維やC線維に比べて触刺激を伝導するAβ線維の方が速く，脊髄後角で2次侵害受容ニューロンに伝達するかどうかは，疼痛コントロールに関与しないと述べている．このため，温熱・寒冷刺激による疼痛コントロールの理論的背景には，より上位中枢の影響が大きいと考えられる．

自律神経活動においては，33～35℃の他覚的不感温浴にて副交感神経優位となり，心血管系への影響，呼吸数の減少，酸素消費量の減少，疼痛緩和につながる．これはリラクセーションの視点からも有用である．

6）腎血流量の促進

全身浴では浸水深部の静水圧が高く，末梢から中枢への静脈還流の増大を生じさせ，腎血流も促進される．これに伴い利尿ホルモンと抗利尿ホルモンとの相対的変化を生じさせ，利尿ホルモン優位となる．さらに，腎血流の促進により老廃物の代謝が促されることで，末梢部の浮腫に対しても効果的に作用する．

7）壊死組織の除去

渦流や気泡の物理的刺激は創傷や熱傷後の壊死組織の洗浄にも効果的であり，間接的な渦流や気泡で患部を洗浄する．ノズルから噴出される水流を間接的，もしくは気泡のみを患部に当てる．治療後は水道水や生理食塩水を用いて創部を洗浄し，清潔に保つ．なお，出血傾向のある創部の温浴は血管拡張と血流の増大を生じさせてしまうので，実施してはならない．開放創の治療を実施する場合は，感染予防のため事前に浴槽を消毒したうえで，新たに水を溜めて実施する．また，治療後は排水し，改めて消毒する．

3．治療の実際とリスク

ハバードタンクは縦2,075 mm，横2,075 mm程度の大きな浴槽であり，縦方向の中央部が大きくくびれたひょうたん型や蝶の羽型を特徴としている．付属のストレッチャーに対象者を寝かせて固定し，よく洗浄したうえで装置に入浴させる［図1, 2］．ストレッチャーを椅子状にして背もたれ座位での入浴も可能である．身体を注意深くゆっくりと浴槽に浸水させる．治療時間は20分以内として，治療終了後は浸水時と逆の手順で対象者をゆっくりと出す．この際，水温から室温への急な温度変化と気化熱により対象者は寒気を感じることがあるので，対象者の身体についた水分を速やかにバスタオルなどで拭き取り，バスタオルや毛布などで保温する．

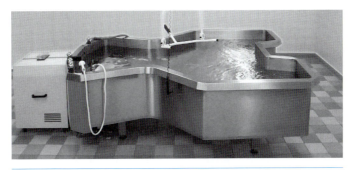

[図1] ハバードタンク（EWAC Medical）
サイズ 2075×2075×900 mm（縦×横×高），容量 1,500 l，重量 350 kg.

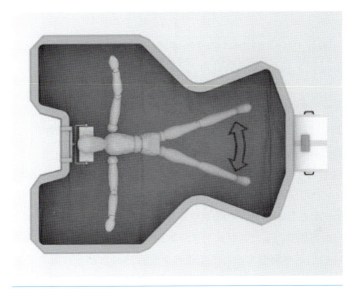

[図2] ハバードタンクの形状
上から見ると蝶の羽のようにみえることからバタフライ浴（Butterfly bath）とよばれる．

　入浴中はハバードタンクの特徴である浴槽のくびれた部分にセラピストが立ち，水の特性を利用して四肢のストレッチングや自動的・他動的関節可動域運動，抵抗運動などを実施する．さらに，温熱刺激に伴う軟部組織の伸展性向上や疼痛を制御した状態で，効率のよいストレッチングや関節可動域運動が可能となる．

　ハバードタンクにおける水中での運動療法は，対象者が背臥位の場合，肩関節や股関節の内外転のような前額面での運動はある程度可能なものの，屈曲・伸展といった矢状面での運動は水面から四肢が出てしまうため，水の特性を利用した運動範囲が限られることになる．

　物体が押しのけた水の重量分だけ浮力が働くため，背臥位にて入浴している対象者の四肢をタンクの深部から上方向（浅部）への運動では浮力を利用した自動介助運動となる．逆に浅部から下方向（深部）への運動では浮力に抗する運動となるため弱い抵抗運動となる．四肢が浸水している場合には，内・外転など前額面の運動を行う際に重力による影響を除去した運動が可能である．

　水による抵抗は速度の二乗に比例して大きくなる．水の粘性抵抗，渦抵抗，造波抵抗を利用して抵抗運動の実施が可能である．造波抵抗は身体を水面近くにて運動させることで大きくなり，深部では小さ

第5章 水治療法

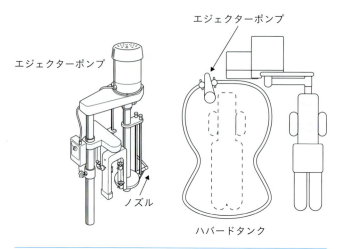

[図3] ハバードタンクのエジェクターポンプ（酒井医療）
エジェクターポンプで気泡を混入した水流を提示することができる．
また，ハバードタンク壁面を移動させ刺激部位を選択できる．

くなる．速い運動では水の抵抗が増加するため部分的な抵抗運動となり，筋力増強練習に活用することが可能である．このように目的とする運動を実施できるよう運動方向を考慮する必要があるが，全身浴では自動・他動・抵抗運動を実施することが可能である．

ハバードタンクでは付属のエジェクターポンプ（ejector pump）によって水流をつくることができる [図3]．ハバードタンクの壁面レールに沿って移動可能なエジェクターポンプにより四肢や体幹などの身体各部に対して気泡を含む強い水流を直接与えることで，局所のマッサージや関節や筋，腱の固有受容器を刺激することが可能である．エジェクターポンプからの水流により浴槽内に渦流をつくることができるので，ノズルの向きを調整することで患部を間接的に水流下に置くことができる．エジェクターポンプからの水流には空気量を調整し気泡を含むことができるため，水流と気泡による同時刺激が可能となる．この方法によって対流による熱移動，軟部組織に対するマッサージ効果が期待できる．

さらに，ハバードタンクの床面から気泡を噴出し，全身の気泡浴を可能とする．エジェクターポンプからの水流による渦流浴に比べ気泡浴は全身への刺激が少ない．後述する局所浴と同様に対象者の状況に応じて使い分ける必要がある．

ハバードタンク以外の全身入浴装置の多くは長座位にて入浴する [図4]．多くの場合，浴槽壁をまたいで，もしくは段の昇降によって入浴するので，ある程度の動作自立度が必要となる．浴槽内部に設置されたノズルからの直接的・間接的な水流，もしくは浴槽底に設置された気泡装置からの気泡による刺激が可能である．このような全身入浴装置は浴槽の大きさがハバードタンクに比べ小さいので，四肢の自動・他動・抵抗運動には不向きである．使用する水の量はハバードタンクに比べ少量なので，入浴中の運動が必要なく，装置への入浴動作が可能な患者ではこのような全身入浴装置が適用となる．

Glossary

エジェクターポンプ：水流発生装置のことで，エジェクターポンプは，1968年，ジャクージ兄弟（米）が開発製品化した．以後，渦流浴装置として世界に広く普及していった．日本ではジャクージが訛ってジャグジーとよばれる．

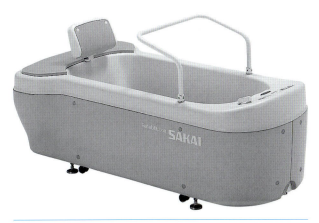

[図4] 全身入浴装置（酒井医療）

適応と禁忌

(1) 適応
- 筋力低下の著しい患者に対する全身浴として適応があり，重度の廃用症候群や術後の起座位が困難な患者であっても臥位のまま入浴が可能である．
- セラピストによる他動的関節運動のみならず，浮力を利用した自動介助運動，水の抵抗を利用した抵抗運動の実施が可能である．
- 広範な熱傷や褥創治療に用いることができる．渦流や気泡による壊死組織の洗浄が可能である．

(2) 禁忌
- 感覚障害のある部位の浸水は感覚情報のフィードバックがないため禁忌となる．
- 温熱療法と同様に急性期の炎症症状を有する患者には実施してはならない．
- 糖尿病性潰瘍やバージャー病など，局所の循環障害のある場合は実施してはならない．組織の温度上昇によって向上する代謝は循環障害のある患者の組織壊死につながる可能性がある．

（岡崎大資）

Glossary

バージャー病（Buerger's disease）：Leo Buerger によって初めて報告されたことからバージャー病あるいはビュルガー病と名づけられ，閉塞性血栓血管炎（thromboangiitis obliterans；TAO）ともよばれる．四肢の末梢血管に閉塞をきたし，その結果，四肢や指趾の虚血症状が発生する．

文献

1) Melzack R, Wall PD: Pain mechanisms: a new theory. *Science* 150：971-979, 1965.
2) メルザック R，ウォール PD：痛みへの挑戦，誠信書房，1986.
3) Inui K et al: Temporal Analysis of Cortical Mechanisms for Pain Relief by Tactile Stimuli in Humans. *Cerebral Cortex* 16：355-365, 2006
4) ジェニー・ストロング（編）：痛み学 臨床のためのテキスト，名古屋大学出版会，2010.
5) 小山なつ：痛みと鎮痛の基礎知識［上］基礎編—脳は身体の警告信号をどう発信するのか，技術評論社，2010.

3　局所浴

1. 局所浴の特徴と治療原理

　局所浴（partial-body bath）には渦流浴（whirl pool bath）や気泡浴（bubble bath）がある．生体の局所に温水・冷水および水流や気泡などの物理刺激を用いて治療を行う．エジェクターポンプに供給する空気量を調整することで，気泡を水流に混入することが可能である．空気量を調整し，気泡を混入することで水流と気泡の作用を提供することが可能である．また，水流を伴わない気泡浴では，浴槽底部より空気を挿入することで浴槽全体に気泡を生じさせる．局所浴では水流や気泡を発生する浴槽に身体各部（上肢，下肢など）を浸水させて治療を行う．

2. 生理学的作用

　浴槽内に浸水した身体各部への熱の移動は伝導によって行われる．また，渦流浴による水流は伝導に加え対流による熱移動が生じるため，温水浴の場合は生体への熱の移動が大きくなる．
　患部に対して水流で直接または間接的に刺激する．浴槽内のノズルから噴出する水流で直接または間接的に刺激することができる．患部を水流で直接的に刺激した場合，皮膚を含む軟部組織は強い力を受ける．この物理的刺激によって患部の温熱効果，末梢循環の改善，疼痛の軽減，軟部組織の伸展性の向上，患部のマッサージに伴う筋血流の増大やリラクセーションなどの生理学的作用が期待できる．渦流や気泡による物理的刺激は開放創の洗浄としても効果がある．

3. 治療の実際とリスク

　上肢浴［図1］では，患者に安楽な座位をとらせ，側方に位置する局所浴装置に洗浄した患部を浸水

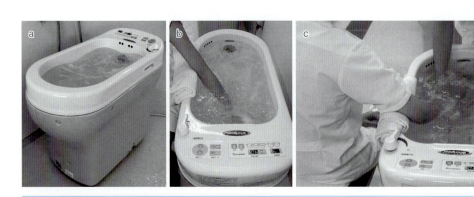

[図1] 上肢渦流浴（酒井医療）
　a：上肢渦流浴装置，b：上肢渦流浴実施，c：上肢渦流浴実施中の他動的関節可動域運動．

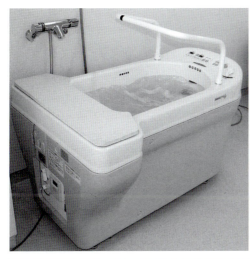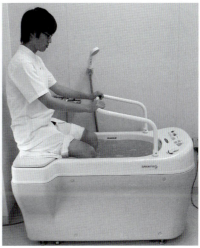

[図2] 下肢渦流浴装置（酒井医療）

させる．このとき，患者が体幹の側屈や回旋をできるだけ生じないような座位姿勢を保持できるように，浴槽の高さや位置に合わせて椅子を調整する．また，衣服着用部への水の飛散を防ぐための配慮をする．

　下肢浴[図2]では，浴槽上の座面に座り下肢（特に膝から遠位）を浴槽内に浸水させる．座面はターンテーブルになっていることが多く浴槽内への下肢の入出は比較的容易である．しかし，治療中はターンテーブルによる骨盤や下肢が不安定になるので注意する．支持棒があれば両手で把持させて座位の安定を確保する．

　渦流浴の場合は，患部を水流で直接的または間接的に刺激するかによって噴出するノズルの向きを調節する．気泡浴の場合は，患部全体を気泡で刺激できるように気泡発生装置に合わせて患部の位置を調節する．浴槽内に四肢を浸水させ，自動的・他動的関節可動域運動を実施することが可能である．

適応と禁忌

(1) 適応

- 整形外科疾患に伴う軽度な循環障害や疼痛，筋緊張の増加，関節可動域制限等に対して効果的に用いることができる．

(2) 禁忌

- 感覚障害のある部位の浸水は感覚情報のフィードバックがないため禁忌となる．また，悪性腫瘍組織への局所浴はその部位の代謝促進に伴い組織増殖を促進する可能性があるので実施してはならない．
- 急性炎症への温熱刺激は血流を増加させ，腫脹や疼痛を増強させるので実施してはならない．

（岡崎大資）

文献

1) 真島英信：生理学，第18版，文光堂，1992.
2) 森井和枝：水治療法．物理療法学，第2版（網本 和編），医学書院，2004, pp32-47.
3) 杉元雅晴：水治療法．物理療法学，第2版（松澤 正・江口勝彦編），金原出版，2012, pp189-222.
4) 玉木 彰：水治療法．物理療法学・実習（日高正巳・玉木 彰編），中山書店，2014, pp71-82.
5) 田中 聡：水治療法の概要．物理療法学テキスト，第2版（細田多穂編），南江堂，2013, pp347-356.

4 交代浴

1. 交代浴の特徴と治療原理

　交代浴（contrast bath）は四肢遠位部の循環機能障害を有する患者に対して温水槽と冷水槽を用いて交互に患部を浸水させ，その循環機能の改善を目的とする治療法である[図1, 2]．患部の温浴・冷浴の順番，治療時間，各浴槽の水温には種々の方法が報告されている．

2. 生理学的作用

　温水・冷水と交互に患部を浸水することで，血管の拡張と収縮を促す治療である．温熱刺激は組織に負荷をかけ代謝を促進するため血管拡張を促す．寒冷刺激は血管収縮を促し代謝を抑制する．この繰り返しによる血管拡張と収縮反応の再教育および血流の促進反応が生じる．一般的に慢性的な疼痛部位では血管拡張と収縮反応が低下するだけでなく，その周囲の筋緊張が増加している．動静脈の血流増加は血管の拡張と収縮だけでなく，血管周囲にある筋が収縮・弛緩することによっても促進される．このような筋の収縮・弛緩による血流増加作用は，筋ポンプ作用（muscle pumping action）とよばれている[図3]．静脈還流の増大効果を起こすものとして下腿三頭筋の筋ポンプ作用がよく知られており，これは特にヒラメ筋の収縮・弛緩によるものである．このことからヒラメ筋は「末梢の心臓」や「第2の心臓」とよばれている．温熱と寒冷の交互刺激により感覚系への関与が示唆[5, 6]されており，知覚過敏を軽減し疼痛を抑制する．同様に感覚系からの刺激により，筋の収縮と弛緩を促すことで筋緊張の低下が期待

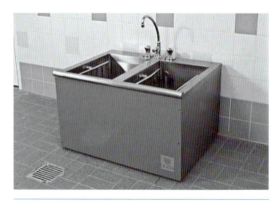

[図1] 下肢用交代浴装置（EWAC Medical）
ステンレス製，サイズ 920 × 710 × 548 mm（縦×横×高），容量：2 × 80 l，重量 60 kg．

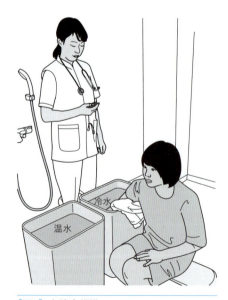

[図2] 上肢交代浴

できる.

3. 治療の実際とリスク

温浴用と冷浴用の水槽は2つの局所浴装置や,患部を十分挿入できる大きめのバケツや水槽などを用いるとよい.患部を浸水しやすい位置に,2つの浴槽(温浴槽と冷浴槽)を配置して,不必要な移動をできるだけ避ける.治療中は,患者に安楽な姿勢をとらせる.温浴は水温38～44℃,冷浴は水温10～18℃とする.それぞれの浴槽には温度計を挿入し,温度管理を行う.

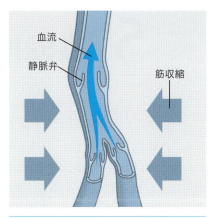

[図3] 筋ポンプ作用

患者に十分なオリエンテーションを行ったうえで,患部を露出させ浴槽に浸水させる.セラピストはストップウォッチやタイマーなどで温浴と冷浴の時間を正確に管理する.また,随時,患部周囲の皮膚の状況をチェックする.治療後は患部の水分を十分に拭き取り,気化熱による皮膚温の低下に注意する.

一般的に交代浴は温浴から開始し,数回の交代の後,温浴にて終了する.治療は4分の温浴から開始し,冷浴1分,温浴4分,冷浴1分の順に4～8回交代し,最後は温浴4分で終了する.温浴5分,冷浴2分として実施してもよい.

適応と禁忌

(1) 適応

- 複合性局所疼痛症候群(CRPS)などの知覚過敏や疼痛の軽減を目的とした治療として有用である.
- 慢性期の炎症を有する患者,軽度の末梢循環障害を有する患者には適応となる.

(2) 禁忌

- 重度の循環障害を呈する部位への実施は禁忌である.

(岡崎大資)

Glossary

複合性局所疼痛症候群(complex regional pain syndrome;CRPS):自発痛,固有の神経支配領域を超える疼痛,痛覚過敏,浮腫,皮膚血流異常,骨の脱灰(Ca成分の溶出),発汗異常などを特徴とする持続的な疼痛である[2].疼痛は強烈で焼けつくような感覚として表現され,長期にわたり継続する.能動的な動作を求める運動療法などの導入に困難をきたす症状である.かつては反射性交感神経ジストロフィ(reflex sympathetic dystrophy;RSD)とよばれる神経障害を伴わない状態(typeⅠ)と,カウザルギーとよばれる神経障害を伴う状態(typeⅡ)とに分けられていた.近年ではCRPSを神経障害の有無にかかわらず過度の炎症反応というとらえ方を根拠としているようであるが,薬物療法単独では効果的とはいえず,物理療法や心理療法による介入を検討する必要がある.

文献

1) 藤澤宏幸:水治療法における生体反応の基礎.秋田理療 13:3-10,2005.
2) ジェニー・ストロング(編):痛み学 臨床のためのテキスト,名古屋大学出版会,2010.
3) 小山なつ:痛みと鎮痛の基礎知識[上]基礎編―脳は身体の警告信号をどう発信するのか,技術評論社,2010.
4) 真島英信:生理学,第18版,文光堂,1992.
5) 西山保弘,冨松 剛:温冷水の温度差が皮膚の感覚神経に与える影響.日物療会誌 15:24-29,2008.
6) 杉元雅晴:水治療法.物理療法学,第2版(松澤 正・江口勝彦編),金原出版,2012,pp189-222.

5 高濃度人工炭酸泉浴

　炭酸泉の生理学的効能が研究され始めたのは19世紀後半になってからであるが，炭酸泉はそれ以前から世界中の人々に親しまれ，活用されてきた．特にドイツでは，高濃度の天然炭酸温泉が数多く存在する．比較的，冷泉のため，二酸化炭素泉に近く，昔から「心臓の湯」とよばれて健康維持や健康促進に利用されてきた．一方，わが国では，炭酸泉の温泉は非常に稀で，大分県の長湯温泉が炭酸泉として知られており，世界でも数少ない高濃度（平均1,200 ppm）の二酸化炭素を含んだ「ラムネ湯」としてこれまで親しまれてきた．

　医療用としては，1997年，三菱レイヨン・エンジニアリング（株）が人工的に高濃度炭酸水の製造装置を開発し，1998年，入来正躬（山梨医科大学名誉教授）によって，学術団体「人工炭酸泉研究会」が結成された[1]．以後，高濃度人工炭酸泉浴（highly-concentrated artificial carbon dioxide bath）による種々の疾患に対する基礎研究[2-4]と臨床応用[1,5]がなされている．

1. 高濃度人工炭酸泉浴の特徴と治療原理

　炭酸泉とは，湯にきれいな炭酸ガス（carbon dioxide）だけを溶かした炭酸温水のことをいうが，炭酸ガスの性質上，単純に高温の湯に大量の炭酸ガスを溶け込ませることはできない．そのため，高温水に炭酸ガスを溶かす特殊技術が開発され，人工的に高濃度炭酸泉をつくり出す装置が開発された．pHは弱酸性で4.5～5.5である．お湯に溶けている炭酸ガスは，炭酸水素イオンではなく，ほとんどが炭酸ガスの状態である．温泉法で解説される二酸化炭素泉の適応症は高血圧症，動脈硬化症，切り傷，熱傷となっている．これは，湯に溶けた炭酸ガスにより血行が促進されるためといわれている．入浴するとヨーロッパでは『真珠の泡』とよばれる細かな炭酸ガスの泡が皮膚や体毛にびっしり付いて，それが心地良さをもたらす．炭酸水と炭酸泉の違いは，炭酸泉＝お湯に炭酸が溶けたもの，炭酸水＝水に炭酸が溶けたものであり，基本的にはどちらも炭酸ガスが溶け込んだ水（湯）である．炭酸は温度によって溶け込む濃度が変わり，温度が低いほど炭酸が溶けやすい[図1]．その濃度が高いほど炭酸の効能も高くなる．炭酸飲料や炭酸水などは，ブクブクした泡が出て，二酸化炭素が水に溶け込んでいるようにみえるが，実際には水に溶けきれない二酸化炭素が泡になって出てきているだけであ

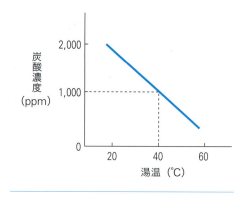

[図1] 炭酸濃度と湯温の関係
炭酸泉が低温になるほど高濃度に，高温になるほど低濃度になる．

Glossary

炭酸ガス：二酸化炭素は化学式がCO_2と表される無機化合物であるが，気体の状態では炭酸ガスとよばれる．不燃性で空気より重く，水に溶けやすい．圧縮して冷却すると気体は液体になり，また，液体は固体のドライアイスに姿を変える．

る．炭酸泉とは，二酸化炭素が水に溶け込んだ状態のものであり，決して炭酸水のような泡が多く出ることはない．

人工炭酸泉の製造原理

特殊な中空糸膜を使用して，高濃度の炭酸ガスを温水中に溶け込ませる中空糸膜炭酸ガス溶解モジュールという装置を使用する［図2］．水を通さず気体のみを通過させる半透膜，多層複合中空糸膜を使ってCO_2を液中に溶けこませる装置である．膜型炭酸ガス溶解器内に温水を流しながら炭酸ガスを供給して温水中に炭酸ガスを溶解させる．あらかじめ，原水の流量と炭酸ガスの供給圧力と得られる炭酸泉の炭酸ガス濃度との相関データを制御装置に記憶させておき，炭酸泉の製造時には原水の流量を検出し，相関データに基づいて得られる炭酸泉が目標炭酸ガス濃度となるように炭酸ガスの供給圧力を自動的に調節する．常圧の温水となると一変して溶けづらくなるが，三菱レイヨンの開発した人工炭酸泉製造装置［図3］は，温水に液化炭酸ガスを効率よく溶け込ませ，一度，装置を通過するだけで 1,100～1,300 ppm の過飽和状態までつくることが可能である（ワンパスウエイ方式）［図4］．

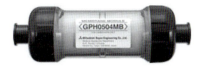

［図2］中空糸膜炭酸ガス溶解モジュール（三菱レイヨン・クリンスイ）

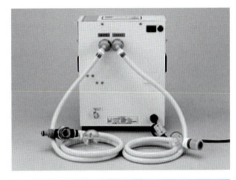

［図3］カーボセラミニ®（三菱レイヨン・クリンスイ）

2. 生理学的作用

1）血管拡張作用

炭酸泉浴では，経皮的にCO_2が侵入すると推察されており，皮膚毛細血管に取り込まれたCO_2は局所の血管拡張と浸水部の循環の増大を引き起こすとされている[2]．これは自律神経系への影響による全身的な効果ではなく，CO_2による局所的影響として捉えられている．炭酸泉浴で不感温度帯の入浴であったとしてもCO_2による皮膚刺激によって皮膚血流量の上昇に寄与する．また，CO_2が温受容器の活動を促進するため主観的温覚でも真水浴に比べ高い温度を知覚するといわれている[3]．

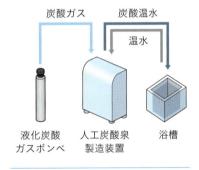

［図4］高濃度人工炭酸泉製造方式（ワンパスウエイ方式）

炭酸ガスは非常に小さい分子構造のため，簡単に皮膚内を通過し毛細血管内に入る．毛細血管は侵入してきた炭酸ガスを老廃物とみなし取り除こうとする．具体的には，血管を拡張し血流量を増加させ，酸素と結合した酸素化ヘモグロビンを供給する．酸素化ヘモグロビンは，老廃物とみなした炭酸ガスを取り込む代わりに酸素を放出し，皮膚組織へ供給する［図5］．真皮の末梢血管へ取り込まれた酸素は，細胞を活性化し患部の新陳代謝や組織再生を促進する．

2）ボーア効果による抗炎症作用

ボーア効果（Bohr effect）は，生理学者クリスチャン・ボーア（Christian Bohr）により発見された．

ヘモグロビンの酸素解離曲線がpHの低下や温度上昇などの変化によって右方変移することで，末梢で酸素を解離しやすくなり，pHの上昇や温度低下などで左方変異することで結合しやすくなる効果である［図6］．血液中のCO_2濃度が高くなると，赤血球内部のpHが低下するため，酸素化ヘモグロビンからの酸素解離は促進される．つまり，末梢では血液中の酸素を多く受け取れるようになる作用である．炎症部分の炭酸濃度が高くなると，血液から酸素供給が活発になり，細胞の新陳代謝を促進する．それにより，炎症を速く抑えることができる．

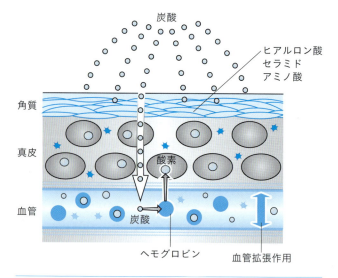

[図5] 炭酸ガスによる血管拡張作用

3）ヒートショックプロテイン70誘導効果

ヒートショックプロテイン（heat shock protein；HSP）とは，傷ついた細胞を修復する蛋白質のことで，免疫力を高めて病気を未然に防いだり，コラーゲンの減少を抑制したり，代謝を活発にして脂肪を燃やしたりとさまざまな効果がある．HSPはストレスを感じると増加する．緊張や運動，加圧，低酸素，紫外線，放射線などストレスの原因になるものはたくさんあるが，HSPを増やす最も手軽な手段として知られているのが入浴である．「ヒートショック」と名付

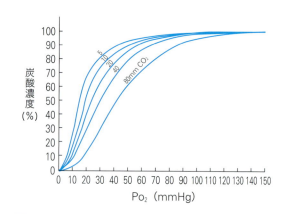

[図6] 酸素解離曲線の二酸化炭素依存性
数値はPCO_2を表し，PCO_2上昇による酸素解離曲線の右方移動を示している．
http://www.acute-care.jp/document/bloodgas-museum/bohre309.htmlを一部改変

けられていることからも，熱ストレスが最も有効な手段だといえる．42℃の加温で体温を38℃に上げることがHSPを最も増加させるといわれている．

HSPは免疫細胞の一種であるナチュラルキラー細胞（natural killer cell；NK細胞）を活性化させる働きがある．NK細胞はがん細胞や病原菌を発見し退治する細胞であるため，体内にウイルスが侵入しても病気が発症しにくくなるという効果がある．前田ら[4]は，6名の健常成人（平均年齢22.5±3.7，男性3人，女性3人）に41℃高濃度炭酸温水と41℃水道水温水で10分間の全身浴を行い，温浴前と1日後のHSP70を比較した．その結果，前胸部体温の上昇は水道水温浴1.0℃，炭酸温水2.3℃であった．HSP70の変化は水道水温水が3.31→4.35（AU/mg protein: p=0.08），炭酸温水が3.42→5.04（p<0.05）であり，水道水，温水でも増加がみられるものの，炭酸温水で有意にHSP70の増加が認められたとしている．

3. 治療の実際とリスク

あらかじめ炭酸泉浴槽に 2〜3 気圧程度の液化炭酸ガスを人工炭酸泉製造装置を介して 1,000 ppm 程度の濃度になるように炭酸ガスを溶解させておく．炭酸が抜けるのを防止するため，浴槽内に水流や過流を発生させないようにする．炭酸泉の温度は 39℃程度のぬるめの温度に設定しておく．全身浴の場合，治療時間は 20 分程度とする．治療 5〜6 分後から血行が上がり，体温が上がり始める．局所浴の場合，20 分以上治療する．治療中は，炭酸ガス膜によって皮膚を覆うようにしながら，炭酸が皮膚に効率よく吸収されるようにあまり体を動かないように安静状態を保つようにする [図7].

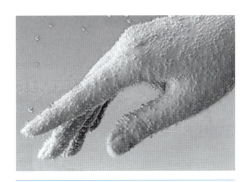

[図7] 高濃度人工炭酸泉浴による炭酸ガス膜形成（真珠の泡）
三菱レイヨン・クリンスイホームページ（http://www.co2 spa.com/about/）より引用

高濃度の炭酸泉を人工的に生成するために市販の液化炭酸ガスを使用する．液化炭酸ガスは空気より比重が重く不燃性であるが，有毒性を有する．空気中の二酸化炭素濃度が高くなると人体の中毒症状が現れる．炭酸ガス濃度が 3〜4％を超えると頭痛・めまい・吐き気などを催し，7％を超えると炭酸ガスナルコーシスのため数分で意識を失う．炭酸ガスは空気より比重が重いため，炭酸ガスが過剰に空気中に漏れると，床の底面に溜まりやすいので小児や臥床状態での全身浴で炭酸泉治療を行う場合は要注意である．

適応と禁忌

(1) 適応

1996 年，フライブルグ（独）で開催された炭酸泉国際会議で以下の症状が推奨された[1]．

①閉塞性動脈硬化症（ASO）の症状分類である Fontaine 分類（Ⅰ，Ⅱ）の人，②褥瘡，③糖尿病性潰瘍，④多発性関節リウマチ，⑤腰痛症，⑥火傷，⑦神経障害，⑧片麻痺など．

(2) 禁忌

①自律神経機能の低下している人，②心疾患を有する人，③気管支炎，肺疾患の患者は高炭酸血症になりやすいので禁忌である．

（濱出茂治）

Glossary

炭酸ガスナルコーシス（CO_2 narcosis）：肺機能が低下し，換気量が減って血液中の二酸化炭素濃度が著しく上昇することによって症状が現れる．意識障害，頭痛，ふるえ，発汗などの神経症状が現れ，自発呼吸が困難な状態に陥る．Narcosis の意味は昏睡である．

文献

1) 入来正躬：（人工）高濃度炭酸泉の基礎と臨床．炭酸泉誌 4(1)：39-48，2003．
2) 田中信行・他：人工炭酸浴（花王バブ浴）による本態性高血圧症の血圧，循環機能の変化．日温気物医誌 50(2)：87-93，1987．
3) 西村直紀・他：高水温下での高濃度人工炭酸泉の全身浴が体温調節に及ぼす影響．発汗学 12(1)：15-17，2005．
4) 前田眞治・他：炭酸温水浴における HSP70 の変化．日温気物医誌 70(4)：223-225，2007．
5) 前田眞治：炭酸ガス・温水の医学的効果．温泉科学 54：111-112，2004．

6 圧注，灌注

1. 圧注，灌注の特徴と治療原理

　圧注（douche）とは，水治療法室内 [図1] や全身・局所浴槽内で患者の背部や四肢に対して高水圧の温水を吹きつける治療法である．水温は35～38℃で，高水圧により治療部位の組織を刺激し，血流の促進や組織のマッサージ効果を目的とする．

　灌注（douche）とは，注射器やシャワーなどを用いて治療部位に対して，圧注より低水圧の温水を吹きつける治療法である．吹きつける温水の水温は34～36℃とする．灌注は主に開放創における感染組織や壊死組織を洗浄するデブリードマン（debridement）として用いることが多い．灌注はベッドサイドでも行うことができる局所の水治療法である．実施の際は，排水経路の確保と水の飛散に注意を払う必要がある．高い安静度や低い動作能力のため渦流浴を実施できない患者にも実施可能である．

2. 生理学的作用

　圧注は四肢や体幹に対して高水圧の温水を吹きつけることで，治療部位の軟部組織を刺激する．これにともなう局所のマッサージ効果により，血流の促進，疼痛の軽減が可能である．水中での圧注は渦流浴装置やハバードタンクに付属しているエジェクターポンプから噴出する水流と同様の効果があり，患部の温熱効果，末梢循環の改善，疼痛の軽減，患部のマッサージに伴う筋血流の増大やリラクセーションなどの作用が期待できる．

　灌注は低水圧にて開放創のデブリードマンの実施が可能である．壊死組織の除去などのデブリードマンを実施する際は，煮沸した水や生理食塩水などを用いて灌注を行い，感染の危険性を避ける．

3. 治療の実際とリスク

　圧注は立位や座位で行う場合と水中で行う場合がある．立位や座位では，患者への十分なオリエンテーションの後，患者から約1m離れた場所から背部や四肢の治療部位に向けて高水圧の温水を吹きつける．ホースの先に市販の散水ノズルを装着して実施する．噴出方法はノズルの形状によって直線的に吹きつける水流や平面的で広範囲に吹きつける水流，霧状に吹きつける水流などの噴出方法を用いると良い [図1][1]．

Glossary

デブリードマン：創部の異物や壊死組織を切除したり，薬剤や外用薬を用いてそれらを取り除くことを目的に実施する．一般的に医師や看護師の業務として実施されることが多い．水治療法におけるデブリードマンは，創の洗浄を目的とした壊死組織の除去を灌注として実施する．物理療法における灌注は，注射器やシャワーヘッド，灌注用の器具を用いて水道水や生理食塩水をある程度弱い水圧で開放創に噴射する．

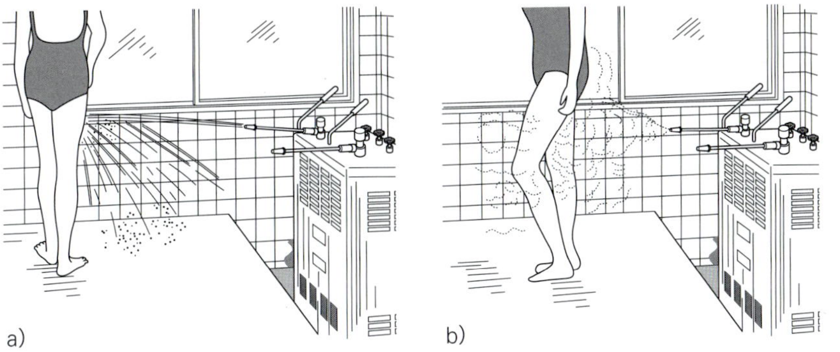

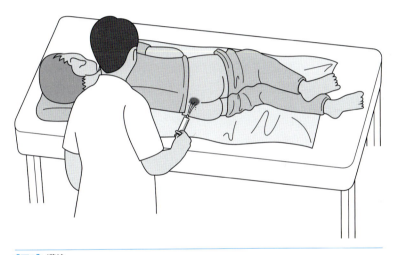

[図1] 圧注　　　　　　　　　　　　　　　　　　　　　　　（森・他，1985)[1]を改変
a：圧注装置による治療，b：霧状にした圧注治療．

[図2] 灌注

　水中で実施する際は渦流浴装置を用いるとよい．オリエンテーションの後，渦流浴装置の浴槽内のノズルから噴出する水流を患部に直接的に与えることで圧注と同じ効果が期待できる．この浴槽内のノズルで治療できない部位は，外部からノズルを装着したホースを用いて患部への圧注を実施する．

　灌注は，患者の創部を露出し，灌注の可能な臥位や座位をとらせる．患者へのオリエンテーションの後，実施する **[図2]**．セラピストは創部に向けた水の飛散による感染防止のために手袋やガウン，マスクを必要に応じて着用する．また，ベッドサイドなどで実施する場合は，ベッドを浸水しないよう患者とベッドシーツとの間にビニールマットを挿入し，排水経路を十分確保する必要がある．水道水を用いる場合は一般的にシャワー蛇口の水を用いるが，滅菌した生理食塩水を用いる場合は注射器や専用の灌注機器を用いる必要がある．灌注用の装置として水を断続的に噴出でき，水圧を調整できる装置も存在している．水圧は創部のデブリードマンができる最低の圧とし，患者が疼痛を訴えない程度とする．

適応と禁忌
(1) 適応
- 圧注は高水圧の局所刺激により皮膚や表層の軟部組織のマッサージ効果，血流の促進を目的とした治療が可能である．このため，筋硬結部や血流の促進が求められる組織が適応となる．

第5章 水治療法

- 温水中での圧注は軟部組織の伸展性の向上や，表在温熱とともに局所の刺激が可能であり，血流促進による発痛物質の除去に伴う疼痛緩和としても効果がある．
- 灌注は開放創のデブリードマンを主たる目的としており，開放創などの創部が適応となる．

(2) 禁忌

- 感覚障害により温冷覚や痛覚のフィードバックのできない患者や，高度な循環機能障害を有する患者，開放創への圧注は禁忌となる．

（岡崎大資）

文献

1) 森 和，高橋晄正：物理療法の実際．南山堂，1985，pp202-222．
2) Cameron MH（渡部一郎訳）：EBM 物理療法，第3版．医歯薬出版，2010，pp255-297．
3) 真島英信：生理学，第18版．文光堂，1992．
4) 杉元雅晴：水治療法．物理療法学，第2版（松澤 正・江口勝彦編），金原出版，2012，pp189-222．

第6章

光線療法

1 光線療法：総論

1. 光線療法とは

1) 光線療法の分類

　理学療法士が実施する光線療法（light therapy）は，「紫外線療法」「低反応レベルレーザー療法」「直線偏光近赤外線療法」「キセノン光線療法」の4つに大別される．この内，低反応レベルレーザー療法と直線偏光近赤外線療法，キセノン光線療法については，照射される光線のすべてもしくは大部分が近赤外線（near infrared）であり，「近赤外線療法」とみなすことも可能である．近赤外線は，遠赤外線（far infrared）とは異なり生体深達性が高く，照射出力にもよるが皮下組織や筋層へ到達する可能性がある．また，低反応レベルレーザー療法と直線偏光近赤外線療法，キセノン光療法については，近赤外線を照射するという観点からほぼ等しい効果をもたらすとも考えられ[1,2]，最近の研究結果もこの考えを支持するものが多い[3,4]．この他，パルス（間欠）照射を採用することで10Wという高出力のレーザーを組織侵襲性を伴うことなく照射する「高強度レーザー療法（high-intensity laser therapy；HILT）」も最近報告されている[5]．現状では，HILTに関する十分なエビデンスは確立されていないが，今後注目すべき治療法となり得る可能性がある．

　本書では，光線療法の以上のような現状を考慮し，光線療法の各論では「紫外線療法」「低反応レベルレーザー療法」「直線偏光近赤外線療法」「キセノン光線療法」について解説する．

2) 光線（光）とは

　光線（光，light）とは，電磁波（electromagnetic wave）の一種として位置づけられている．電磁波は，空間の電場と磁場の変化により形成される波（波動）であり，その波長の違いにより物理的性質が異なるためさまざまな呼称が与えられている．光線（光）といった場合，電磁波のなかでも紫外線（ultraviolet），可視光線（visible light），赤外線（infrared）の3つを指すことが一般的である．

　光線（光）のなかで，可視光線は電磁波のなかでもヒトの目で色として認識できるものであり，その波長帯は380 nm（青）から750 nm（赤）となる．一方，紫外線と赤外線はヒトの目で認識することはできず，不可視光線（invisible light）ともよばれる．紫外線および赤外線の波長帯は，それぞれ概ね10〜380 nm，760 nm〜$1×10^6$ nmである．なお，紫外線よりも波長の短い電磁波にはX線（波長帯：概ね0.01〜10 nm）やγ線（波長帯：概ね0.01 nm未満）などがあり，赤外線よりも波長の長い電磁波にはマイクロ波（波長帯：概ね$1×10^5$〜$1×10^9$ nm）や超短波（波長帯：概ね$1×10^9$〜$1×10^{10}$ nm）などがある．光線（光）の波長による区分を図1に示す．

2. 光線療法の治療原理

1) 物理法則

　光線療法の治療原理を理解するためには，基盤となる光線の物理法則をある程度理解しておく必要が

1 光線療法:総論

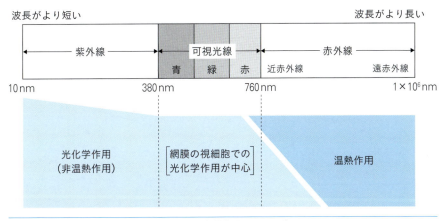

[図1] 波長による光線の区分と得られる生理学的作用のイメージ

ある.光線の物理法則にはさまざまなものがあるが,光線療法を実施する際に知っておくべき物理法則として,本書では「逆2乗の法則」「Lambertの余弦則」「光の粒子性と光子のエネルギー」「光電効果」の4つを取り上げて解説する.

(1) 逆2乗の法則

Coulombの逆2乗の法則(inverse square law)は,「光の強さ(光のエネルギー)が光源からの距離の2乗に反比例する」という物理法則である.太陽や蛍光管などの通常光源から発せられる光は,三次元空間においては光源から等方性かつ同心円状(球面状)に拡散する.このような波動は「球面波(spherical wave)」とよばれるが,球の表面積は球の半径の2乗に比例するため,球面波と規定される光の強さ(光のエネルギー)は光源からの距離(すなわち,球の半径)の2乗に反比例することになる[図2].光のなかでも球面波とは規定できないレーザーには,逆2乗の法則は当てはまらない.紫外線療法や遠赤外線療法においては,治療器での照射出力の変更が行えない場合,逆2乗の法則を考慮して照射出力の調整を行う.その一方で,最近,臨床的に使用頻度の高い低反応レベルレーザー療法や近赤外線療法では,照射プローブを患部に接触して行われることが多く,照射プローブと皮膚表面の距離に関して逆2乗の法則を考慮する機会は減っている.一方,生体内を進む光線についても逆2乗の法則は成り立つので,低反応レベルレーザー療法や近赤外線療法で深部組織を対象とした照射を行う場合は,照射プローブと深部組織の距離が最短となるように設定する必要がある.

(2) Lambertの余弦則

ある治療部位に対して,同一の光エネルギーが垂直に照射された場合と斜め方向から照射された場合(光源から治療部位まで等距離とする)では,後者の方が治療部位を透過する光エネルギーは少なくなり,そのエネルギー量も小さくなる.光エネルギーが透過する程度を規定する法則がLambert(ランバート)の余弦則(Lambert's cosine law)である[図3].具体的には,治療部位に与えられる光エネルギーは,光源と治療部位を結ぶ線と治療部位に対する垂直軸とのなす角(θ)の余弦($\cos\theta$)に比例して減

Glossary

Charles-Augustin de Coulomb:1736〜1806年.ドイツの物理学者.
Lambert Johann Heinrich:1728〜1777年.ドイツの物理学者,数学者.

第6章 光線療法

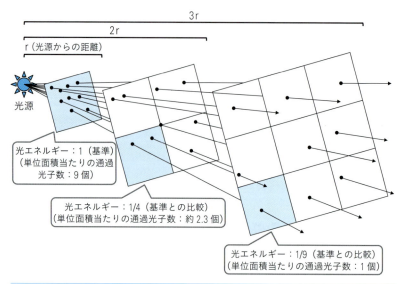

[図2] 逆2乗の法則

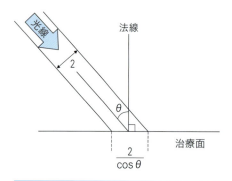

それぞれの傾きにおける光の強さの割合

治療面に対する傾き角度 θ（°）	0	30	45	60	90
光の強さ（％）	100.0	86.6	70.7	50.0	0.0

[図3] Lambertの余弦則

少し光エネルギーが反射する割合が増大するためである．光源との成す角が60°になると治療部位を透過する光エネルギーは1/2，成す角が90°になると（すなわち，真横から照射された場合）治療部位に透過する光エネルギーは0となる．臨床的には，治療部位に対する光線の照射角は極力垂直にすると理解しておけばよいであろう．

(3) 光の粒子性と光子のエネルギー

　光は，波（波動）としての性質をもつと同時に，粒子としての性質ももっている．光のこのような特性は，光の「波動と粒子の二重性（wave-particle duality）」として知られている．粒子としての光を光子（または，光量子：photon）とよぶが，一つの光子のもつ量子（以下，エネルギー，E）は以下の式により規定される（プランクの法則）．

$$E = h\nu = \frac{hc}{\lambda}$$

Glossary

Max Karl Ernst Ludwig Planck：1858～1947年．ドイツの物理学者．「量子論の父」とよばれた．

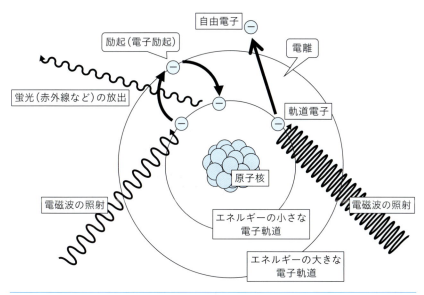

[図4] 光電効果：「電離」と「励起（電子励起）」のイメージ

　式中の"h"と"c"は定数であり，hはプランク定数（6.63×10⁻³⁴ Js），cは光の速さ（2.998×10⁸ m/s），"ν"は光の振動数（周波数：Hz），"λ"は光の波長（m）を示す．この式から，光子のエネルギーは，光の振動数（周波数）に比例（光の波長に反比例）することがわかる．このことから，物理療法で用いられる光線のなかでは，周波数が最も高い（波長が最も短い）紫外線の光子のエネルギーが最も高い，周波数が最も低い（波長が最も長い）赤外線の光子のエネルギーが最も低いということが分かる．なお，光子のエネルギーは，光の照射出力（つまり，何Wで照射するか？）とは関係なく，光の種類（すなわち，電磁波の振動数（周波数）もしくは波長）により決定されるということも覚えておくとよい．

（4）光電効果

　光電効果（photoelectric effect）は，「光の粒子性」と密接に関係する現象であり，原子中の原子核の周りを回っている電子（軌道電子）と高いエネルギーを有する光子が衝突することで起こる現象と考えると理解しやすい．

　光電効果には2つの現象が含まれる[図4]．1つ目は，光子が原子中の軌道電子と衝突した際に，電子が原子の外まではじき出されてしまう現象である（はじき出された電子を自由電子とよぶ）．この場合，電気的に中性であった原子，すなわち，原子核中の陽子（プラスの電荷）の数と軌道電子（マイナスの電荷）の数が一致している原子は，電子を失うことでプラスの電荷を帯びることになる．このよう

Glossary

光の速さ：光子のエネルギーを規定する式のなかで，光の速さ"c"が「定数（2.998×10⁸ m/s，秒速約30万km）」として扱われていることに違和感を覚えた読者はおられなかっただろうか．これが意味するところは，「光の速さは常に一定で変化しない」ということである．われわれの日常の感覚では，物体の速さが状況に応じて変化するのは常識である．しかし，光（電磁波）だけは，真空中では常に一定の速さを保つ．これは「光速度不変の原理」とよばれ，19世紀半ばにMaxwellにより理論的に予言され，19世紀末にはMichelsonとMorleyが行った実験により実際に観測，証明された．その後，20世紀初頭に，Einsteinは，光速度不変の原理を足がかりの一つとして，Newton力学では常識であった絶対時間と絶対空間を見直す画期的な相対性理論を構築した．一般に，あらゆる物質や情報は光の速さよりも速く伝播することは不可能とされており，光の速さが自然界における最高速となる．

第6章 光線療法

に，軌道電子の数が原子核中の陽子の数と一致せずに電荷を帯びるようになった原子をイオン（ion）とよび，原子をイオン化させる現象を「電離（ionization）」という．イオン化した原子は不安定な状態となり，安定化のために周囲の自由電子を取り込んだり，空いた電子軌道に外側の軌道を回る軌道電子が落ち込んだりするが，後者の場合，エネルギーの高い電磁波（X線）の放出をともなう．2つ目は，光子が原子中の軌道電子と衝突した際に，軌道電子が原子から完全にはじき出されず，本来の電子の軌道から外れてより外側の電子の軌道に飛び移る現象である．この現象は「励起（excitation）」のなかでも「電子励起（electronic excitation）」とよばれ，光線のなかでは紫外線と可視光線の照射で生じるが，近赤外線の照射でも生じる場合がある[6]．電子励起により原子は電気的に中性を保つが不安定な状態（励起原子）に陥り，安定化のために外側の軌道電子が内側の軌道に移る．この際に赤外線などのエネルギーの低い電磁波（蛍光）を放出する．光電効果には含まれないが，励起には分子内の原子間結合の伸縮や結合角の変動といった形で生じるものもある．この現象は「振動励起（vibrational excitation）」とよばれ，光線のなかでは赤外線の照射により生じるが，特に近赤外線よりも長波長の赤外線の照射で著明となる[6]．

光電効果は，物質が光子のエネルギーを吸収（吸光）する際の形態の一つであり，体内では光電効果が引き金となって周囲の原子や分子と化学反応が起き，細胞組織の機能に影響する生化学的反応につながる．このような現象がいわゆる「光化学作用（photochemical action）」であり，光電効果は光線療法における光化学作用の直接的な原因として極めて重要である．電離を引き起こし得るだけの高いエネルギーを有する光線は，短波長紫外線（UV-C）よりも波長の短い紫外線などである．これよりも波長の長い紫外線や可視光線，赤外線などではどんなに照射出力を高めても電離は起こらない．

2）生理学的作用

光線療法の生理学的作用の詳細については該当する各項（紫外線療法，直線偏光近赤外線療法，低反応レベルレーザー療法，キセノン光線療法）を参照することとし，本項では総論的な解説にとどめる．

光線の照射によりどのような生理学的作用が得られるかは，光線の波長の違いにより決まる．光線の生理学的作用を大まかに捉えると，可視光線を基準として，可視光線よりも波長が長くなれば「温熱作用」が中心となり，可視光線よりも波長が短くなれば「光化学作用（非温熱作用）」が中心となる ．

（1）温熱作用

光線のなかで温熱作用を示すのは赤外線であるが，赤外線を含む電磁波自体に熱は存在しない．赤外線の振動数（周波数）は生体を構成する分子の固有振動数とほぼ同じである．このため，人体に赤外線が照射されると，赤外線のもつエネルギーが生体を構成する分子の共振を引き起こし（振動励起），分

Glossary

電離放射線と非電離放射線：光電効果の説明のなかで電離という現象について触れたが，物質を通過する際に物質の原子を電離する能力（電離作用）を有する高エネルギーの電磁波および高い運動エネルギーをもつ物質粒子の流れを「電離放射線（ionizing radiation）」（もしくは，単に「放射線（radiation）」）とよぶ．高エネルギーの電磁波（電磁放射線：electromagnetic radiation）にはγ線とX線，紫外線の一部が含まれ，高い運動エネルギーをもつ物質粒子の流れ（粒子放射線：particle radiation）にはα線（α粒子であるヘリウムの原子核の流れ）やβ線（β粒子である電子もしくは陽電子の流れ）などが含まれる．なお，α線やβ線は，時に電磁波であると誤解されることがあるようだが，これらは物質粒子の流れであり電磁波ではないことに注意が必要である．一方，電離作用をもたない電磁波を「非電離放射線（non-ionizing radiation）」とよび，紫外線の一部や可視光線，赤外線，マイクロ波などが含まれる．電離放射線を物理療法で用いることはないが，取り扱いの際には被ばくに対する適切な防護措置を講じる必要がある．

子間の振動により生じた摩擦熱により温熱作用が得られる．このような現象は，赤外線のなかでも遠赤外線で特に顕著であり，遠赤外線は皮膚での温熱作用（表在性温熱）が主体となる．

一方，近赤外線は，遠赤外線と比較して振動励起を引き起こす作用が弱いため[6]，温熱作用は遠赤外線より弱い．700〜900 nmの波長帯の近赤外線は，水分子やヘモグロビンに吸収されにくいため生体深達性が高く，皮下の末梢神経や血管，骨格筋などへの照射が可能となる．この場合に得られる温熱作用は，深部性温熱となる．温熱作用により加温された組織では，加温に伴う二次的な効果（第3章　温熱療法，p94を参照）も得られる．

(2) 光化学作用

光化学作用は，光電効果を背景とした光と物質の相互作用の結果として生じる．したがって，光化学作用では，光線の強度（照射出力）よりも光線の種類（光子のエネルギーの違い）が本質的に重要となる．ヒトでは，光線療法のなかで最も高い光子のエネルギーを有する紫外線の光化学作用が最も強い．一方，紫外線に次いで強い光子のエネルギーを有する可視光線については，網膜の視細胞での光化学作用が著明であるが，赤色光（赤色光波長の低反応レベルレーザーを含む）の末梢神経や血管，細胞組織代謝に対する光化学作用も注目されている[2,7,8]．これに対して，光線のなかで最も光子のエネルギーの弱い赤外線については，電子励起を引き起こす可能性のある近赤外線（近赤外線波長の低反応レベルレーザーを含む）で赤色光とほぼ同様の光化学作用が指摘されている[2,8]．

以下に，光化学作用に伴う具体的な効果を述べる．

①殺菌・細胞障害作用

　紫外線照射では，細胞内のデオキシリボ核酸（DNA）の損傷に基づく殺菌・細胞障害作用が中心となる．一方，高出力でのレーザー照射では熱作用に基づく殺菌・細胞障害作用を期待できるが，理学療法士が行う赤外線療法や低反応レベルレーザー療法では殺菌・細胞障害作用は期待できない．

②免疫機能への作用

　紫外線照射では，免疫細胞（ランゲルハンス細胞やナチュラルキラー細胞）の損傷により局所および全身の免疫力が低下する．これに対して，赤色光や近赤外線の照射では，リンパ球など免疫細胞の活性化が指摘されている．

③末梢神経機能への作用

　紫外線照射では，紫外線の生体深達性の低さ（真皮層まで）もあり，末梢神経機能への作用について明確な報告はない．これに対して，赤色光や近赤外線の照射では，末梢神経機能の亢進と抑制の両者の報告があり，世界的にはいまだ定説をみるに至っていない．国内の研究では，末梢神経機能の抑制を支持する報告が多いようである[3,4,9]．

④血管拡張作用

　赤色光や近赤外線の照射により，微小循環レベルでの血管拡張作用が得られる．これにより，局所への酸素（栄養）の供給に加えて老廃物の除去が促され，創傷治癒の促進が期待される．

⑤アデノシン三リン酸（ATP）の生成促進

　赤色光や近赤外線の照射により，細胞内のミトコンドリアでのATP生成が促進されることがわかっている．これにより，創傷治癒の促進や筋収縮（特に電気刺激による筋収縮）に伴う疲労の軽減などの効果が期待される．

第6章 光線療法

⑥コラーゲンの生成促進

　赤色光や近赤外線の照射によりコラーゲン生成が増加することで，創傷治癒の促進が期待される．

（吉田英樹）

文献

1) 渡部一郎：光線照射療法：直線偏光近赤外線照射を中心に．臨床リハ 7（5）：467-472, 1998.
2) Cameron MH：Physical agents in rehabilitation：From research to practice, 3rd, Saunders, St. Louis, pp346-384, 2008.
3) 孫 立衆・他：直線偏光近赤外線による星状神経節近傍照射が生理機能・免疫機能に与える影響．日温気侯物理医会誌 66（3）：185-193, 2003.
4) Yoshida H et al：Effects of transcutaneous xenon light irradiation around the stellate ganglion on autonomic functions. *J Phys Ther Sci* **21**（1）：1-6, 2009.
5) 佐伯 茂・他：10W パルスレーザー治療器（メディレーザーソフトパルス 10：MLD-1006）の疼痛患者への応用．ペインクリニック **28**（5）：690-698, 2007.
6) 近藤みゆき：近赤外分光法による食品の化学的分析．名古屋文理大学紀要 7：23-28, 2008.
7) Karu T：Laser biostimulation：a photobiological phenomenon. *J Photochem Photobiol B* **3**（4）：638-640, 1989.
8) Avci P et al：Low-level laser（light）therapy in skin：stimulating, healing, restoring. *Semin Cutan Med Surg* **32**（1）：41-52, 2013.
9) 竹内伸行・他：直線偏光近赤外線照射による脳血管障害片麻痺患者の筋緊張抑制効果：サブグループ分析，無作為化比較対象試験による検討．理療科 **24**（4）：599-603, 2009.

2　紫外線療法

1. 紫外線療法の特徴と治療原理

1) 紫外線の特徴

　紫外線（ultraviolet；UV）は，電磁波のなかで波長が可視光線よりも短くX線よりも長い不可視光線と定義され，具体的な波長帯は概ね10〜380 nm（一部では10 nm未満の波長も紫外線に含まれる）であり，周波数は$7.9×10^{14}$〜$3.0×16^{16}$ Hz以上となる．紫外線は，波長が短いほど皮膚の透過性（生体深達性）に乏しい反面，エネルギーは強くなるという特徴をもつ．物理療法で用いられる紫外線は皮膚の透過性に乏しく，最も波長の長い紫外線であるUV-A（もしくは，長波長紫外線）であっても，その透過性は真皮までである[図1]．

　紫外線の波長による分類とそれぞれの特徴は以下のとおりである．

　（1）近紫外線（near ultraviolet，波長：200〜380 nm）

　物理療法で用いられる紫外線は近紫外線であり，そのなかでも細胞障害性の比較的弱いUV-AとUV-Bが使用される．

①UV-A（長波長紫外線，波長：315〜380 nm）

　電離作用はないが，紫外線のなかでは皮膚の透過性が最も高く，真皮に作用する．UV-Aは，波長によりUV-A-1（340〜380 nm）とUV-A-2（315〜340 nm）に分けられるが，物理療法で用いられる紫外線発生装置には生体深達性のより高いUV-A-1は通常含まれない．UV-Aは，いわゆる「日焼け（sunburn）」を引き起こすことはないが，メラニン色素を酸化させることで肌を黒褐色に変化させる．この現象は，「サンタン（suntan）」とよばれる色素沈着である．「日焼けサロン」で用いられる紫外線は，基本的にUV-Aである．

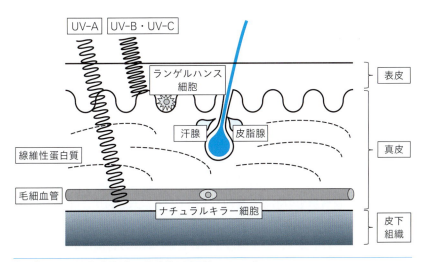

[図1]　皮膚の構造（断面）と紫外線の透過性のイメージ

第6章 光線療法

② UV-B（中波長紫外線，波長：280〜315 nm）

UV-Aと同様に電離作用はなく，皮膚の透過性も低く表皮への作用が中心である．しかしながら，紫外線としてのエネルギーはUV-Aよりも強く，皮膚の炎症や細胞損傷に起因した症状である「日焼け」を引き起こす．また，UV-Bは，細胞中のDNAの損傷に起因した発がん（皮膚がん）リスクをともなう．

③ UV-C（短波長紫外線，波長：200〜280 nm）

近紫外線のなかで唯一，電離作用を有しており，近紫外線のなかでは細胞障害のリスクが最も高いが最も強い．UV-Cは通常，物理療法で使用されることはないが，その細胞障害の強さから強力な殺菌作用を有しており，さまざまな殺菌装置（各種殺菌ランプやトイレの手指乾燥機など）に利用されている．また，UV-Cは，UV-Bと同様にDNA損傷に起因した発がん（皮膚がん）リスクを伴う．

(2) 遠紫外線（far ultraviolet，波長：10〜200 nm）

この領域の紫外線は電離作用を有しているが，酸素や窒素に吸収されるため，「実質的には真空中でないと進行できない」．このため，太陽光由来の遠紫外線は通常は地表に到達しない．遠紫外線は真空紫外線（vacuum ultraviolet）ともよばれる．

(3) 極端紫外線（extreme ultraviolet，波長：10 nm未満）

この領域の紫外線は電離作用を有しており，紫外線のなかで最もエネルギーが強いが，遠紫外線と同様に酸素や窒素に吸収されるため，太陽光由来の極端紫外線は地表には到達しない．極端紫外線は，X線との境界が曖昧であり，X線に分類されることもある．

2) 紫外線発生装置

紫外線発生装置は，以下の3つに大別される．

(1) 熱石英水銀蒸気灯

アルゴンガスと水銀を封入した石英管にアーク放電を加えるとUV-BとUV-Cの他，可視光線と赤外線が発生する．熱石英水銀蒸気灯では，紫外線に加えて赤外線も発生するため，温熱作用を伴うことが特徴である．使用前には10分程度の暖機運転が必要である．熱石英水銀蒸気灯は，全身照射用の紫外線発生装置として使用されていたが，現在は販売されていない．

(2) 冷石英水銀蒸気灯

基本的な構造は熱石英水銀蒸気灯と同じであるが，アーク放電が始まると遠紫外線（180 nm）とUV-C（250 nm）が発生する．遠紫外線は，空気中の酸素に吸収される過程でオゾンを発生させるため，本装置の使用中には独特の臭気を伴うことがある．本機器を用いる際に期待される効果は，UV-Cによる殺菌作用が主体となるため，物理療法として本機器を使用することは希である．現在は，局所照射を目的として冷石英水銀蒸気灯を小型化したクロマイヤーランプ（Kromayer lamp）がよく知られている．

(3) Narrow Band UV-B対応特殊蛍光管紫外線照射器 [図2]

Narrow Band（ナローバンド）UV-B対応特殊蛍光管紫外線照射器は，UV-Bのなかでも後述する紅斑形成を起こしにくく，皮膚疾患の治療に有効とされている波長311±2 nmの紫外線のみを選択的に発光する蛍光ランプを用いた機器のことである．Narrow Band UV-B対応特殊蛍光管紫外線照射器は，主に皮膚科領域で使用されており，従来機器と比較していわゆる日焼けが生じにくく，発がん性も少ないとされている．本照射器のなかには，Narrow Band UV-Bの他にUV-Aの照射も可能なものが

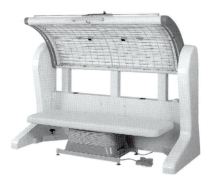
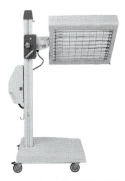

全身照射用紫外線治療器　　　　　局所照射用紫外線治療器
（デルマレイ-800®，東芝医療用品）　（デルマレイ-200®，東芝医療用品）

[図2] Narrow Band UV-B 対応特殊蛍光管紫外線照射器

ある．その場合は，光感受性物質であるソラレン（psoralen）と UV-A 照射を併用する「PUVA療法」を実施することもできる．

　紫外線発生装置の注意点としては，紫外線の照射強度が適正であるがどうかについて定期的な点検が必要である．一般に，紫外線発光のための蛍光ランプの寿命は約 3,000 時間とされているが，その間であっても照射強度は使用とともに徐々に減衰する．このため，紫外線強度計を用いた照射強度の確認や蛍光ランプの必要に応じた交換も適宜行う必要がある．

2. 生理学的作用

　紫外線の生理学的作用を理解するためには，紫外線の主たる照射対象である皮膚の構造に関する理解が不可欠である．先に示した皮膚の構造に関する図 [図1] や解剖学の成書も参照しつつ，以下に述べる紫外線の生理学的作用について理解を深めてもらいたい[1]．

1）紅斑形成

　真皮の真皮乳頭および乳頭下層での血管拡張や充血により生じる紅色の斑を「紅斑（erythema）」という．紫外線照射にともなう紅斑は，UV-B により引き起こされることが一般的であり，UV-A が紅斑を引き起こす力は UV-B の 1/10〜1/1,000 である．ただし，ソラレンなどの特定の薬物感作後に UV-A が照射された場合は紅斑を生じやすくなる．

　紅斑は，いわゆる「日焼け」である．その発生機序は，UV-B が皮膚の表皮を透過し真皮乳頭へ到達することで，真皮乳頭内の毛細血管の炎症反応に伴う充血が生じた結果，肉眼的に皮膚の発赤を視認できるというものである．紅斑は，紫外線照射後数時間以内に生じ，通常 8〜24 時間でピークとなり，その後 2〜3 日で消失する．しかし，照射された紫外線量が真皮乳頭のメラニン細胞（melanocyte）に

Glossary

ソラレン：紫外線の感受性を高める物質のことであり，光毒性物質ともよばれる．ソラレンは，レモンやオレンジ，イチジクなどの柑橘類やパセリ，セロリといった食品にも含まれている．

第6章 光線療法

[表1] 紫外線照射に伴う紅斑の程度（紅斑量）

紅斑量	反応	潜伏時間	視覚反応	持続時間	皮膚剥離	色素沈着	用途
E_1	最小紅斑	6〜8時間	桃〜赤	24〜36時間	なし	なし	評価に用いる 全身照射用
E_2	軽度日焼	4〜6時間	赤	2〜3日	粉のように白くなる	軽度	局所照射
E_3	著明日焼 反射刺激	3〜4時間	赤く熱感 浮腫後水疱	1週間	1枚の紙の様に剥げる	深部まで及ぶ	局所照射に短距離か接触法で用いる
E_4	破壊	1〜2時間	水疱水腫	2週間	深部まで及ぶ	深部まで及ぶ	

E_0：発赤が肉眼で認められない程度、E_5：E_4の2倍以上の照射量．

含まれるメラニン色素の防御反応を超えると，細胞損傷が引き起こされ，局所の発熱や疼痛，水疱形成が引き起こされる（重度の日焼け）．表1に紫外線照射に伴う紅斑の程度（紅斑量）を示す[2]．

UV-Aにより引き起こされる色素沈着（サンタン）は，紫外線照射の2日以内に発生する．色素沈着の発生機序は，紫外線の刺激を受けた真皮乳頭のメラニン細胞が産生したメラニンが，UV-Aの作用により酸化されつつ隣接細胞へ運搬されることによる．メラニンは，細胞の核（DNA）を紫外線（特にUV-B）から保護する作用を有しており，これによりUV-Bの透過量はかなり減少することになる．

2）殺菌・細胞障害作用

殺菌・細胞障害作用は紫外線の代表的な作用であり，UV-BおよびUV-Cの照射により認められるが，実際にはUV-Cが最も強い作用を示す．その作用機序は，細胞内のDNAの損傷である．DNAは4種類の塩基（アデニン，グアニン，チミン，シトシン）から構成され，通常塩基はアデニンとグアニンがプリン塩基，チミンとシトシンがピリミジン塩基を構成している．ここにUV-BやUV-Cが長時間照射されると，チミン同士が結合した二量体が形成され，これが原因となって細菌やウイルスなどは死滅する．DNAの光吸収波長域は260 nm，すなわちUV-C領域であり，このことからUV-Cが最も強い殺菌作用を有することがわかる．殺菌・細胞障害作用は，皮膚の感染症の他，乾癬や肉芽腫といった細胞の過増殖を伴う皮膚疾患に対する紫外線療法実施の根拠となる．

3）皮膚の肥厚作用

皮膚の肥厚は，表皮の基底細胞層の急激な活動により引き起こされ，特に角質層は通常の3倍程度にも肥厚する場合がある．皮膚の肥厚により紫外線の透過量はかなり減少することから，皮膚の肥厚は紫外線の過度の被ばくを回避するための生体の防御反応と解釈できる．

4）免疫抑制作用

紫外線照射に伴う免疫の抑制は，表皮の有棘層に多く存在する抗原提示細胞の一つであるランゲルハンス細胞（Langerhans cell）がUV-BやUV-Aの照射により損傷を受けることに起因する．ランゲルハンス細胞は紫外線感受性が高く，損傷に必要なUV-Bの線量は紅斑を引き起こす線量の半分程度である．これに加えて，UV-Bよりも生体深達性の高いUV-Aは真皮へ到達し，真皮を走行する末梢血管中のナチュラルキラー細胞（natural killer cell，NK細胞）を損傷させることがある．この場合，腫瘍細胞やウイルス感染細胞の拒絶に支障をきたす可能性が高まる．細胞損傷後の機能再建には，ランゲルハンス細胞では約2週間，ナチュラルキラー細胞では約3週間を要する．免疫抑制作用は，アトピー性皮膚炎などの皮膚科領域で扱われるアレルギー疾患に対する紫外線療法実施の根拠となる．

5）ビタミン D_3 生成作用

紫外線照射に伴うビタミン D_3 の生成機序は，コレステロールが代謝されてプロビタミン D_3（7-デヒドロコレステロール）となった後に，皮膚上で紫外線（UV-B）を受けてプレビタミン D_3（(6 Z)-タカルシオール）となり，プレビタミン D_3 が自然発生的にビタミン D_3 に異性化することによる．ビタミン D_3 の欠乏は，くる病（骨の石灰化障害）などの原因となる．以前は，紫外線照射による抗くる病効果が注目されていたが，最近では薬物療法の方が効果的であることがわかっている．加えて，紫外線照射に伴うリスクへの注目も増したため，ビタミン D_3 の生成を目的とした紫外線照射の重要性は低下している．

6）発がん作用

紫外線照射に伴う発がん作用は，前述のDNAの損傷が生じた際に，光回復酵素（photo-reactivating enzyme，またはphotolyase）による修復ができない場合に色素性乾皮症から皮膚がんになる確率が高まるというものである．紫外線照射に伴う発がん作用は，照射によるDNA損傷を伴うリスクの高いUV-BもしくはUV-Cで特に注意が必要であるが，UV-Aについても活性酸素の発生を介して間接的ながらDNA損傷を引き起こすことになる．このようなこともあり，紫外線照射の治療期間は原則として4週間を超えてはならないことになっている．

7）光老化作用

皮膚の弾力は，真皮に存在するコラーゲンやエラスチンなどの線維性蛋白質により保たれている．UV-Aは，真皮へ作用してコラーゲンやエラスチンの変性を引き起こす．これに伴う真皮の構造変化が皮膚表面でしわとなり，皮膚の弾性が失われ老化が促進されることになる．この他，UV-Aは，真皮の皮脂腺や汗腺の機能も低下させ，皮膚の乾燥を引き起こす．

8）目（水晶体，角膜）への影響

眼球内の水晶体蛋白質は，紫外線（UV-BおよびUV-A）を吸収することで酸化凝集していくことから，最近では紫外線への暴露が老人性白内障の主な原因と考えられている．また，雪面でのUV-B反射（いわゆる雪目）や殺菌灯の直視（UV-C）などにより角結膜炎が生じる．網膜への影響については十分に解明されていないが，これらのことから紫外線療法では患者，理学療法士ともに保護眼鏡の装着が必要である．

9）光感作用

ある種の解熱鎮痛剤や抗精神病薬，パーキンソン病薬などを服用している症例では，薬剤に含まれる光感受性物質のために紫外線感受性が通常よりも高まる場合がある．このため，紫外線療法の実施前には，服用中の薬剤について事前確認が必要となる．

Glossary

ナチュラルキラー細胞：細胞障害性リンパ球の一種であり，特に腫瘍細胞やウイルス感染細胞の拒絶に重要な役割を担っている．

くる病：ビタミンDの欠乏や代謝異常により生じる骨の石灰化障害であり，典型的な病態は乳幼児の骨格異常（脊柱や四肢骨の弯曲や変形）である．栄養状態がよくなった1970年代以降では激減したものの，1990年代より再び増加傾向となっている．この背景として，ビタミンDを多く含む食品（卵や魚類など）の摂取が減少していることや日光浴に伴う皮膚障害を過度に忌避する風潮などの関与が考えられている．

第6章 光線療法

3. 治療の実際とリスク

1）紫外線感受性テスト

紫外線療法では，紫外線に対する感受性が一人ひとり異なるため，個々の患者に対する適切な照射量を決定するために紫外線感受性テストの実施が必要となる．紫外線感受性テストには，照射する紫外線の種類に応じて以下のようなテストがある．

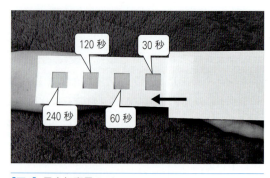

[図3] 最小紅斑量テスト

（1）最小紅斑量テスト

最小紅斑量テスト（minimal erythema dose test；MED）は，UV-Bを用いる紫外線療法において，UV-B照射により紅斑が形成されることを利用して，個々の患者に対するUV-Bの適切な照射量を予め決定するためのテストである．

実施手順としては，患者の前腕部分5～6個の窓を有する厚紙を設置し，別の厚紙を用いて15秒より5秒間隔で窓を閉じながらUV-Bの照射を行う．これにより，各窓の部分の皮膚は15秒から40秒の範囲でUV-Bの照射を受けることになる．照射時間については必ずしも15秒からの開始や5秒間隔にこだわる必要はなく，30秒から開始し等比級数的な時間間隔（30秒，60秒，120秒，240秒など）での照射を行うという方法もある [図3][1]．いずれにせよ，照射24時間後に紅斑が認められるもののなかで最小程度のものを最小紅斑量（MED：E1）とする [表1]．実際の治療では，UV-Bを全身的に照射する場合はE1程度の照射量（照射時間）を，局所的に照射する場合はE2程度の照射量（照射時間）を用いる [表1]．

（2）最小光毒量テスト

UV-Aは，UV-Bと比較して生体深達性は高いがエネルギーが小さいという特徴をもっている．UV-Aを用いる紫外線療法では，UV-Aのエネルギーの小ささを補うために，光感受性物質であるソラレンを予め内服もしくは外用後にUV-Aを照射するという手法を取ることがある．このような治療を「PUVA（psoralen-ultraviolet A）療法」とよぶが，最小光毒量（minimal phototoxicity dose；MPD）テストはPUVA療法を実施する際の個々の患者に対するUV-Aの適切な照射量を予め決定するためのテストである．

実施手順としては，ソラレンを予め内服して行われるPUVA療法（内服PUVA療法）の場合，血中および組織中のソラレン濃度が最高となる内服2時間後を目安に患者の健常皮膚に対してUV-A照射を実施する．この際，最小紅斑量テストと同様に5～6個の窓を有する厚紙を用いた操作を行う．照射48～72時間後に辛うじて識別できる程度の紅斑（MPD）を測定する．一方，ソラレンの外用後に行われるPUVA療法（外用PUVA療法）では，健常皮膚へのソラレン外用後1～2時間後にUV-A照射を実施する．その他の操作については，内服PUVA療法の場合と同様である．実際の治療では，0.5～1 MPD程度の照射量（照射時間）を用いる．

2）基本的（古典的）なUV-B療法

ここでは，熱石英水銀蒸気灯を用いた基本的なUV-B療法について述べるが，前述したとおり熱石英水銀蒸気灯が既に市販されていないため，本療法は現在ほとんど行われていない．

(1) オリエンテーション

患者に対して，治療目的や起こるべき反応の概略，保護眼鏡装着の必要性などを説明したうえで，同意を得る．

(2) 機器の事前準備

10分程度の暖機運転を行う．この間，紫外線の漏出を防ぐために紫外線発光管の遮光板を閉じておく．

(3) 最小紅斑量テスト

最小紅斑量テストによりE1となるUV-Bの照射量（照射時間）を決定する．テストの際，照射部位と紫外線発光管との距離は75 cmとし，さらにLambertの余弦則を考慮して，照射部位に対する紫外線の入射角が直角となるように紫外線発光管を配置する．

[表2] 照射量漸増の目安

E_0	前回の照射強度の1.125〜1.25倍
E_1	前回の照射強度の1.25倍
E_2	前回の照射強度の1.5倍
E_3	前回の照射強度の1.75倍
E_4	前回の照射強度の2倍

(4) UV-B照射開始

患者は，眼の上からガーゼをあてがい，保護眼鏡を装着する．さらに，照射部位以外はシーツで覆う．その後，照射部位と紫外線発光管の距離が75 cm，照射部位への紫外線の入射角が直角となるように紫外線発光管を配置し，照射を開始する．照射中はタイマーやストップウォッチなどで照射時間を計測する．

(5) 治療上の留意点

UV-Bの照射頻度は，E1（全身照射）の場合は隔日，E2（局所照射）の場合は3〜4日おき（週2回）とするのが一般的である．また，UV-B療法では，治療を継続する過程で皮膚の肥厚や色素沈着を生じ，UV-Bに対する耐性が増すため，照射量を漸増させる必要がある．照射量の漸増は，一般に「照射時間の漸増」と「照射距離の漸減（逆2乗の法則に基づき決定）」により行う．照射量漸増の目安を表2に示す[5]．

3) Narrow band UV-B療法

UV-Bの波長について，皮膚疾患のなかでも乾癬などに対しては295 nm以下の波長は無効なこと，304〜313 nmの波長はE1（MED）以下であっても効果が得られること，300 nm以下の波長は紅斑形成が強く治療に有効な照射量（照射時間）の確保が困難なことなどが報告され[3,4]，現在ではUV-B療法の主体はNarrow band UV-B療法である．

Narrow band UV-B療法の実施手順は，前述の基本的なUV-B療法に準ずるが，初回照射量は70%MED（E1）程度とすることが多い．また，最小紅斑量テストならびに初回治療時の照射部位とUV-B発光管の距離は30 cmとする．

4) PUVA療法

UV-Aは，生体深達性の面ではUV-Aに勝るものの，紫外線のエネルギーの面ではUV-Bに劣る．PUVA療法は，UV-Aのエネルギー不足を補うために，光感受性物質であるソラレンを内服もしくは外用した後にUV-A照射を行うものである．

PUVA療法の実施手順は，基本的なUV-B療法に準ずるが，UV-A照射のタイミングとしては，内服の場合は血中および組織中のソラレン濃度が最高となる2〜4時間後，外用の場合は外用の1〜2時間後とする．また，UV-Aの照射頻度は週2〜3回とし，最小光毒量テストならびに初回治療時の照射部位とUV-A発光管の距離は20〜30 cmとする．

第6章 光線療法

5）紫外線療法の適応

慢性炎症性皮膚疾患（アレルギー性や感染性）がよい適応であり，もっぱら皮膚科領域での診療に用いられているため，理学療法士が紫外線療法を実施する機会は激減しているのが現状である．具体的な適応としては，乾癬，アトピー性皮膚炎（ステロイド外用薬の治療が有効でない場合），褥瘡・皮膚潰瘍・創傷（皮膚表面の殺菌，肉芽形成の促進が目的）などがあげられる．また，最近では，円形脱毛症や帯状疱疹，尋常性白斑などに対する紫外線療法の効果も報告されている[6]．

6）紫外線療法の禁忌

原則として，皮膚疾患の急性期（急性湿疹など）や全身状態の悪い症例は，症状悪化の危険性があるため禁忌となる．その他，具体的には，出血傾向の強い疾患，悪性腫瘍の合併・既往のあるもの，バセドウ病，活動性・進行性の肺結核，光線過敏症，ポルフィリン症，全身性エリテマトーデス，妊娠中・授乳中の女性，PUVA療法の目的以外で光感受性薬剤（解熱鎮痛剤，抗精神病薬，パーキンソン病薬，抗てんかん薬など）を服用・外用しているもの，などが禁忌となる．

（吉田英樹）

Glossary

バセドウ病：甲状腺機能亢進症の代表的な疾患であり，甲状腺自己抗体によって甲状腺がびまん性に腫大する自己免疫疾患である．性差があり女性に多く認められる．甲状腺腫，頻脈，眼球突出が三大徴候であるが，新陳代謝の亢進に伴う高血圧や発汗過多，振戦など多彩な症状を呈することもある．

光線過敏症：日焼け（日光皮膚炎）や菱形皮膚，光発がんなどの光老化は，日光浴（紫外線浴）により健常人でも起こり得る皮膚障害である．しかし，これらの症状が，通常よりも有意に少量の日光浴（紫外線浴）で生じる病的な状態を光線過敏症とよぶ．病因には先天性と後天性があり，前者にはポルフィリン症など，後者には光アレルギー反応や光毒性反応などが含まれる．

ポルフィリン症：ヘム合成系に関与する酵素異常のために，その中間代謝産物であるポルフィリン体もしくはポルフィリン前駆物質が体内に蓄積することにより発症する稀な疾患である．先天性と後天性のいずれも存在し，光線過敏症（日焼け，熱傷様症状）や消化器症状（激烈な腹痛や下痢，便秘，肝不全など），神経精神症状（痙攣や意識障害，幻覚，うつ症状など）などを呈する．

全身性エリテマトーデス：自己免疫疾患の一種であり，細胞の核成分に対する抗体がつくられることで全身の臓器が障害される疾患である．男女比は1対10で圧倒的に女性に多く，20〜30歳代で発症する．全身症状（発熱，全身倦怠感など）に加えて，皮膚・粘膜症状（頬の蝶形紅斑が典型的）や関節・筋症状（関節痛が主体で変形は稀），神経精神症状（うつ状態，妄想，痙攣，脳血管障害など），消化管症状，心・血管病変など多彩な症状を呈する．

文献

1) Cameron MH: Physical agents in rehabilitation: From research to practice, 3rd, Saunders, St. Louis, 2008, pp370-384.
2) 嶋田智明・他：物理療法マニュアル，医歯薬出版，1996, p85-110.
3) Parrish JA, Jaenicke KF: Action spectrum for phototherapy of psoriasis. J Invest Dermatol 76 (5)：359-362, 1981.
4) Ozawa M et al: 312-nanometer ultraviolet B light (narrow-band UVB) induces apoptosis of T cells within psoriatic lesions. J Exp Med 189 (4)：711-718, 1999.
5) 浅井友詞，森本浩之：紫外線療法．物理療法学テキスト，第2版（木村貞治・他編），南江堂，2013, pp287-293.
6) 目黒 力：紫外線療法．物理療法学，第2版（松澤 正，江口勝彦監修），金原出版，2012, pp98-106.

3 低反応レベルレーザー療法

1. 低反応レベルレーザー療法の特徴と治療原理

1) 低反応レベルレーザー

　レーザー（light amplification by stimulated emission of radiation；laser）は，レーザー発振器を用いて作り出された人工的な電磁波であり，太陽などの光源から発せられる電磁波（自然光）とは異なる特徴をもつ．物理療法で用いられるレーザーは，原則として微弱な出力（1 W 以下）で照射されるものであり，照射に伴う熱作用は認められないのが一般的である．このような微弱な低出力照射で行われるレーザー治療は低反応レベルレーザー療法（low-reactive level laser therapy；LLLT）とよばれている．一方，パルス照射を採用することで高出力（10 W）のレーザーを組織侵襲性を伴うことなく照射する高強度レーザー療法（high-intensity laser therapy；HILT）も報告されており[1]，今後の展開が注目される．

2) レーザーの発振原理と物理療法で用いられるレーザーの種類

　レーザーの発振原理について簡単に解説する．レーザー発振器は，基本的に①誘導放出（stimulated emission）を起こさせる物質（媒質，medium），②媒質中の原子・分子を基底状態から励起させることで反転分布（population inversion：励起した原子・分子の数が基底状態の原子・分子よりも多くなった状態）の状態を作り出すために必要なエネルギーの供給装置，③誘導放出によって光を増幅させる共振器（cavity），の3つで構成される [図1]．

　誘導放出とは，励起状態の電子が外部からの入射光によってより低いエネルギー準位に移るときに，

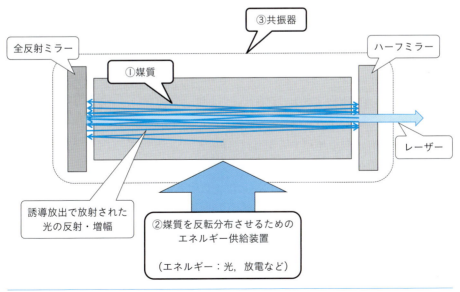

[図1] レーザー発振器の基本構成

第6章 光線療法

その分のエネルギーを光として放出する現象である．誘導放出で放出される光は，外部からの入射光と波形が完全に一致した光（すなわち，レーザーの特徴である同位相の光）となる．ところで，誘導放出により放出された光は，通常は媒質による吸収や散乱のために十分な強度に達しないが，放出された光を媒質が挟まれた左右の鏡により反射させることで反転分布の状態が維持された媒質に再び戻すと，戻された光が入射光となり誘導放出が繰り返される．この連鎖反応を利用することで，誘導放出によって放出された光の強度は次第に増幅されることになる．ここで，媒質を挟む左右の鏡の一方をハーフミラー（部分的に光を透過する鏡）にしておくと，十分な強度に増幅された光を外部に取り出すことが可能となる．この取り出された光がレーザーである．laser (light amplification by stimulated emission of radiation) を直訳すると「誘導放出による光増幅」となり，上記の説明内容が理解できると思われる．

レーザーの誕生は，1917年にEinsteinが誘導放出の理論を提唱したことに端を発する．その後，1960年にAliがヘリウム（He）とネオン（Ne）の混合気体を媒質とした「ガス（気体）レーザー（gas laser）」の開発に成功し，さらに1962年にはHallが半導体を媒質とした「半導体レーザー（semiconductor laser）」の開発に成功した．

現在，物理療法で用いられているレーザーは，「半導体レーザー」と「ガス（気体）レーザー」であるが，機器の普及率としては半導体レーザーの方が圧倒的に多い．以下に，半導体レーザーとガス（気体）レーザーについて概説する．

（1）半導体レーザー [図2]

半導体レーザーでは，媒質となる半導体の構成元素により，得られるレーザーの波長が決定される．物理療法では，生体深達性の高い近赤外線波長のレーザーを得る目的から，ガリウム（Ga），アルミニウム（Al），ヒ素（As）の3つの元素から構成されるLEDをレーザーの媒質として用いることが一般的である（Ga-Al-Asレーザー）．これにより，波長800〜830 nmという近赤外線のなかでも生体深達性の高いレーザーが得られる．Ga-Al-Asレーザーの照射出力は，用いる機器により多少の違いはあるが0.01〜1 Wである．

（2）ガス（気体）レーザー

半導体レーザーと同様に，ガス（気体）レーザーでも媒質となるガスに含まれる元素により，得られるレーザーの波長が決定される．媒質として使用する気体は，HeとNeの組み合わせが一般的である（He-Neレーザー）．He-Neレーザーでは，ガラス管内にHeとNeの混合気体と電極を封入し，電極からの放電を加えることで波長632.8 nmの可視光線（赤色）レーザーが得られる．しかし，生体深達性の観点からは，半導体レーザー（Ga-Al-Asレーザー）に劣ると考えられる．なお，He-Neレーザーの照射出力は0.085 Wであるが，現在国内で市販されている機器はない．

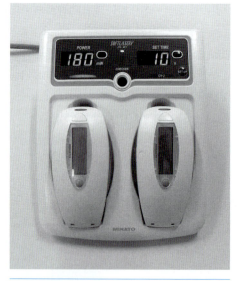

[図2] 低反応レベルレーザー治療器（半導体レーザー治療器）（ソフトレーザリー JQ-W1®，ミナト医科学）

3）レーザーの特徴

レーザーの物理的特徴として，可干渉性（coherent），単色性（monochromaticity），指向性

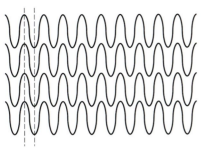
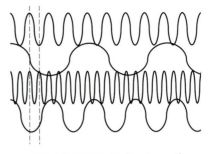

波の山と谷が一致(coherent)　　　波の山と谷が不一致(incoherent)

[図3] 可干渉性(左)と非干渉性(右)のイメージ

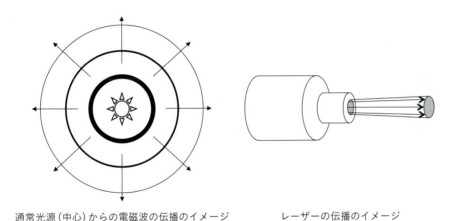

通常光源(中心)からの電磁波の伝播のイメージ　　　レーザーの伝播のイメージ

[図4] 通常光源からの電磁波とレーザーの伝播のイメージ

(directivity)などが上げられる．

(1) 可干渉性

干渉性とは，電磁波の干渉のしやすさのことである．レーザーは，自然光とは異なりすべての波の位相がそろっている（同位相：波の山と山，谷と谷が一致している状態）ため，必然的に波の干渉が生じ容易に増幅される**[図3]**．一方，自然光は，波の位相が揃っていないため干渉が生じにくい（非干渉性，incoherent，図3）．

(2) 単色性

可干渉性の説明のなかで，レーザーはすべての波の位相が揃っていると述べたが，これはレーザーに含まれる電磁波の波長（もしくは，周波数）が単一であることを意味する．したがって，可視光線の波長帯のレーザーであれば単色となる．

(3) 指向性

指向性とは，電磁波が同一方向に進む性質を意味する．自然光は，光源から等方性かつ同心円状（球面上）に伝播するが，レーザーはほとんど広がることなく直進的に伝播する**[図4]**．このため，レーザーは，同一の照射出力の自然光と比較して高輝度（高密度：high density）となる．

2. 生理学的作用

　低反応レベルレーザーの生理学的作用については，その作用機序に関していまだに不明な点が多いものの，いわゆる光化学作用に基づいていると考えられている．また，レーザーの波長の違いによる生理学的作用の違いの存在も一部では指摘されている．しかし，現状では，物理療法で用いられる低反応レベルレーザーの大半は半導体レーザー（Ga-Al-Asレーザー）であることから，現在報告されている低反応レベルレーザーの生理学的作用は近赤外線波長のレーザーによるものと考えてほぼ差し支えない．また，LLLTについては，照射出力の弱さから十分な治療効果が得られないとの指摘もある[2]．このため，最近国内ではLLLTと比較して高出力であると同時に生体深達性の高い近赤外線波長帯を多く含む「直線偏光近赤外線（linear polarized near-infrared ray；LPNR，波長600〜1,600 nm，照射出力1.8〜10 W）」や「キセノン光（波長400〜1,100 nm，照射出力18 W）」を用いた機器の使用が増えている．LPNRやキセノン光の発振原理はレーザーとは異なるが，それらのスペクトルピークが生体深達性の高い近赤外線波長帯（800〜1,000 nm）にあることから，同じ近赤外線波長を有する低反応レベルレーザーと同等の生理学的作用が得られるものと考えられる[2,3]．光化学作用の観点では，照射される光線がレーザーであるか否かは問題ではなく，物質が光子のエネルギーを吸収することで細胞組織の機能に影響する生化学的反応が起こることが重要と考えられる[3-5]．筆者もこのような考えを支持しており，以下に述べる生理学的作用については低反応レベルレーザーに加えてLPNRやキセノン光を用いた場合にも適用し得るものと考える．なお，LPNRとキセノン光の詳細については，それぞれ「第6章4．直線偏光近赤外線療法，p189〜」「第6章5．キセノン光線療法，p196〜」を参照されたい．

1）温熱作用

　LLLTでは温熱作用が認められることは少ないが，照射出力が0.2 W以上になると徐々に温感が認められるようになり，1 W以上では明確な温感が認められる．一方，LPNRやキセノン光を用いた場合は，LLLTと比較して照射出力が強いために温熱作用はさらに強まる．近赤外線の照射により温熱作用が得られる場合，近赤外線の生体深達性の高さから表在性温熱作用に加えて深部性温熱作用も得られると考えられる．

2）疼痛緩和作用

　疼痛緩和作用については，温熱作用を伴わない低出力での照射の場合は，主に光化学作用に伴う侵害受容器や末梢神経の興奮性低下に基づく効果と考えられる．一方，温熱作用を伴う出力で照射する場合は，光化学作用に伴う疼痛緩和に加えて，温熱刺激入力に伴う脊髄レベルでのゲートコントロールや内因性オピオイドの放出に伴う内因性疼痛抑制機構の賦活，さらには血管拡張作用および血液粘性の低下に起因した血流改善に伴う疼痛緩和も加わる可能性が高くなり，作用機序が複雑化する．

3）血流改善作用

　血管拡張作用については，動脈を対象とした直接的な照射に伴う動脈の拡張，特に細動脈の拡張が主体となる．血管拡張作用は，温熱作用を伴わない低出力での照射でも認められることから，光化学作用に基づいていると考えられているが，温熱作用を伴う出力で照射する場合は，前述したように温熱作用に伴う血流改善作用も加わることになる．星状神経節などの交感神経節への照射により交感神経節機能が抑制された結果，交感神経節からの支配を受ける細動脈が拡張し，末梢循環の改善が認められること

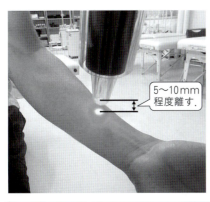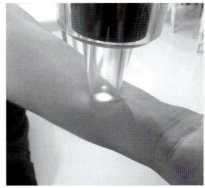

[図5] 照射方法：非接触法（左）と圧迫法（右）

も報告されている[6, 7]．末梢循環の改善は，発痛物質の蓄積に伴う慢性疼痛の軽減や，損傷組織における酸素やその他の栄養素の利用を高めることで新陳代謝を高め，組織治癒に寄与する．

4）創傷治癒作用

創傷治癒作用については，難治性潰瘍で認められるような局所の血流低下（低酸素）に起因した線維芽細胞の増殖が遅い状況であっても，照射により線維芽細胞のミトコンドリア酸素摂取が高まる．これによりATPの産生が促進され，コラーゲン生成が増加することで創傷治癒の促進につながることが確認されている[3]．前述の血流改善作用も創傷治癒を促すことにつながる．

5）免疫抑制もしくは促進作用

免疫系への影響については，現状では培養リンパ球への照射に基づく所見が報告されているが，免疫機能の抑制だけでなく促進に関する報告もあり，定説を見るには至っていない．なお，リウマチ罹患膝関節の滑膜組織を対象としたHe-Neレーザー（赤色光）の照射に伴う消炎作用を肯定した報告が複数存在する[8, 9]．

3．治療の実際とリスク

1）低反応レベルレーザーの照射方法

LLLTの実施方法には，プローブと皮膚を接触させずに5〜10mm程度の間隔を空けて照射する方法（非接触法），プローブと皮膚を軽く接触させて照射する方法（接触法），プローブを皮膚に押し当て皮膚を軽く圧排して照射する方法（圧迫法）の3種類がある[図5]．LLLTでは，プローブの先端にタッチセンサーを備えたものもあり，この場合はプローブが皮膚に触れた場合（接触法）や，圧迫が加わる（圧迫法）と自動的に照射が始まる．一般に，圧迫法や接触法では，非接触法と比較して光線の生体深達性が高い（圧迫法＞接触法＞非接触法）ため，特殊な場合は除き圧迫法や接触法を用いることが推奨される．

2）低反応レベルレーザー療法の基本的な実施手順

（1）オリエンテーション

患者に対して，治療目的や起こるべき生体反応の概略，保護眼鏡装着の必要性などを説明したうえで，同意を得る．照射出力0.2W未満のLLLTでは，照射に伴う患者の自覚的感覚の変化（温感やピ

第6章 光線療法

リピリ感など）がほとんどないため，この点も患者に対して事前に説明しておくことが重要である．

(2) 機器の事前準備

メインスイッチをオンにして治療器に電源を入れる．LLLTの治療器では，専用のキーを差し込むことでメイン画面の操作が可能となる機構を備えたものもある．このような治療器の場合，キーの管理は厳重に行われなければならない．照射出力のチェック機能（パワーチェッカー）を備えた治療器の場合は，患者への照射に先立ちパワーチェッカーを用いたキャリブレーションを行う．通常，照射出力に問題が認められる場合は，プローブ先端のレンズが汚れていることが多い．

(3) 照射部位の確認

照射部位を予め確認する．疼痛部位など，照射部位が限局している場合は，照射部位をペンなどでマーキングする場合もある．この場合，黒色のペンでマーキングすると，エネルギーの集中を招き熱傷の危険性があるので行わないようにする．照射部位付近の貴金属類を取り外すと同時に照射部位の皮膚の状態もチェックし，汗や汚れがある場合は拭き取っておく．

(4) 照射方法

頻度の高いと思われる臨床場面を想定し，それらに対する照射方法を以下に述べる．

①局所の疼痛部位や循環不全部位への照射

局所的な疼痛に対しては，筋骨格系の疼痛であっても神経痛であっても疼痛の生じている部位もしくは疼痛の情報伝達に関与している末梢神経の走行に沿って，接触法もしくは圧迫法での照射を行う（末梢神経の圧迫に注意する）．局所の循環不全の改善を意図する場合も，循環不全を生じている部位への接触法もしくは圧迫法での照射が基本となる．LLLTでは，照射ポイントを1カ所とせず，照射ポイントを少しずつずらしながら複数カ所に照射することが一般的である．具体的には，1カ所当たり15〜30秒の照射とし，全体として5〜10分程度実施する（最長でも20分を超えないこと）．

②創傷部位への照射

褥瘡などの創傷の治癒促進を目的とした照射では，「創傷辺縁部への照射」と「創傷部への直接照射」の2つの方法が考えられる．「創傷辺縁部への照射」の場合，創傷周囲から1〜2 cm離れた部位を1〜2 cm間隔で最終的に創傷を取り囲むように照射する．LLLTでは1カ所当たり15〜30秒の照射とすることが多い．照射は，圧迫法か接触法で行う．「創傷部への直接照射」の場合，感染予防のために創傷部を滅菌ラップで覆うかプローブ自体を包んだうえで，プローブを創傷部から5〜10 mm離して照射を行う（非接触法）．照射条件および照射時間については諸説あるものの，基本的には「創傷辺縁部位への照射」と同様である．なお，LLLTの創傷治癒促進作用については，メタ分析により既に認められており[10]，わが国でも積極的に活用していくことが望まれる．

③痙縮に伴う筋緊張亢進部位への照射

痙縮に伴う筋緊張緩和を目的とした照射では，照射部位として筋の支配神経の走行上や筋腹，腱などが選択される．照射方法は，前述の「局所の疼痛部位・循環不全部位への照射」の場合に準ずる．照射

Glossary

メタ分析：メタ分析は，過去に実施された複数の信頼性の高いランダム化比較試験（randomized controlled trial；RCT）の結果を定量的に統合し，精度の高い結論を得るための手法である．メタ分析が適切に行われた場合，その結果は最も高いエビデンスレベルとなる．メタ解析やメタアナリシス（meta-analysis）ともいわれる．

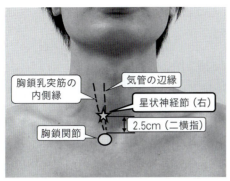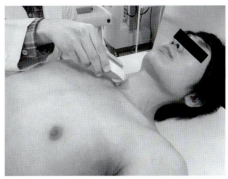

[図6] 星状神経節の位置と星状神経節近傍への照射

に伴う効果としては，筋緊張緩和に伴う足クローヌスの消失や関節可動域拡大，歩容改善などが即時的に認められるが，効果の持続は24時間以内であり，あくまでも運動療法の前処置として位置づけられる[11]．

④星状神経節近傍への照射

星状神経節（stellate ganglion；SG）は，頭頸部や上肢を含む上半身領域の交感神経支配に関与する神経節である．解剖学的には星状神経節は両側の第7頸椎横突起前方付近に位置しているが，体表面からは両側の胸鎖関節の約2.5 cm（もしくは二横指）上方で，気管と胸鎖乳突筋の間となる[図6]（p193参照）．星状神経節への照射は，過剰な交感神経活動の抑制にともなう末梢循環の改善，慢性疼痛の改善などの目的で実施されることが多い．なお，星状神経節は主に上半身領域の交感神経支配を同側性に担っており，照射により星状神経節機能を抑制することができれば局所照射と比較して末梢循環や慢性疼痛の改善効果をより広範囲に及ぼし得る可能性がある．

LLLTでは，治療器のプローブを前述の体表面からSG近位上の皮膚に押し当てて照射を開始する[図6]．プローブを強く押し当ててしまうと，患者は痛みや呼吸困難感を訴えることがあるので注意が必要である．照射時間は，機器の照射出力によって多少異なり，0.015 Wでは3～5分程度，1 Wでは1～3分程度が目安とされている．

3）低反応レベルレーザー療法の適応

前述したように，疼痛緩和や末梢循環改善，創傷治癒促進，筋緊張緩和，星状神経節への照射に伴う交感神経活動の抑制，ならびに星状神経節の支配領域と対応した広範囲での末梢循環や慢性疼痛の改善などがよい適応と考えられる．

4）低反応レベルレーザー療法の禁忌

悪性腫瘍近傍や乏血組織（甲状腺部，眼球，睾丸など），出血傾向のある部位，光線過敏症，全身状態の悪い症例，ペースメーカー装着部位，色素の濃い部位（ほくろ）などが禁忌となる．また，温熱作用をともなう出力で照射する場合，急性炎症症状の認められる部位への照射も禁忌となる．

（吉田英樹）

文献
1）佐伯 茂・他：10Wパルスレーザー治療器（メディレーザーソフトパルス10：MLD-1006）の疼痛患者への応用．ペインクリニック **28**（5）：690-698，2007．
2）渡部一郎：光線照射療法：直線偏光近赤外線照射を中心に．臨床リハ7（5）：467-472，1998．

第6章 光線療法

3) Cameron MH: Physical agents in rehabilitation: From research to practice, 3rd, Saunders, St Louis, 2008, pp346-369.
4) Karu T: Laser biostimulation: a photobiological phenomenon. *J Photochem Photobiol B* **3**(4):638-640, 1989.
5) Avci P et al: Low-level laser (light) therapy in skin: stimulating, healing, restoring. *Semin Cutan Med Surg* **32**(1):41-52, 2013.
6) 孫 立衆・他:直線偏光近赤外線による星状神経節近傍照射が生理機能・免疫機能に与える影響.日温気候物理医会誌 **66**(3):185-193, 2003.
7) 吉田英樹・他:キセノン光の星状神経節近傍照射が自律神経活動動態および末梢循環動態に及ぼす影響.保健科学研究 **1**:55-61, 2011.
8) 小田山善敬,伊豆 悟:慢性関節リウマチ(RA)及びリウマチ周辺疾患における低出力レーザー照射の検討.日レーザー医会誌 **6**(3):375-378, 1986.
9) 西田 淳:ヘリウム-ネオン・レーザー照射のリウマチ罹患関節滑膜に及ぼす組織学的検討.リウマチ **28**(2):109-117, 1988.
10) Woodruff LD et al: The efficacy of laser therapy in wound repair: a meta-analysis of the literature. *Photomed Laser Surg* **22**(3):241-247, 2004.
11) 内 昌之:光線療法.筋緊張に挑む(斉藤秀之,加藤 浩編),文光堂,2015,pp222-224.

4 直線偏光近赤外線療法

1. 直線偏光近赤外線療法の特徴と治療原理

　直線偏光近赤外線発生装置は生体深達度の高い近赤外線のみを取り出して照射する装置である．2種類の装置が市販されていて，スーパーライザー HA-2200 LE® は，最大出力 2,200 mW で連続照射および間欠照射が行える．スーパーライザー PX® は，パルス照射方式を採用することで，HA-2200 に比べて 10 分間の照射熱量を 3 分間で得られるという利点を有する．最大出力は 10 W である．パルス照射（デューティ比 30％，周波数 100 Hz，3 ms 照射，7 ms 休止）であるため，過度に皮膚温度が上昇する心配はない．万一の場合に備え自動制御装置を内蔵している [図1]．ハロゲンランプ（halogen lamp）を光源として放射された赤外線を光学フィルタにより 0.6～1.6 μm の波長の近赤外線として放射させ，プローブ先端のレンズユニット部に偏光子をつけ直線偏光させている [図2, 3][1, 2]．直線偏光

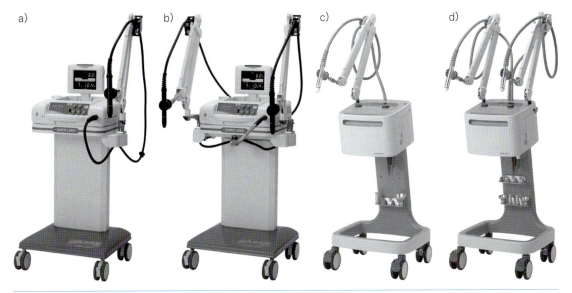

[図1] 直線偏光近赤外線装置
（a：スーパーライザー HA-2200® LE 1way，b：スーパーライザー HA-2200® LE 2way，c：スーパーライザー PX® Type1，d：スーパーライザー PX® Type2，いずれも東京医研）

Glossary

直線偏光近赤外線療法：温熱作用と光作用の両方を使い使い分けることで幅広い治療が期待される．第 26 回日本レーザー治療学会（2013）において低反応レベルレーザー療法（Low reactive Level Laser Therapy；LLLT）と低出力光線療法（Low reactive Level Light Therapy；LLLT）の分類が示された．分類では，当分の間用語統一はせず，使用機器により使い分ける方針となっている．
ハロゲンランプ：電球内部に封入する窒素やアルゴン等の不活性ガスに，ハロゲンガス（主にヨウ素，臭素などが用いられる）を微量封入する．不活性ガスのみを封入する通常の白熱電球よりも明るい．

第6章 光線療法

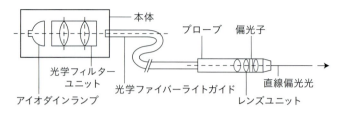

[図2] 直線偏光近赤外線装置の構造　　　（有田・他，1998）[1]

光源であるアイオダインランプ（iodine lamp）から発射される白色光を反射集光したのち，光ファイババンドルを用いて導光する．このバンドルは光伝送と，1.6 μm より長い波長を吸収するカットフィルタの目的も兼ねている．バンドル出口部分に 0.6 μm 以下の波長を吸収カットするカットフィルタが装着されている．レンズユニットは用途に応じて着脱して使い分ける．各レンズユニットの最終出口部分には直線偏光フィルターがあり，直線偏光のみを通過させている．

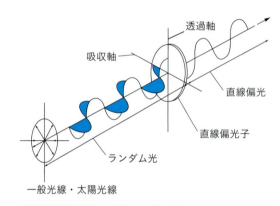

[図3] 直線偏光子による直線偏光の放出　　　（近藤，1997）[2]

光には3つの偏光状態がある．振動方向が一定な直線偏光と光の進行方向に沿って円の軌跡を描く円偏光，楕円の軌跡を描く楕円偏光の3つである．一般光源からの光にはこの3つの成分が含まれ，無偏光状態となっていることからランダム光とよばれている．このランダム光を直線偏光子とよばれる光学フィルターを通過させることによって直線偏光のみの光を得ることができる．

近赤外線療法（linear polarized near-infrared ray；LPNR）**[図4]**[1] は，直線偏光させることで低反応レベルレーザー（He-Ne レーザーや半導体レーザー）と類似した光を放出し **[表1]**[2]，疼痛や痙縮の改善効果があるとされている[1]．

生体に照射された光のエネルギーは次式のように光エネルギー密度で表される[2]．

光エネルギー密度(J/cm^2)＝出力(W)×時間(s)／照射面積(cm^2)

2. 生理学的作用

組織深達性が高い近赤外線を用いた疼痛緩和や創傷治癒，痙縮抑制の報告がなされている．特に星状

Glossary

アイオダインランプ：直線偏光近赤外線治療器用に開発されたランプで，反射集光ミラーには近赤外線の反射率の最も高い金が蒸着されている．

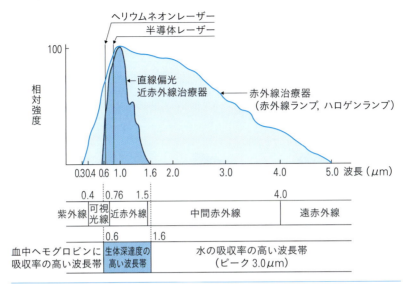

[図4] 直線偏光近赤外線治療器の出力波長特性　　　　　　　　　　　（有田・他，1998）[1]

直線偏光近赤外線治療器では一般の赤外線治療器よりも波長域を生体深達度の高い波長帯 0.6〜1.6 μm に調節して照射する．ヘリウムネオンレーザーなどの低出力レベルレーザーと異なり多波長であるが，出力を高くすることができ生体深達度の高い波長帯で中等度の線量を与えることにより治療効果を期待するものである．

[表1] 光照射における組織輻射熱と組織透過光量

a) 組織輻射熱（試料，豚肝臓肉片）

組織面からの距離	100 mW レーザー			直線偏光近赤外線		
	10 s	30 s	60 s	10 s	30 s	60 s
5 mm	+ 0.9	+ 1.4	+ 2.4	+ 10.1	+ 14.9	+ 22.7
10 mm	+ 0.1	+ 0.2	+ 1.2	+ 0.6	+ 5.9	+ 7.0
20 mm	± 0.0	± 0.0	± 0.0	+ 0.2	+ 0.2	+ 0.2
30 mm	± 0.0	± 0.0	± 0.0	+ 0.1	+ 0.1	+ 0.1

【単位：℃】（近藤，1997）[2]

b) 組織透過光量（試料，豚肝臓肉片）

組織面からの距離	100 mW レーザー	直線偏光近赤外線
5 mm	4.2	17.5
10 mm	1.0	7.0
20 mm	0.0117	0.0730
30 mm	0.000500	0.00762
40 mm	0.000151	0.00188
50 mm	0.000036	0.00100

【単位：μW】（近藤，1997）[2]

直線偏光近赤外線治療器（波長 0.6〜1.6 μm，出力 1,800 mW）と半導体レーザー治療器（波長 0.83 μm，出力 100 mW）の組織透過光量と組織輻射熱の温度計測を豚の肝臓肉片にて計測すると，出力のより高い直線偏光近赤外線治療器の方が光透過度が高く，また組織温度上昇からみても吸収された光エネルギーが多いことがわかる．

[表2] 直線偏光近赤外線治療器プローブ先端レンズユニットの種類と用途

レンズユニット	SGタイプ	Bタイプ	Cタイプ	Dタイプ
焦点径（mm）	7	10	80	55
用途	頸部，特に星状神経節照射に用いる．	スポット照射する際の標準タイプ．出力が高く皮下深達度が高い．	広範囲に照射したい場合に用いる．	BとCの中間タイプ．筋肉から皮膚まで幅広く用いられる．
形状				

神経節近傍照射では頭頸部や上肢の痛みが軽減されるという報告が多い．星状神経節とは首に左右一対の星のような形をしている交感神経の神経節である．ここには頭・顔面・首・上肢・胸・心臓・気管支・肺などを支配している交感神経が集まっており，頭部，肩，腕などの血流も調節されている[3]．

①疼痛緩和：星状神経節近傍に照射することで，自律神経の中枢である視床下部に影響を及ぼし，全身的に交感神経の緊張を緩和すると報告されている[4]．

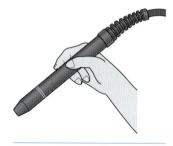

[図5] ハンドイン照射

②創傷治癒の促進：創傷部付近の血流を増やすことで治癒を促進する[5,6]．
③痙縮抑制：発症後早期の反射性要素には直線偏光近赤外線照射が有用である[7]．

3. 治療の実際とリスク

1) 一般的な実施手順

①安楽な肢位を取らせ，照射部位を露出する．
②治療目的により出力や使用するレンズユニットや照射モードが異なり条件設定には知識と経験を必要とする．
③照射部位：スポット照射なので加温する範囲は限局される．一般的な照射部位は疼痛部，圧痛点，トリガーポイント，モーターポイント，疼痛部位を支配する末梢神経走行経路上（できるだけ皮下表層に近い部位），筋硬結部である．
④レンズユニットの種類：形状の違うSGタイプ（焦点径7 mm），Bタイプ（焦点径10 mm），Cタイプ（焦点径80 mm），Dタイプ（焦点径55 mm）がある [表2]．
⑤照射方法：固定法か移動法を選択する．光の性質から照射部位から離れるほどエネルギー密度が低くなるので問題がなければ接触法で行う．広範囲に照射する場合は移動法を選択する．固定法は装置のアームにプローブを固定する．移動法は手に持って照射する（ハンドイン照射，図5）．
⑥出力：最大出力は機種やプローブにより異なり，表示はパーセント表示となるため100%が何Wの

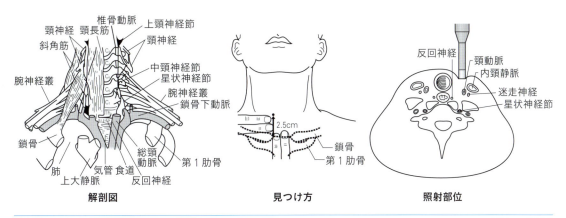

[図6] 星状神経節の解剖図と照射部位　　　　　　　　　　　　　　　　　　　　　　　　　　　　　　（村上，1999）[8]

出力なのか事前に確認する．患者の訴えを聞きながら低めの出力から徐々に上げていく．プローブが細くなるほどエネルギー密度が高くなるので出力を下げる．

⑦照射モード：連続照射と間欠照射を選択する．連続照射は「熱い」という応答があれば照射ポイントを移動する．

⑧照射時間：出力を上げたいときは間欠モードにて照射時間を短くし，休止時間を長くする．

⑨治療時間：総治療時間は5〜10分間とする．

⑩治療頻度：1日1〜2回，数日で効果が現れるので，20回程で効果がみられない場合は治療法を検討する必要がある．

⑪出力設定例：固定法で行う場合の最初の設定は出力60％，1秒照射・4秒休止のサイクルを目安とし，出力を80％まで徐々に上げる．移動法では出力60％，4秒照射・2秒休止のサイクルを目安とし，出力を徐々に上げ，休止時間中に照射ポイントを移動する．照射ポイントは中心と上下左右5カ所を決める．どちらの方法でも患者には非常停止スイッチをもたせる．

2）星状神経節近傍照射

星状神経節は，首の左右一対の星のような形をしている交感神経の神経節である．大きさは約H15×W5×D3 mmで第7頸椎ないし第1胸椎の横突起の基部のすぐ前方に位置する．ここには頭・顔面・首・上肢・胸・心臓・気管支・肺などを支配している交感神経が集まっており，頭部，肩，腕などの血流を調節している．この部位に近赤外線を照射することで頭頸部や上肢の痛みが軽減される [図6][8]．

3）LPNR 照射設定例

（1）星状神経節照射 [図7]

・使用プローブ：SGタイプ
・出力：70〜80％
・照射モード：間欠モード照射1秒，休止4秒
・照射方法：固定
・照射時間：7〜10分
・2〜3分して温感を感じれば休止時間を1秒増やす

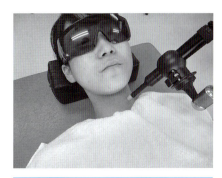

[図7] 星状神経節照射

(2) 神経照射 [図8]
- 使用プローブ：Bタイプ
- 出力：70〜80％
- 照射モード：間欠モード照射1秒，休止4秒
- 照射方法：固定，または移動法
- 照射時間：7分
- 固定の場合2〜3分して温感を感じれば休止時間を1秒増やす

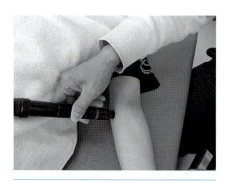

[図8] 尺骨神経に対するハンドイン照射

(3) 筋腹照射 [図9]
- 使用プローブ：CタイプまたはDタイプ
- 出力：70〜80％
- 照射モード：間欠モード照射1秒，休止4秒
- 照射方法：固定，移動法
- 照射時間：7分
- 固定の場合2〜3分して温感を感じれば休止時間を1秒増やす

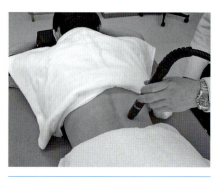

[図9] 腰部筋腹に対するハンドイン照射

4) 実施上の留意事項

①患者への説明：どのような効果を期待しているか説明し理解してもらう．

②皮膚の状態の確認：疾患や患部の状態によって温熱療法が禁忌とならないか確認する．瘢痕組織や傷跡がある場合は温まり方が均一にならないので注意する．

③熱傷：熱いのを我慢しないようにする．感覚障害がある患者の場合は訴えに頼ることができない．また，施行中に眠ってしまうことがあるのでときどき確認する．長時間加熱したり，局所に熱が集中すると低温熱傷を起こすこともある．

④脱水症：広範囲あるいは複数個所を加温する場合は，発汗により脱水にならないか注意する．脱水の可能性がある場合は適時水分を摂取させる．

⑤姿勢の選択：20分間以上同じ姿勢を安楽に保持できるか確認する．

⑥熱源の管理：使用しなくても熱源が高温になることがあるので注意する．

5) 機器の管理

①熱源は電源を切ってもしばらく熱いので注意する．

②黒色は熱を吸収しやすいので衣服などが黒い場合は注意する．

6) 適応

①疼痛：急性期を脱した打撲，捻挫，関節拘縮，関節リウマチ，変形性関節症，腱鞘炎，腰痛，筋肉痛などに伴うもの．

②筋スパズム：断続的に生じる一定の持続時間をもった異常な筋収縮状態．

③痙縮：中枢神経疾患で感覚が麻痺しているときは注意する．

7）禁忌

①あらゆる疾患の急性炎症期．
②悪性腫瘍．
③易出血性の疾患（血友病，急性白血病，全身性エリテマトーデス，血小板減少症など）．
④感覚異常（ギラン・バレー症候群，閉塞性動脈硬化症，ヒ素中毒など）．
⑤感染性疾患〔感染微生物（ウイルス，マイコプラズマ，クラミジア，一般細菌など）が体内に侵入することで起こる病気〕．
⑥温熱アレルギー〔皮膚が急に温まることで起こる蕁麻疹（温熱蕁麻疹）〕．
⑦光線過敏症（慢性光線性皮膚炎，日光蕁麻疹など）．

（武村啓住）

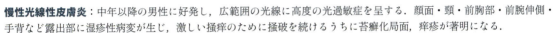

慢性光線性皮膚炎：中年以降の男性に好発し，広範囲の光線に高度の光過敏症を呈する．顔面・頸・前胸部・前腕伸側・手背など露出部に湿疹性病変が生じ，激しい掻痒のために掻破を続けるうちに苔癬化局面，痒疹が著明になる．

日光蕁麻疹：光線暴露して，数分〜数十分以内に露光部位に一致して蕁麻疹が生じる．日光を避けると，10分〜2時間程度で蕁麻疹は消退するのが特徴である．

文献

1) 有田英子，花岡一雄：直線偏光近赤外線治療器．ペインクリニック **19**(1)：49-56，1998．
2) 近藤宏明：直線偏光近赤外線治療器の紹介（総説）．ペインクリニック **18**(7)：903-907，1997．
3) 渡部一郎：光線照射療法 直線偏光近赤外線照射を中心に．臨床リハ **7**(5)：467-472，1998．
4) 大森美佐子・他：星状神経節近傍への直線偏光近赤外線照射が指尖部血流変動に及ぼす影響．ペインクリニック **17**(4)：572-576，1996．
5) Schubert V：Effects of phototherapy on pressure ulcer healing in elderly patients after a falling trauma. A prospective, randomized, controlled study. *Photodermatol Photoimmunol Photomed* **17**(1)：32-38, 2001.
6) Dehlin O et al：Monochromatic phototherapy: effective treatment for grade II chronic pressure ulcers in elderly patients. *Aging Clin Exp Res* **19**(6)：478-483, 2007.
7) 竹内伸行・他：直線偏光近赤外線照射が脳血管障害片麻痺患者の痙縮に与える影響—無作為化比較対照試験による神経照射と筋腹照射の検討．理学療法学 **35**(1)：13-22，2008．
8) 村上誠一：スーパーライザー神経照射法．真興交易(株)医書出版部，1999，pp32-35．

5 キセノン光線療法

1. キセノン光線療法（xenon light therapy）の特徴と治療原理

1）キセノン光の特徴

　キセノン光は，発光管内に封入された希ガス元素であるキセノン（xenon）に高電圧放電を加えた際に放射される光である．その波長は 380～1,000 nm であり，紫外線から近赤外線までが含まれるが，スペクトルピークが 800～1,000 nm の近赤外線波長帯であるため，実質的には近赤外線療法である．なお，キセノン光に含まれる紫外線は，スペクトルフィルタにより除去されるため，人体に照射されることはない．

　キセノン光は，球面波として放射される光であるため，レーザーのような高い可干渉性や指向性は認められない．しかし，近赤外線療法のうち，低反応レベルレーザー療法は最大で 1 W 程度，高強度レーザー療法や直線偏光近赤外線療法は最大で 10 W の照射出力であるのに対して，キセノン光線療法は 18 W という高出力での照射が可能である．これは，キセノン光線療法の大きな強みである．この高い照射出力に近赤外線の大きな特徴である高い生体深達性が加わることで，キセノン光は最大で皮下 5～7 cm 程度浸透する[1]．したがって，キセノン光は，皮下に存在する末梢神経や脈管，骨格筋などに対して近赤外線の生理学的作用（温熱作用と光化学作用）を与えることが可能である．また，キセノン光は，極超短波や超短波とは異なり人工骨頭や髄内釘などの金属を発熱されることはない．これは，キセノン光の波長は極超短波や超短波の波長よりもはるかに短波長であるため，キセノン光が金属と共鳴しないためである．この点もキセノン光の大きな特徴であり，キセノン光を狭義の温熱療法手段と考えた場合，その適用範囲は極超短波療法や超短波療法よりも広いといえる．

2）キセノン光発生装置

　キセノン光の発生装置にはキセノンランプ（キセノンショートアークランプ）とキセノンフラッシュランプがあるが，理学療法で用いられているキセノン光線治療器はキセノンフラッシュランプを用いてキセノン光をパルス照射する機構を備えたものが一般的である．図1 に，キセノン光線治療器とキセノンフラッシュランプの一例を示す．キセノンフラッシュランプによるキセノン光の発光原理は次のとおりである．発光管内に封入されたキセノンガスに対して高電圧放電を加えることで一部のキセノンが電離（イオン化）する．キセノンの電離により生じた自由電子は放電中の電場により加速され，他のキセノンに衝突することで電離もしくは励起（電子励起）が起こる．その結果，①励起したキセノンがより低いエネルギー状態へ転移する際に，この間のエネルギー差に一致した波長の光（蛍光）が放出される，②自由電子がキセノンイオンに捕獲される際に，自由電子の運動エネルギーが光に変わる，③自由電子

Glossary

キセノン：原子番号 54 の元素．元素記号は Xe．希ガス元素の一つ．Ramsay, Travers によって 1898 年に発見された．ギリシャ語で「奇妙な」「なじみにくいもの」を意味する．

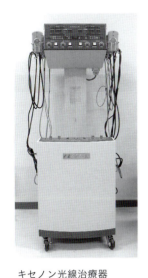 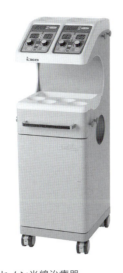 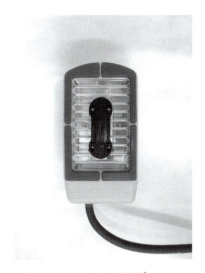

キセノン光線治療器
（エクセル-Xe®，日本医広）

キセノン光線治療器
（エクセルグランツ®，日本医広）

キセノンフラッシュランプ
（エクセル-Xe®のもの，日本医広）

[図1] キセノン光線治療器とキセノンフラッシュランプの一例

がキセノンイオンの近くを通過する際に，静電場の影響により自由電子は減速し光を放出する．これらにより発生した光がキセノン光である．

2. 生理学的作用

キセノン光の生理学的作用については，近赤外線の生理学的作用がそのまま当てはまる．すなわち，温熱作用と光化学作用に基づいた疼痛緩和作用や血流改善作用，創傷治癒作用などである．生理学的作用に関する詳細は，「第6章3．低反応レベルレーザー療法」（p184）で既に述べたので，そちらを参照されたい．キセノン光は，前述のとおり低反応レベルレーザーと比較して照射出力が格段に高いため，低反応レベルレーザーでは認められることが少ない表在性および深部性の温熱作用が比較的強く認められる．

3. 治療の実際とリスク

1）キセノン光の照射方法

キセノン光の照射は，発光導子（プローブ）と皮膚を接触させて実施するのが一般的である．ただし，発光導子自体には，照射部位の皮膚表面上に固定される機能が備わっていないため，ほとんどの場合，治療器に付属の固定用のアダプターやベルクロテープを用いて発光導子を照射部位の皮膚表面上に固定することが必要となる [図2]．発光導子の固定が完了したら，治療器に付属の遮光タオルを用いて発光導子を覆い [図3]，キセノン光の照射を開始する．

第6章 光線療法

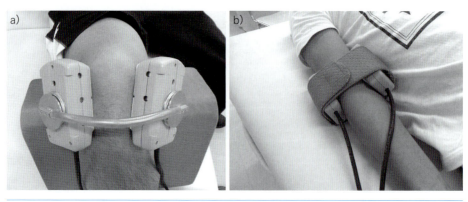

[図2] 発光導子の照射部位への固定例
a：アダプター使用，b：ベルクロテープ使用．
実際の治療では，光が漏れるのでキセノン光治療器に付属の遮光タオルでプローブを覆う．

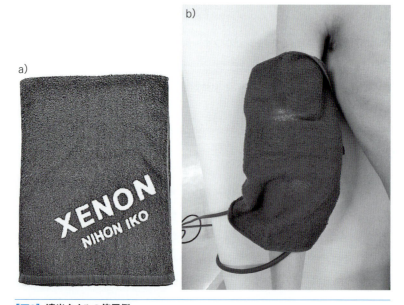

[図3] 遮光タオルの使用例
a：遮光タオル（日本医広），b：発光時の光の漏れはほとんどない．

2）キセノン光線療法の基本的な実施手順

（1）オリエンテーション

患者に対して，治療目的や起こるべき反応の概略などを説明したうえで，同意を得る．キセノン光線療法では，患者が保護眼鏡を装着する必要はない．しかし，キセノン光の発光時にはカメラのストロボのような閃光が発生するため，患者が不意に発光導子を直視しないように注意しておく必要がある．キセノン光線療法では，発光導子を治療器に付属の遮光タオルで覆うため，通常は発光時の閃光が漏れることはない．

（2）機器の事前準備

メインスイッチをオンにして治療器を起動する．治療器の起動後，治療器の操作パネル［図4］を確

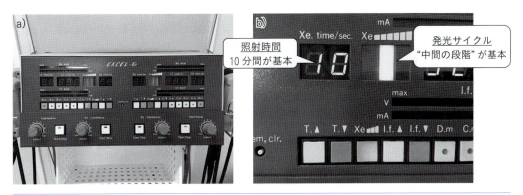

[図4] キセノン光線治療器の操作パネル (a) と治療時間および発光サイクルの設定 (b)（エクセル-Xe®, 日本医広）

認し，キセノン光の照射条件を設定する．照射条件の内，照射出力（18 W）と1回の発光時間（5 ms）の変更はできないが，キセノン光の発光サイクルについては使用する機器により3段階から5段階（ただし，キセノン光を発光しない条件を除く）の変更が可能である．発光サイクルの変更により，患者が受ける温感が変わるが，通常は中間の段階（発光間隔：最初の1分間は1秒に1回，その後は3.5秒に1回）を選択する [図4]．筆者の経験では，中間の段階よりも発光間隔の短い段階を選択すると，患者は熱さを訴えることが多い．治療時間については，照射部位にかかわらず1回あたり10分とするのが一般的である [図4] が，照射時間を15分程度まで延長した報告も散見される[2]．

（3）照射部位の確認

照射部位を予め確認する．疼痛部位への照射などで照射部位が限局している場合は，照射部位をペンなどでマーキングする場合もある．この場合，LLLTと同様に黒色のペンでマーキングすると，エネルギーの集中を招き熱傷の危険性があるので行わないようにする．照射部位付近の貴金属類を取り外すと同時に照射部位の皮膚の状態もチェックし，汗や汚れがある場合は拭き取っておく．

（4）照射方法

以下に，頻度の高いと思われる臨床場面を想定し，それらに対する照射方法を述べる．

①局所の疼痛部位・循環不全部位への照射

局所的な疼痛に対しては，筋骨格系の疼痛であっても神経痛であっても2個1組の発光導子を疼痛部位に対して並列もしくは疼痛部位を挟み込むように配置し，治療器に付属の固定用のアダプターやベルクロテープを用いて固定する [図2]．また，疼痛の情報伝達に関与している末梢神経の走行に沿って発光導子を配置することも考えられる．

局所的な循環不全に対しても，局所的な疼痛の場合と同様に循環不全を生じている部位に発光導子を配置する．なお，骨格筋の筋腹上の皮膚表面に発光導子を配置してキセノン光を照射することで筋血流量が増加することが報告されている[3]．このことから，キセノン光線療法は，筋血流量の改善を図る手段として有用と考えられる．

②骨格筋の伸張性が低下している部位への照射

骨格筋の筋腹上の皮膚表面に発光導子を配置してキセノン光を照射することで筋伸張性が向上することが報告されている[4]．これは，キセノン光照射に伴う非神経学的要素（コラーゲン線維や筋線維の伸張性向上）ならびに神経学的要素（反射性要素，すなわち伸張反射の抑制）への作用に基づく効果と考えられている．このことから，キセノン光線療法は，ストレッチングの前処置として有用と考えられ

第6章 光線療法

る．

③創傷や褥瘡への照射

キセノン光線療法を創傷や褥瘡の治療に活用した報告はほとんどない．しかし，キセノン光の生理学的作用を考慮すると，他の近赤外線療法と同様に効果が期待できると考えられる[5]．照射部位が創傷や褥瘡の辺縁部の場合は，発光導子を皮膚表面上に配置して照射する．一方，照射部位が創傷部や褥瘡部そのものである場合は，発光導子を創傷部や褥瘡部から5cm程度離して照射する．

④星状神経節への照射

キセノン光線療法においても，他の近赤外線療法と同様に星状神経節への照射が可能である．星状神経節の解剖学的特徴や機能については，「第6章3．p187」を参照されたい．キセノン光の星状神経節への照射では，2個1組の発光導子を気管と左右の胸鎖乳突筋の間に沿わせるように配置し，両側の星状神経節に照射するのが一般的である [図5]．ただし，1個の発光導子を片側の星状神経節に配置して照射することも可能である[6]．キセノン光の星状神経節への照射では，交感神経活動の抑制に起因すると考えられる上半身領域を中心とした末梢循環（皮膚ならびに骨格筋血流量）の改善[7, 8]や慢性疼痛の改善[9]，さらに上肢筋の筋力トレーニング時に出現する筋肉痛の軽減[10]といった効果が報告されている．特に，末梢循環や慢性疼痛の改善については，星状神経節の支配領域であれば効果が広範囲に波及することが期待できるため，臨床的な有用性は高いと考える．この他，交感神経活動の抑制に起因すると考えられる覚醒水準の低下も報告されており，睡眠障害の治療への応用の可能性も指摘されている[11]．なお，近赤外線の星状神経節への照射では，Horner（ホルネル）症候群（Horner's syndrome）を生じる危険性が指摘されており，キセノン光は低反応レベルレーザーよりも照射出力が高いことから注意が必要である（第6章3．p184参照）．しかし，筆者は，これまで200例以上に対してキセノン光の星状神経節への照射を実施してきたが，Horner症候群を呈した例は皆無であり，リスクはほとんどないと考えている[12]．

⑤腰部交感神経節への照射

星状神経節は上半身領域の交感神経支配を担っているが，下肢を中心とした下半身領域の交感神経支配は腰部交感神経節が担っている．解剖学的には，腰部交感神経節は両側の第2腰椎横突起前方付近という深部に位置しており，下半身領域の交感神経支配を同側性に担っている．このため，照射により腰部交感神経節機能を抑制することができれば，局所照射と比較して末梢循環や慢性疼痛の改善効果をより広範囲に及ぼし得る可能性がある．キセノン光の腰部交感神経節への照射に関する報告は非常に少ないが，腹臥位をとった患者の第2腰椎棘突起から6cm外側の皮膚表面上に発光導子を配置してキセ

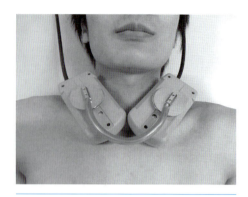

[図5] 星状神経節へのキセノン光照射時の発光導子の配置
実際の治療では，光が漏れるのでキセノン光治療器に付属の遮光タオルでプローブを覆う．

Glossary

Horner症候群：上位の交感神経系が障害されることで生じる一連の諸症状．頸部交感神経麻痺，ホルネル徴候ともいう．1869年にスイスの眼科医Hornerによって記載された．

ノン光を照射する方法が一般的である[図6].これにより,交感神経活動の抑制や下肢の末梢循環および慢性疼痛(腰痛や下肢の複合性局所疼痛症候群)の軽減などの効果が報告されている[13,14].このことから,キセノン光の腰部交感神経節への照射は,下肢を中心とした下半身領域の末梢循環や慢性疼痛を呈する患者に対して実施する価値はあると考える.

3) キセノン光線療法の適応

前述したように,疼痛緩和や末梢循環改善,筋伸張性向上,創傷治癒促進,交感神経節への照射に伴う交感神経活動の抑制ならびに交感神経節の支配領域と対応した広範囲での末梢循環や慢性疼痛の改善などが適応と考えられる.

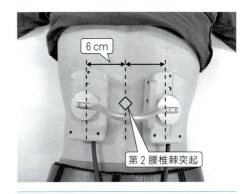

[図6] 腰部交感神経節へのキセノン光照射時の発光導子の配置
実際の治療では,光が漏れるのでキセノン光治療器に付属の遮光タオルでプローブを覆う.

4) キセノン光線療法の禁忌

他の近赤外線療法と同様に,悪性腫瘍近傍や乏血組織(甲状腺部,眼球,睾丸など),出血傾向のある部位,光線過敏症,全身状態の悪い症例,ペースメーカー装着部位,色素の濃い部位(ほくろ)などが禁忌となる.加えて,キセノン光は温熱作用を伴うため,急性炎症症状の認められる部位への照射も禁忌となる.また,注意事項として,キセノン光の星状神経節への照射では交感神経活動が抑制されるため,照射直後に起立性低血圧に伴う脳血流量や立位バランスの低下が出現する可能性がある[15-17].このため,キセノン光の星状神経節への照射直後の急な起立動作は避けるべきであり,数分間の安静座位などでの休息を取った方がよい.

(吉田英樹)

文献

1) 井手康雄:光線療法治療器.麻酔 58(11):1401-1406,2009.
2) 渡部一郎・他:脳卒中肩手症候群に対する星状神経節近傍光線療法の効果.医・生物サーモグラフィ 28(2):48-51,2009.
3) 吉田英樹・他:骨格筋へのキセノン光の経皮的照射は筋血流量を増加させる.理療科 29(6):945-948,2014.
4) 齋藤茂樹・他:ストレッチングの前処置としての骨格筋へのキセノン光照射の有効性.理療科 29(5):703-707,2014.
5) 金井昭文:キセノン光線治療.麻酔 61(7):693-699,2012.
6) 堀 享一・他:星状神経節近傍に対するキセノン光照射の効果.北海道理療 18:46-50,2001.
7) Yoshida H et al:Effects of transcutaneous xenon light irradiation around the stellate ganglion on autonomic functions. J Phys Thr Sci 21(1):1-6,2009.
8) 前田貴哉・他:キセノン光の星状神経節近傍照射は上肢領域の筋血流量を増加させる.理療科 30(4):641-645,2015.
9) 小諸信宏・他:頸肩腕症候群におけるキセノン光治療の効果.日物理療会誌 9:55-60,2002.
10) 小林健幸・他:キセノン光の星状神経節近傍照射が上肢筋の筋力増強効率及び筋肉痛に及ぼす影響.理療の歩み 23:22-28,2012.
11) 照井駿明・他:キセノン光の星状神経節近傍照射が覚醒度に及ぼす影響に関する検討.東北理療 24:85-91,2012.
12) 花田真澄・他:キセノン光の星状神経節近傍照射の安全性に関する文献調査:Horner 徴候に注目して.第33回東北理学療法学術大会プログラム・抄録集 121,2015.
13) 湯浅敦智・他:腰部交感神経節近傍へのキセノン光照射の効果:自律神経機能,疼痛,運動機能による検討.理療科 23(6):759-763,2008.

14) 森 聡・他：足部捻挫後に出現した複合性局所疼痛症候群タイプ1の改善にキセノン光の腰部交感神経節近傍照射が有効であった一症例. 理療科 26（3）：447-450, 2011.
15) Yoshida H et al：Does instability during standing occur just after transcutaneous xenon light irradiation around the stellate ganglion? *J Phys Thr Sci* 21（4）：355-359, 2009.
16) 吉田英樹：キセノン光の星状神経節近傍照射後の立位時血圧変動特性および起立性低血圧に関する検討. 日物理療会誌 18：40-45, 2011.
17) 吉田 舞・他：キセノン光の星状神経節近傍照射後の立位時脳血流動態に関する検討. 東北理療 25：29-35, 2013.

第7章

牽引療法

1 牽引療法：総論

1. 牽引療法とは

　牽引（traction）とは関節面を引き離す，または周囲の軟部組織を伸張するため牽引力（力学的エネルギー）を身体に適用することである[1]．牽引は理学療法士の徒手，または機械を使って行うことができ，患者自身の体重と重力を利用しても行うことができる [図1]．理学療法士の徒手的方法によって行う関節の牽引もあるが，これは物理療法における牽引療法というよりは徒手療法（manual therapy）とみなされている．

　牽引療法を行うための牽引装置は，Hippocrates の骨折や脱臼の整復に関する書にその語があり，西暦900年頃ビザンティン（東ローマ帝国）の医師 Niketas が Hippocrates の書より牽引装置を図示したものが牽引装置の始まりである．1544年フランスの Guidi は Niketas の図をさらにきれいに再現して書に挿入した．その後「牽引療法（traction therapy）」は多くの医学者によって引き継がれることとなった[3]．1895年，Sayer は脊柱変形の矯正のための head halter（SAYER 係蹄）を考案した．この head halter は sling（吊り帯／係蹄）の名称で，頸椎牽引に用いられるようになった [図2][4,5]．1949年，Cyriax はスコットランド製の牽引台を用いて椎間板障害の治療を行っていた．1952年，Neuwirth と Campbell は頸椎牽引を傾斜を利用して，体重を牽引力にすることを考えた [図3][3]．このように，牽引療法の牽引装置の多くは歴史からみると脊椎牽引として用いられていたことがわかる．

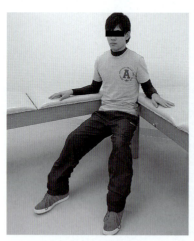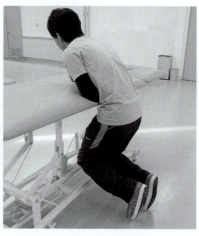

[図1] 自重を用いた腰部自己牽引

Glossary

徒手療法：器具を用いずに徒手のみによる直接的治療手技の総称．運動療法に分類され，関節の自動運動可動域を越えた力を加える他動的関節可動域運動の範囲に入る．徒手療法にはさまざまな手技があり，その方法は一般に関節運動に関与する筋や筋膜などの軟部組織の柔軟性の改善からアプローチする方法と，関節に直接アプローチする方法がある[2]．

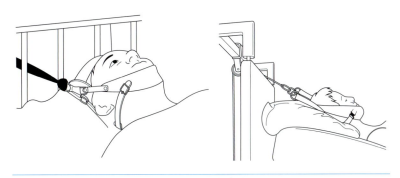

[図2] Sayre による head-halter を用いた頸椎牽引

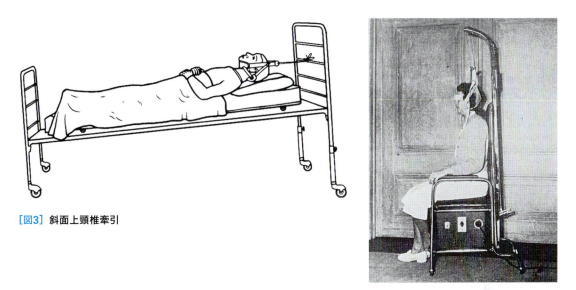

[図3] 斜面上頸椎牽引

[図4] Judovich の電動式頸椎間欠牽引装置
(Judovich, 1952)[6]

　1952年，Judovich はモーターを組み込んだ電動式頸椎間欠牽引装置 [図4] を発表し，頸部椎間板ヘルニアに対して従来行われていた頸椎牽引よりも一段と強力な牽引を行い，治療効果の向上を報告した[6]．その後腰部の牽引についても検討した．腰椎においては，一般的な持続牽引は20〜30 pounds（ポンド）に過ぎず，これで症状が軽快するのは牽引による直接的な効果ではなく，安静と自然軽快によるものであると結論付けた[6]．そこで，下半身（L3-4以下）は全体重の48％の重量であることから，摩擦抵抗などの負荷を考慮して，その重量の54％を牽引する力が必要であるとした．これは全体重の約26％に相当し，腰椎椎間板を牽引する場合の有効な牽引力は体重の約1/4の力ということになる．

Glossary

傾斜を利用しての牽引：近年では起立台などを利用しての傾斜牽引が行われている．一般的成書にはかなりの傾斜をつけての挿絵が掲載されているが，摩擦係数などを考慮しても，自重で行うため10〜15°くらいの傾斜が限界とされている．また，衣服による摩擦の不快感も問題となりあまり好まれないようであった．

pound：ポンドは貨幣の単位でもあるが，ここでは質量の単位である．記号は lb．1 pound は16オンスで，約453.6 g．ゆえに20 lb は9,072 g となる．

第7章 牽引療法

1957年，苦痛を伴わずに必要な牽引力で牽引を行う手段として，電動式腰椎間欠牽引装置を報告した[7,8]．Judovichの電動式牽引装置の発表以降，脊椎牽引は動力を用いた機械的牽引により簡便に行えるようになった．

2. 牽引療法の分類

整形外科での牽引療法は，四肢の骨折に対し持続的に牽引力を加え固定や転位の整復に役立てるものと，頸椎や腰椎（骨盤）を牽引して頸部や腰部の疾患に対しての治療を目的とするものとの2通りがある．服部ら[9]は頸椎，腰椎（骨盤）に対する牽引療法を脊椎牽引療法と述べている．以上を踏まえて，牽引療法の実施にあたっては，牽引法，牽引時間，牽引の力源および部位により分類される．この他にも治療時の体位（肢位）や牽引方向でも分類されるが，これらは部位によって異なるため，個々の牽引療法の項で解説する．

1) 牽引法

(1) **直達牽引（骨牽引）**：鋼線や，鉗子などを直接骨に刺入して牽引する方法．各種長管骨骨折や外傷性脱臼の整復および局所の免荷などに用いられる．医師によって行われ，頸椎の整復では頭蓋骨を直接牽引するCrutch field牽引［図5］など，いくつかの器具の種類がある［図6］．確実に牽引固定の効果が得られ，長期間連続的な牽引を目的とする場合に有利であるといわれている．

(2) **介達牽引（皮膚牽引）**：皮膚の上から骨を把持して牽引する方法で，トラックバンドとよばれるラバースポンジと弾力包帯を用いたスピードトラック牽引（speed track traction）［図7］，吊り帯（係蹄）や腰椎帯を用いた頸椎や腰椎の牽引法，または脊柱側弯の矯正に用いられるコトレル牽引（Cotrel dynamic traction）［図8］などがある．介達牽引の牽引力は，直達牽引に比べると弱く，矯正力や固定力が必要な場合には適応ではない．小児の骨折治療や，骨格筋や靭帯に帯する安静・固定や関節内圧の軽減，軟部組織の伸張などの目的で用いられる．

(3) **徒手牽引**：理学療法士による（遠位）関節の牽引をいう．徒手療法においては，牽引というよりも

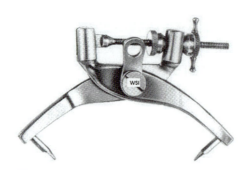

［図5］頭蓋直達牽引のRaney-Crutchfield Skull Traction Tong

Glossary

スピードトラック牽引：絆創膏を用いた介達牽引法の一つ．ストッキネットの上からトラックバンドを当て，その上にスピードトラック（布にフォームラバーを裏打ちした弾力包帯．商品名）を巻いて摩擦力によって行う牽引法．骨折・脱臼の整復，局所の安静・固定，矯正や病的脱臼の予防・治療に使用する[2]．

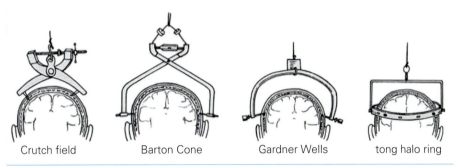

[図6] 頭蓋直達牽引の各種方法

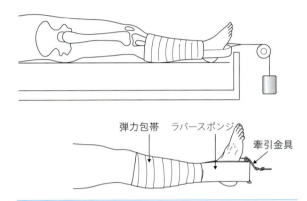

[図7] 介達牽引：ラバースポンジと弾力包帯を用いたスピードトラック持続牽引

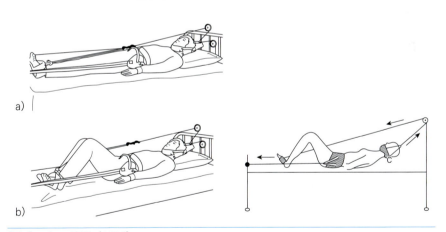

[図8] コトレル牽引（1968）
頭部を head halter で，骨盤部は骨盤帯で保持．骨盤帯は，ロープでベッドに固定し，頭部はロープで滑車を介して足部につなぐ．下肢の伸展，屈曲により脊柱を牽引する．
a：下肢伸展により脊柱の牽引力は増加．
b：下肢屈曲により脊柱の牽引力は弱まる．
※牽引単独での効果は少なく，装具・ギプスとの併用，あるいは術前の矯正として用いられる．

離開と表現し，その運動はグレードに分類されているため単に関節面を離開するというものではない．徒手牽引療法については，運動療法に分類されるため本稿では取り上げず，専門書を参考にされたい．

第7章 牽引療法

2）牽引時間

(1) **持続牽引**：持続的な牽引で10分から数時間以上の牽引が必要な場合に行う方法で，主に入院患者に行う．頸椎牽引では最初から長時間の牽引では苦痛をともなうことが多く，一般的には短時間から開始する．持続牽引は患者の安静および固定を目的とし，安静の保持により動的な刺激を与えない．そのため炎症や運動で増悪する症状に有効とされる．

(2) **間欠牽引**：間欠的に秒単位での牽引と休止を繰り返して行う．刺激が大きいため急性期には禁忌とされているが，間欠的に行うため持続牽引よりも強い牽引力で行うことができる．間欠的に行うことで軟部結織や筋などの伸張が繰り返し行われるためマッサージ効果があると考えられている．椎間板ヘルニアや関節障害の症状に有効である．

3）牽引の力源

(1) **自重牽引**：患者の体重を利用して行う方法で，斜面上 [図3] で行うケースが多い．
(2) **重錘牽引**：重錘を用いて，安静や矯正を目的として行う．持続牽引での利用が多い．
(3) **動力牽引**：モーターを力源とする牽引で，介達牽引で間欠的に行う場合に用いられる．動力牽引は牽引力と時間が制御できるため，間欠的にも持続的にも可能である．

4）牽引部位

(1) **脊椎牽引**：日常の診療でよく用いられるもので，頸椎と腰椎（骨盤）牽引がある．
①頸椎牽引：上位頸椎から上位胸椎の疾患に対して行い，持続牽引として行う場合は臥位で行い，間欠牽引として行う場合は座位が選択される．
②腰椎牽引：中～下位腰椎および腰仙骨間の疾患に用いられる．特に神経根症状に対して行われる．
(2) **四肢牽引**：骨折や脱臼の整復，局所安静・免荷などの目的で行われる[10]．

3. 牽引療法の目的

疾患や部位によりその目的は異なるが，整形外科として用いられる牽引療法の主な目的は整復・矯正・固定・安静・免荷・拘縮除去である．脊椎牽引療法の目的も同じであり，主な目的として①椎間関節周囲軟部組織の伸張，②椎間板，椎間関節の軽度の変形，変位の矯正，③椎間関節の離開，④椎間孔の拡大化，⑤椎間板内圧の陰圧化と椎体前後靱帯の伸張による膨隆髄核の復位化，⑥攣縮筋の弛緩，⑦マッサージ的効果による循環改善・促進があげられている[11]．これらは脊椎の離開を代表とする機械的効果と，神経根の圧迫など神経根障害に対する神経生理学的効果に分けられる．しかし臨床での牽引療法の効果としては，両者の複合的な効果と考えられている[12]．牽引による脊柱の変化としては，表にあげるものが考えられている[13]．

[表] 牽引による脊柱の変化

- 椎間板膨隆の変化
- 頸椎椎間板内圧の減少
- 椎間孔の拡大
- 椎間板高の増大
- 椎間関節の離開
- 緊張した痛みを発する関節包のストレッチング
- 嵌頓した滑膜の開放
- 椎間板中央部に陰圧が形成される（椎間板ヘルニアの整復に有用）
- 後縦靱帯が緊張する（椎間板ヘルニアの整復に有用）
- 筋緊張の低下

4. 牽引療法の治療効果

　骨関節疾患に対する保存的療法の実態調査について，日本整形外科学会理学診療委員会は，骨関節疾患で保存的療法を行う疾患として，1位 脊椎症，2位 変形性膝関節症，3位 腰痛症，4位 椎間板ヘルニア，5位 肩関節周囲炎としている．診療施設に設置されている物理療法機器としては，頚椎・腰椎いずれかの牽引機器99.3%，極超短波治療器96.3%，低周波治療器94.2%，ホットパック治療器86.7%の順である．脊椎牽引は最もよく使用され，その多くは頚椎症や腰椎疾患で実施されている．その効果としても有効性が示されており，脊椎牽引治療の必要性が報告されている[14]．ただし，牽引療法が保存的療法として必要であることに間違いはないが，エビデンスとして有用かどうかの判断も必要である．部位別牽引療法のエビデンスについてはそれぞれの項目でのべることとする．

5. 牽引療法の禁忌

　一般的な脊椎牽引として禁忌になるものもとしては，以下の項目があげられている[9]．
①全身衰弱が甚だしいもの．
②頚（肩）腕症候群または腰痛・坐骨神経痛症状を示すもので結核性疾患（カリエス），悪性腫瘍の転移のあるもの．
③明らかに病名または症候として適応はあっても，牽引によって症状が悪化するもの．または疼痛が激しくて牽引できないもの．
④外傷に由来し急性期であるもの．
⑤高齢者で骨粗鬆症の著明なもの．

（青木一治）

文献

1) Cameron MH（渡部一郎訳）：EBM 物理療法，原著第3版，医歯薬出版，2010，pp299-329．
2) 奈良 薫（監修）：理学療法学事典，医学書院，2006．
3) 武富由雄：理学療法のルーツ—その継承と新たな創造のために，メディカルプレス，1997，pp90-91．
4) Spiers HW：Fracture dislocation of the lower cervical spine. *Cal West Med* **34**(5)：348-351, 1931.
5) Turek SL：ORTHOPAEDICS. Principles and Their Application, 2nd ed, J B Lippincott 1967,pp504-506.
6) Judovich BD：Herniated cervical disc. A new form of traction therapy. *Am J Surg* **84**(6)：646-656, 1952.
7) Judovich B, Nobel GR：Practical Surgical Suggestions.Traction therapy, a study of resistance forces. Preliminary report on a new method of lumbar traction. *Am J Surg* **93**(1)：108-114, 1957.
8) 細川昌俊・他：Discogram から見た腰椎牽引療法の検討．臨整外 **19**(5)：571-579，1984．
9) 服部一郎（著者代表）：第5章 脊椎牽引療法．リハビリテーション技術全書，医学書院，2005，pp243-257．
10) 砂原茂一（監修者代表）：骨折・脱臼・頭頸部外傷・末梢神経損傷（リハビリテーション医学全書19），医歯薬出版，1979，pp129-135，165-257．
11) 伊藤直榮：39章 牽引療法．理学療法ハンドブック 改訂第2版（細田多穂，柳澤 健編），協同医書出版，1997，pp1197-1205．
12) 菅原 仁，坂口光晴：牽引療法の効果と問題点．理学療法学 **32**(4)：253-253，2005．
13) 星野雄一：腰椎牽引の理論．理論が分かる！実践できる！非特異的腰痛のプライマリ・ケア（米延策雄，菊地臣一），三輪書店，2009，pp42-49．
14) 日本整形外科学会 理学診療委員会：骨関節疾患に対する保存療法（理学療法，作業療法，物理療法）の実態調査報告．日整会誌 **75**：211-241，2001．

2 頸椎牽引

1. 頸椎牽引とは

　頸椎牽引（cervical traction）療法は，Volkmann（1875）により科学的に体系付けられたといわれている．その後 Phelps（1894）が斜面台を用いた懸垂牽引を行い，Judovich（1952）の電動式頸椎間欠牽引の開発で一層の効果を報告した[1,2]．

　頸椎牽引の基礎的研究は Colachis, Jackson により体系付けられた．これらは主として，解剖学的に椎間板高や椎間孔の拡大による検討であった[2]．一方で頸椎の後屈による症状の誘発や増悪に対し，頸椎椎間を固定することにより，その運動による刺激や圧迫といった因子が軽減されるため，この固定と安静の効果により疼痛性のスパズムを軽減することなどの報告もされた．さらに頸椎を軽度屈曲位で牽引することにより，椎間板の変性や黄色靱帯のたわみによる脊髄や神経根圧迫の軽減や，後方椎間関節症に対する好結果も期待されるようになった．牽引方法には，持続的な牽引法のほかに電動式間欠牽引法があり，この間欠牽引法では背部の深部組織に対するマッサージ効果や椎間板に対する代謝（栄養）の改善も報告されるようになった[3]．

2. 分類

　牽引方法には頭蓋直達牽引法と介達牽引法があり，病型や重症度といった患者側の要因，使用上の簡便さや固定ベルトの装着などの牽引方法の要因との兼ね合いで選択される．

1）頭蓋直達牽引法

　頭蓋骨外板に金属製のピンを刺入し，頭蓋骨を直接牽引する方法である（第7章1. 図5, 6, p206, 207参照）．確実に牽引固定の効果が得られ，長期間連続的な牽引を目的とする場合に有利であるといわれている[3]が，力学的計算からは牽引の方向とピン挿入角度との間に差があり，牽引の効果そのものは少々低くなるともいわれている[4]．牽引力は一般に4～5 kgの重錘で [表1][5]，トイレと食事の時間を除き持続的に行う．欠点は頭蓋外板にピンを刺入するため侵襲的処置が必要であり，ピン刺入孔がゆるくなった際に締め直すなど，経過観察が必要である[3]．

2）介達牽引法

　下顎部と後頭部にsling（係蹄）をかけ牽引を行う方法で，グリソン（Glisson sling, グリソン係蹄）牽引が代表的である [図1]．主な係蹄を図2に示す．介達牽引法は，侵襲的でないことや使用が簡便なことが利点である．しかし，頭蓋直達牽引法に比べれば牽引力の伝達が低い．また，牽引中は開口が困難であること，長時間の

[表1] 各頸椎レベルに推奨される牽引重量

レベル	最小重量 pounds(kg)	最大重量 pounds(kg)
第1頸椎	5 (2.3)	10 (4.5)
第2頸椎	6 (2.7)	10～12 (4.5～5.4)
第3頸椎	8 (3.6)	10～15 (4.5～6.8)
第4頸椎	10 (4.5)	15～20 (6.8～9.0)
第5頸椎	12 (5.4)	20～25 (9.0～11.3)
第6頸椎	15 (6.8)	20～30 (9.0～13.5)
第7頸椎	18 (8.1)	25～35 (11.3～15.8)

（戸山，2005）[5]

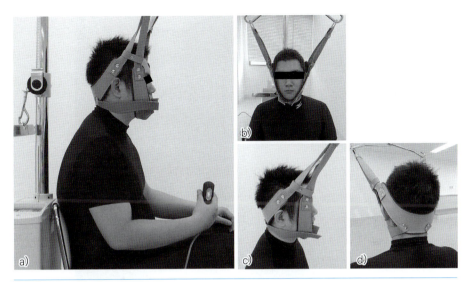

[図1] 電動式頸椎間欠牽引
a：全体像（手には非常用停止スイッチを保持），b：sling 全面，c：sling 側面，d：sling 後面．

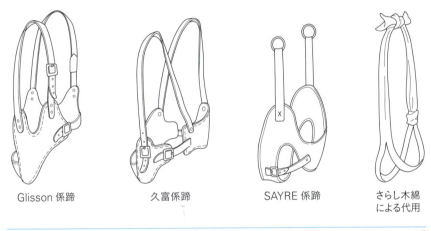

[図2] 頸椎用各種係蹄（sling） (服部，2005)[6]

連続使用では顎関節痛や係蹄接触部に皮膚の発赤を生ずることがあり，長時間の使用には適していない．実際の牽引については，入院して持続的に行うには 1～3 kg で，1 回 2 時間程度，1 日 3～4 回を目安とする．外来で間欠牽引を利用して行う場合は 8～15 kg で，1 回 10 分，週に 2～3 回以上を目安に行う[3]．

3. 牽引力

1) 牽引力

各研究者の研究に用いた牽引力を調べると，5 pounds（2.25 kg）から 100 pounds（45 kg）まで種々の牽引力を用いて頸椎椎間板高の増大効果を検討している．Mcfarland は 9 例に対し 45 pounds（20.25 kg）から 100 pounds（45 kg）までの牽引力を用いて，頸椎全体の変化を X 線学的に観察し，

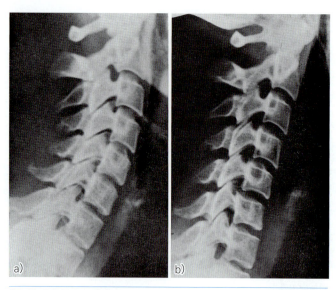

[図3] 頸椎側面 X 線像
牽引しなければ頸椎の前弯は保たれているが（a），30 pounds（13.5 kg）の牽引力で引くと（b），頸椎はほぼ直線となり，椎間孔が拡大する．
(Jackson, 1972)[8]

頸椎全長の延長を報告している．Judovieh らは 5 pounds（2.25 kg）から 45 pounds（20.25 kg）までの牽引力を座位にて段階的に用いて，20 pounds（9 kg）から 25 pounds（11.25 kg）の牽引力により頸椎前弯はほぼ直線状になったと報告している．Colachis と Strohm は健常人を対象とし，臥位にて 30 pounds（13.5 kg）と 50 pounds（22.5 kg）の力で牽引し，30 pounds（13.5 kg）でも頸椎全長が延長すると報告した．Jackson は 10～15 pounds（4.5～6.75 kg）の牽引力では頸椎に変化はみられないが，20～25 pounds（9～11.25 kg）にて頸椎に明らかな牽引力が働いたとした．また，1972 年の実験で 15 pounds（6.75 kg）では頸部から頭部の重さを除することはできず，20 pounds（9 kg）あるいはそれ以上の牽引力でないと頸椎の伸張には働かず，椎間孔の拡大はみられないとした [図3]．一方，Goldie と Reichmann は 17.0 kg·m（150 N）の牽引力にて頸椎症患者の各椎間板高の拡大を断層 X 線にて観察し，拡大がみられたのは少数例のみであったと報告している [7-10]．牽引による頸椎弯曲の変化を観察する場合，組織損傷の危険性のあるような牽引力にすれば頭蓋の位置や牽引方向が多少異なっても頸椎は直線化し，弱い牽引力では頸椎弯曲に有意な変化が生じないという報告もある．しかし，過度に牽引力を強めると頸部周囲筋の反射的筋収縮を惹起する可能性があるため，一般的には 15 kg までの牽引力にすることを勧める．一方で頸椎軟部組織の間欠伸張・筋ポンピング効果を目的とする軽度な症例に対しては，7～8 kg 程度でも目的は達成される [11]．頸椎牽引は通常 3～4 kg（体重の 1/10 程度）から始めるべきとされ，神経根や椎間関節の除圧が目的の場合でも 9～13.5 kg（20～30 pounds）までとされている．

2）頸椎脱臼骨折をきたした症例

本症例は 65 歳の男性で，交通事故により第 6 頸椎の脱臼骨折をきたし，頸椎持続牽引で脱臼整復後，第 6，7 頸椎前方固定術を行った症例である．本症例の脱臼整復に際しての牽引方法を紹介し，牽引力の参考にしたい．症例は交通事故後救急車で救急病院に搬送され，その後紹介で転院となった．転院後

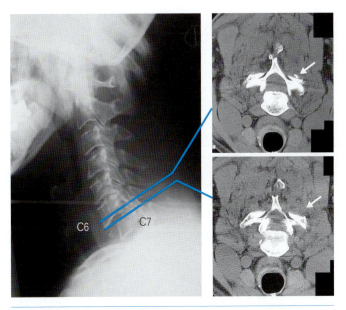

[図4] 頸椎側面像および CT 像
左：頸椎側面 X 線像：C6-7 間の脱臼を示す．
右：脱臼高位 CT 横断画像：C7 上関節突起が C6 下関節突起後方にある．

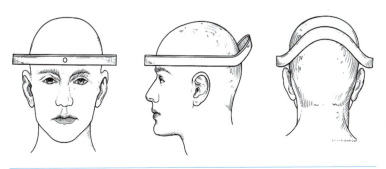

[図5] ハローリング装着図

　X 線撮像，CT 撮像 [図4] にて脱臼確認後入院となり，ハローリング（Halo-ring）[図5] を装着し，直達牽引で脱臼を整復することとなった．整復は手術室で行い，5 kg より開始し，以後 30 分ごとに 2 kg ずつ増量し，15 kg にて整復された [図6, 7]．その後 2 日間持続牽引を行い，3 日目からハローベスト（Halo-vest）[図8] を装着して起立練習を行い，整復後 1 週間で固定術を行った．このように時間は要したが，直達牽引力 15 kg で頸椎の脱臼が整復されることを考えると，むやみに牽引力を増量することは椎間関節，周囲軟部組織等の損傷にもつながることを考慮したうえで行うべきである．

4. 牽引方向と治療時間

　一般に頸椎の可動性は，伸展に比較し屈曲の方が大きく，なかでも C5/6 が最も大きい．頸椎の動きの特徴としては，上位頸椎は回旋を主とし，中位頸椎は回旋と屈伸の運動方向に異なった動きが混在し，下位頸椎は屈伸を主に行っている．それゆえ，治療においても治療すべき髄節を考えて行うことが

第7章 牽引療法

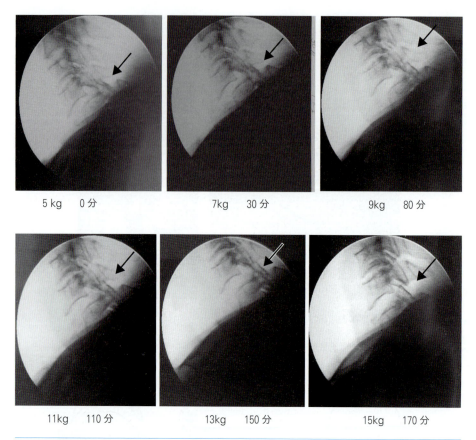

[図6] 脱臼整復時の牽引力および経過時間

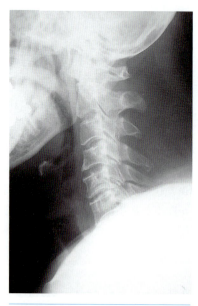

[図7] 脱臼整復後の頸椎側面X線像

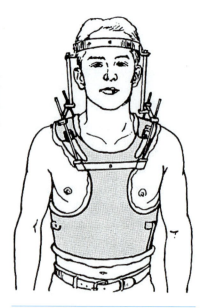

[図8] 頸椎脱臼骨折に対するハローベスト

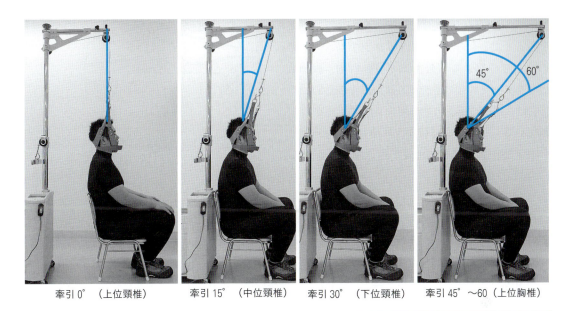

牽引0°（上位頸椎）　牽引15°（中位頸椎）　牽引30°（下位頸椎）　牽引45°〜60°（上位胸椎）

[図9] 頸椎電動間欠牽引における牽引角度

必要である．頸椎牽引においては，牽引力が適切に当該髄節に有効に作用しなければならない．間欠牽引においては角度設定が極めて重要である．伊藤ら[11]は，16 kgの牽引力では，上位頸椎には垂直牽引（0〜15°）が有効に作用し，中位頸椎には15〜30°，下位頸椎には30〜45°，上位胸椎には45〜60°の牽引角度が適切であるとした[図9]．しかし図9からも分かるように，45°以上の角度での牽引の場合，頸椎は過度の屈曲位を呈し，牽引時に体幹固定のため頸部周囲筋の緊張を引き起こすことになる．澤田[9]は，健常者の頸部周囲筋の筋活動を検討し，20〜40°で牽引する場合に頸部周囲筋の筋活動が少なく，健常者での牽引では20〜40°の牽引方向で頸部周囲筋が最も筋弛緩が得られると報告した．そのため座位で行うのであれば，臨床的な牽引角度はせいぜい40°程度までとするか，牽引体位を考慮して行なわなければならない．頸椎後屈位での牽引は症状を悪化させることが多く，特に脊髄症や神経根症をともなう場合には行ってはならない[3]．Bernaradらは牽引角度24°，牽引力15 kg，7秒間牽引5秒間休止で25分間行った．その結果，椎体間前後の離開は25分で最大となった．この研究において5分ごとの椎体間前後の離開をみると，牽引後5分後に対して20分後，牽引5分および10分後に対して25分後（牽引停止後）において，それぞれ有意差が得られたことから，臨床的には15分以上の治療時間が必要であることを報告した[11]．牽引力と牽引方向との関係も問われるが，牽引力はある程度の力があればその目的は達成されるため，高位レベルのどの部位の組織に作用するかは，牽引力の相違よりむしろ牽引角度の相違によることが大きいといわれる[11]．

5. 牽引肢位

1) 持続牽引

直達牽引法，介達牽引法いずれにおいても，重錘による牽引は斜面台で行うことが多かったが，施行時の苦痛もあり，現在は水平臥位での牽引が一般的となっている[図10]．しかし，水平臥位での牽引

第7章 牽引療法

においては胸椎部が伸展位を強要されるため，不快感を与えることもあり，セミ・リクライニング姿位での牽引を推奨する報告もある［図11a］．図11bは最もリラックスした姿勢であり，最も多目的に行え，目的に応じて牽引方向を変えられるため有用とされている．一方家庭で行なう場合は座位姿勢で，ドアおよびドアノブを利用して行う牽引法がある［図11c］[8]．

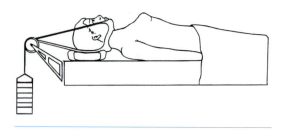

［図10］ 水平臥位での持続牽引

2) 間欠牽引

椅子座位での電動式間欠牽引が最も利用されている．しかし，座位姿勢ではリラクセーションが得られ難いとの報告もあり[12]，以前用いられていたような丸椅子ではなく，背もたれ［図11a］を用いることや，図11bのような体位を用いることでリラクセーション効果は図られるものと考える．最近では，能動的牽引装置として，頸腰椎一体型［図12］や，頸椎の牽引角度を椅子により自動的に調整できる牽引装置［図13］も開発・販売されている．

6. 治療の実際（電動式間欠牽引）[13, 14]

①牽引装置のチェックを行う．
②患者への説明（インフォームド・コンセント）：牽引治療の目的，方法，内容を患者が分かるように説明する．
③牽引用係蹄は，後頭部と下顎部にしっかり密着させ，吊りバンドが左右同じ長さになるよう調節し［図1］，患者の状態をみながら牽引角度［図9］を設定する．
④牽引中は患者に非常用停止ボタンをもたせ［図1］，痛み，不快感などが生じた場合，直ちにボタンを押すように説明する．牽引は1～2回施行して，患者の状態を確認したうえで，治療を開始する．施行中も患者から遠くに離れず，時折痛みや不快感などがないかを確認する．不快感を訴えるよう

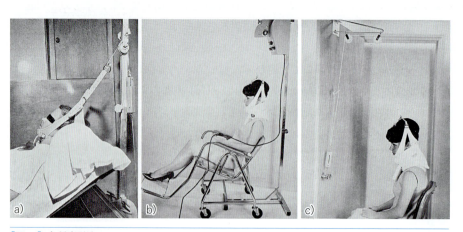

［図11］ 各種牽引法
a：セミ・リクライニング姿位での臥位持続牽引，b：リラックス姿勢での電動式間欠牽引，c：ドアを利用した家庭用牽引装置．
(Jackson, 1972)[8]

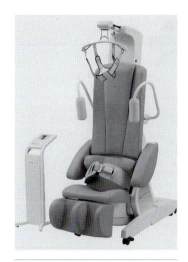

[図12] 腰椎牽引との一体型（スーパートラック®，ミナト医科学）

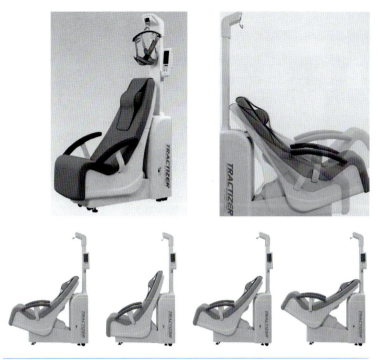

[図13] 能動的頸椎牽引（トラックタイザー®，ミナト医科学）

であれば，牽引角度などの設定を修正する．
⑤牽引終了後は装着装具をゆっくり外し，ゆっくりと患者を移動させ，終了後の状態を評価する．

7. 牽引の禁忌

①悪性腫瘍，脊椎カリエス，化膿性脊椎炎，強直性脊椎炎，骨軟骨症など．
②外傷に由来する症状のうち急性期のもの．
③胸郭出口症候群に原因のある頸肩腕痛．
④頸椎不安定性が認められるもの．
⑤著明な骨粗鬆症．

8. 頸椎牽引の適応

治療効果を検討した下保ら[15]は，protruded type（突出型）の椎間板ヘルニア患者に牽引下のMRI撮像を行い，椎間板周囲の局所状態を観察した（背臥位頸部30°屈曲位，牽引力3 kg）．その結果，牽

Glossary

頸椎牽引療法が禁忌となる疾患：関節リウマチや後縦靱帯骨化症は禁忌としているものもあるが，判定が統一されていないため，状態により実施されているのが現状である．しかし，牽引療法により症状が悪化したり，気分不良になる場合は中止すべきである．

第7章 牽引療法

引下のMRI撮像でヘルニア塊の退縮や硬膜外静脈叢の縮小が認められた症例があり，牽引により脊髄圧迫の軽減や，局所循環動態（脊髄クモ膜下腔における脳脊髄液の流れ）の改善などの脊柱管内変化が起こることを報告している．主な頸椎牽引の目的と適応については表2[16]に示す．また，機械的頸部痛に対する臨床予測ルール（clinical prediction rule）を表3[17]に示す．

頸椎牽引は痛みの強いケースにも適応できる治療法であるが，ただ漫然と牽引しているのでは意味がない．一般に外来で電動式間欠牽引を行う場合においても，牽引角度を調整せずに行っている場面を多くみる．また，それぞれの患者の特徴を考えずに，牽引の角度調整を行っている場面もある．頸椎のアライメントはそれぞれの患者で異なるため，最初は責任高位（髄節）に合わせて行う．その後，症状の軽快する角度を設定する必要がある[18]．

持続牽引においては，いたずらに長期間の牽引を行ってはいけない．有効な症例の条件は，①発症から牽引開始までの期間が短い（2年以内），②発症に外傷が関与していない，③軽度の脊髄症，④知覚障害より運動障害が優位であることがいわれている[17]．一般に牽引開始後2〜3日で効果が出現し，2〜3週間で改善が得られるとされている．この期間に改善の得られない症例は，頸椎牽引での治療効果は少ないと考えられる．単純X線撮像から持続牽引の有効性を予測することはできないという報告が多いが，脊髄症で椎間孔狭窄（C5/6椎間）程度が小さい症例では，頸椎持続牽引が有効であるとの報告もある[17]．

[表2] 頸椎牽引の目的と適応

牽引の種類	目的	適応
頭蓋直達持続牽引	頭部の安静固定 頸髄症の改善	頸椎症性脊髄症
介達持続牽引	頸部の安静固定 頸髄，神経根症状の改善	頸椎症性脊髄症 頸椎症性神経根症
介達間欠牽引	頸部周囲筋，結合四織へのマッサージ様効果 筋原性疼痛の改善 自立神経症状の改善	頸椎症 いわゆる肩こり 頸部から上肢の不定愁訴

（渡辺・他，1997）[16]

[表3] 機械的頸部痛の臨床予測ルール

予測変数
1. 年齢 ≥55
2. 肩外転テスト陽性（図14）
3. 上肢緊張テスト（upper-limb tension test）A陽性（図15）
4. C4-C7での前方圧迫テスト（anterior motion testing）で症状の中央から末梢化が起こる（図16）
5. 頸部牽引（distraction）テスト陽性（図17）

予測変数が3つあるいはそれ以上であれば頸椎牽引の適応となる
尤度比 4.8（信頼区間95% 2.2-11.4）

Glossary

椎間板ヘルニアのヘルニア腫瘤のタイプ：「腰椎椎間板ヘルニア診療ガイドライン」（日本整形外科学科）では，protrusion（髄核突出），subligamentous extrusion（後縦靱帯を穿破していない髄核脱出），transligamentous extrusion（後縦靱帯を穿破している髄核脱出），sequestration（髄核分離）の分類が主に用いられるとしている．よって，髄核膨隆はbulgingと表記しprotrusionとは異なるとしている．頸椎においては脊柱管内においては脊髄が走行しており，脊柱管内の狭窄状況ではbulgingでも影響されることを考慮しなければならない．腰椎部においては硬膜管内は馬尾であるためbulging程度ではほとんど影響されない．

頸椎症性脊髄症：「頸椎症性脊髄症診療ガイドライン」（日本整形外科学会）によると，脊髄症を呈する変形性頸椎症に起因するいわゆる頸椎症性脊髄症を対象とするとある．圧迫性脊髄症をきたす頸椎疾患として，頸椎椎間板ヘルニアや頸椎後縦靱帯骨化症をあげ，麻痺の形態にも神経根症を含むかなどの問題はあるとしている．

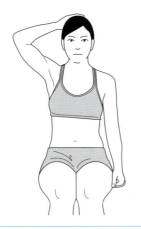

[図14] 肩外転テスト
症状側上肢の手を頭の上に乗せ，症状が減少したら陽性とする．

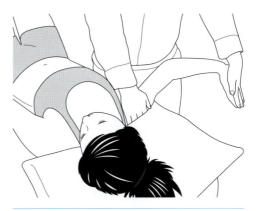

[図15] 上肢緊張テストA(upper-limb tension test A)
Step 1　肩甲骨を押し下げる
Step 2　肩を外転
Step 3　前腕を回外させ手関節および手指を伸展させる
Step 4　肩を外旋
Step 5　肘を伸展
Step 6 A　頸部反対側へ側屈，Step 6 B　同側に頸部側屈
判定：症状が再現できる．あるいは両側で肘伸展10°以上で差がみられれば陽性とする．また，Step 6 Aで症状増大，あるいは6Bで減少すれば陽性とする．

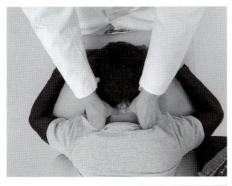

[図16] 前方圧迫テスト
患者は腹臥位とし，C4-C7の棘突起を段階的に母指で押し込むように滑らせていき，症状が腕に放散するようなら陽性とする．

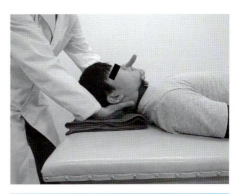

[図17] 頸部牽引テスト
患者は背臥位とし，顎と後頭部を保持し，頸は屈曲位とし牽引力は14 kgまでとし徐々に牽引する。症状が減少したら陽性とする．

9. 頸椎牽引療法の有効性

　頸椎牽引療法の効果をEBM（evidence based medicine）の観点からみると，重症神経障害を伴わない単純性頸部痛に対する治療効果として，頸椎牽引による有意な有益性は見いだされていないとしている[19]．「頸椎症性脊髄症診療ガイドライン」[20]では，頸椎持続牽引療法は軽症の脊髄症例に対し，短期的には有効な治療法であると推奨されている．しかしながら，頸椎牽引療法に対するRCT（randomized controlled trial）による検討は少なく，妥当性，信頼性のある質の高いエビデンスがみつ

第7章 牽引療法

からないのも事実である．今後も頸椎牽引療法は，多方面からの検討が必要な治療法である．

（青木一治）

文献

1) Judovich BD：Herniated cervical disc. A new form of traction therapy. *Am J Surg* **84**(6)：646-656, 1952.
2) 白井康正，南野光彦：頸椎牽引―頸部組織血流量と表面電極の変化．総合リハ **23**(1)：25-30, 1995.
3) 中村耕三，大井淑雄：頸椎症の保存療法．総合リハ **17**(3)：177-182, 1989.
4) 大井淑雄：牽引療法．脊椎脊髄 **9**(9)：675-678, 1996.
5) 戸山芳昭編：第12部 脊椎．キャンベル整形外科手術書 原著第10版 第5巻 脊髄，エルゼビア・ジャパン，2005, pp36-43.
6) 服部一郎（著者代表）：第5章 脊椎牽引療法．リハビリテーション技術全書，医学書院，2005, pp243-257.
7) 石村俊信：頸椎牽引療法に関する研究―特に牽引方向と頭蓋の位置・頸椎彎曲との関係について．中部整災誌 **27**(4)：1258-1271, 1984.
8) Jackson R：Non-surgical therapeutic aims. In：CERVICAL PAIN, Hirsch C, Zotterman Y（eds），Pergamon, Canada, 1972, pp113-144.
9) 澤田 出：頸椎介達牽引療法．整外と災外 **36**：995-999, 1993.
10) 本間隆夫：頸椎症の保存療法―その現状と問題点．脊椎脊髄 **1**(6)：463-470, 1988.
11) 伊藤不二夫，木山喬博：頸椎間欠牽引における角度因子．総合リハ **13**(3)：213-218, 1985.
12) 深町秀彦：1牽引療法．物理療法マニュアル（嶋田智明・他），医歯薬出版，2004, pp200-209.
13) 伊藤直榮：39章 牽引療法．理学療法ハンドブック 改訂第2版（細田多穂，柳澤 健編），協同医書出版，1997, pp1197-1205.
14) 井上 悟：第5部 牽引療法．理学療法ハンドブック 改訂第3版（細田多穂，柳澤 健編），協同医書出版，2005, pp789-802.
15) 下保訓伸，山本博司：頸椎牽引―末梢循環と膨隆椎間板形態．総合リハ **23**(1)：21-24, 1995.
16) 渡辺栄一・他：牽引療法．*MB Orthop* **10**(6)：70-75, 1997.
17) Glynn PE, Weisbach PC：Clinical prediction rules. A physical therapy reference manual, Jones and Bartlett Publishers, Canada, 2011, pp111-115.
18) 青木一治：第10章 症例別物理療法プログラムの実際 Ⅱ 頸腕痛．標準理学療法学 理学療法分野 物理療法学 第2版（網本 和編），医学書院，2004, pp269-271.
19) 日本クリニカル・エビデンス編集委員会監修：クリニカル・エビデンス日本語版 2002-2003，日経BP社，2002, pp 976.
20) 日本整形外科学会診療ガイドライン委員会，頸椎症性脊髄症診療ガイドライン策定委員会（編）：頸椎症性脊髄症診療ガイドライン，南江堂，2005, pp53-55.

3 腰椎牽引

1. 腰椎牽引とは

Judovicら（1957）は，腰椎牽引（lumbar traction）療法の目的は脊柱の矯正ないしは椎間板ヘルニア腫瘤の整復と考え，電動式間欠牽引装置を考案した[1]．間欠牽引を行うことで持続的な牽引よりも負荷を増やすことができるようになった．現在，腰椎牽引の目的は，頸椎牽引と同様に，①椎間腔後部の拡大，②椎間孔の拡大，③椎間関節の減圧があげられ，④筋や結合織のストレッチ，⑤関節運動学的システム（arthrokinetic system）の求心性ニューロンへの抑制効果，⑥筋スパズムの減少，⑦循環促進などの効果である[2]．

2. 分類

さまざまな器具を用いた形の牽引方法があり，大きくは入院して持続的に牽引する方法と，外来で行う電動式間欠牽引を用いることに分けられる．近年では，外来でできる持続牽引として90-90腰椎牽引法や牽引しながら運動ができるものも用いられている．持続牽引本来の目的は安静と固定であり，従来の持続牽引は両下腿にスピードトラックを巻いて牽引する方法［図1］がとられていた．しかし，この方法では牽引力が膝関節や股関節を介することになり，腰部に有効に作用しなかった．両下肢が伸展位のため，腰椎前弯を増強させることになり，かえって腰痛を増すことになった．加えて，この方法で

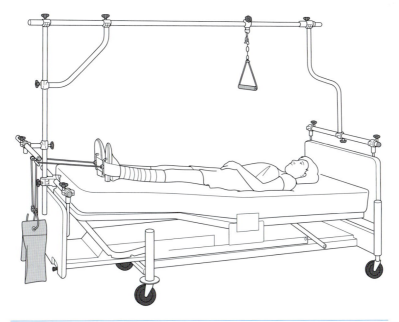

[図1] スピードトラックによる持続牽引

第7章 牽引療法

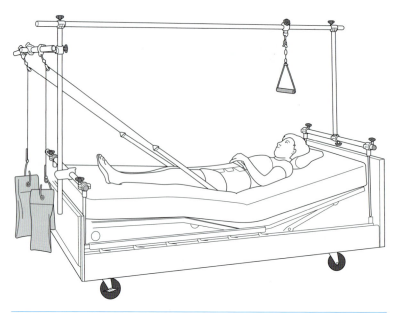

[図2] セミ・ファーラー体位での骨盤持続牽引

持続牽引をすると，両下肢が固定されるため患者にとって心理的に苦痛であったとされている[2]．そこで普及したのが腰椎牽引である．腰椎牽引は，ギャッチベッド（gatch bed）を用いて患者をセミ・ファーラー体位（semi fowler's position）とし，リラックスした状態で持続牽引が行えるようになった[図2]．

3. 牽引力

　Mathews（1968）は硬膜管造影下に120 pounds（54.5 kg）の腰椎牽引を行い，牽引時に椎間腔が2 mm拡大し，ヘルニアによる陰影欠損像の消失した症例を記載し，腰椎牽引の目的はJudovic同様にヘルニア腫瘤の整復であると考えた．Colachis（1969）は体重125〜180 pounds（54.5〜81.7 kg）の健康な10人に腰椎牽引を行い，単純X線写真で50 pounds（22.5 kg）牽引では脊柱の後縁のみが伸展し，100 pounds（45 kg）牽引では前縁・後縁ともに伸展し，特にL4-5間が最も拡大したと述べている[3]．細川ら（1984）は椎間板造影にて検討した．10秒間の牽引，5秒間の休息，牽引力は平均体重の60％で行った．その結果，ヘルニアが還納する症例はみられなかった[3]．Twomey（1985）は屍体を用いての実験において，腰椎の伸張の約40％は前弯の平坦化．次いで60％は実際の椎体間の開

Glossary

ギャッチベッド：アメリカの外科医Gatchが半座位をとれるように蝶番を用いて上半身を上げることができるように工夫したベッドをいう．

ファーラー体位（fowler's position）：アメリカの外科医Fowlerが腹部手術後の合併症予防に考案した半座位の体位で，一般には呼吸困難・甲状腺手術後・肺炎のときにとる体位．ギャッチベッドで上半身を45度（頭位を水平より40〜50 cm挙上）上げ，ずり下がらないように膝を軽度屈曲した体位．整形外科ではファーラー体位の半分程のリラックスできる姿勢ということでセミ・ファーラー体位をよく用いる．用語辞典では「ファウラー」であるが，成書，文献からみると，「ファーラー」としているものが多く，本稿でも「ファーラー」との読みで統一した．

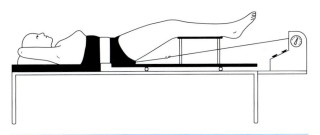

[図3] Nachemson の椎間板内圧測定時の水平位牽引
(Nachemson, 1975)[5]

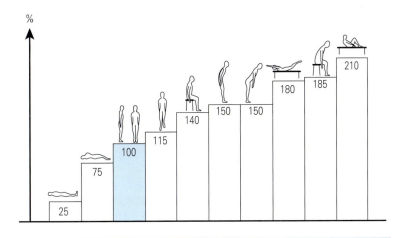

[図4] 諸動作における椎間板内圧の変化　　　　(Nachemson, 1975)[5]

離であり，腰椎の牽引によって椎間板ヘルニアが戻ることは疑わしいと報告した[4]．椎間板内圧の研究から Nachemson は，体重 70 kg の人を背臥位で 30 kg の牽引力を用いて，3秒間牽引，5秒間休止の牽引を3〜5回行い，その間に L3 椎間板内圧を測定した **[図3]**[5]．その結果，立位での椎間板内圧を 100％ **[図4]** とすると，背臥位で 42％，30 kg の牽引で 14％に下がったことを報告した[5]．これらの研究から，椎間板ヘルニアに対する腰椎牽引の目的は，Judovic や Mathews らの考えるようにヘルニア腫瘤の整復ではなく，椎間板内圧を減少させ神経根に加わる圧を軽減し，神経根症状を加えることである．椎間板内圧が発症に関与しているような限られた椎間板ヘルニアが腰椎牽引の適応の一つになると推察する[3]．

4. 牽引の姿勢および方向

　牽引姿勢については持続牽引ではセミ・ファーラー体位，間欠牽引では背臥位での膝屈曲姿勢が望ましい．いずれも腰椎の前弯を減少させ腰椎部への負担を減少させる目的である．Nachemson の椎間板内圧の研究から，体重によって生ずる負荷が除外される背臥位では，脊椎の負荷は最少となる **[図4]**[5]．この背臥位で膝を伸展させると，股関節屈筋群が腰椎の前弯を増強する方向に働き，腰椎部に負荷が生じる．そこで，股関節と膝関節を屈曲させると，腰椎の前弯が減少し腰椎部への負荷は減少する **[図5]**[6]．患者を背臥位とし股関節，膝関節を屈曲し脊椎を伸展するように支え，牽引を加えると下肢伸展

第7章 牽引療法

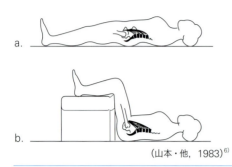
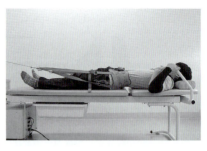

(山本・他，1983)[6]

[図5] 下肢伸展位と屈曲位による腰椎部への負担
a：下肢を伸展していることで，股関節屈筋群が腰椎前弯を増強する．
b：股関節を屈曲することで，股関節屈筋群を緩め，腰椎の前弯を減少する．

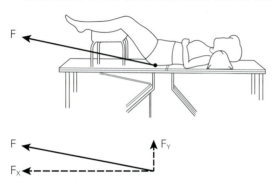
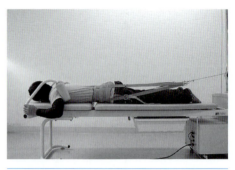

[図6] 効率的な牽引方向
股・膝を半屈曲位にした体位は，腰椎を平坦にし，牽引力 F によって生じた力 F のより一様な分布をもたらす．この牽引は脊椎を平坦に保つため斜めに方向付けされなければならない．斜めにすることは，牽引力のすべてが水平力を発揮するのではない．牽引力 F を水平方向成分 F_x と垂直成分 F_y に分解すると，牽引力の一部は持ち上げ効果を意味している． (山本・他，1983)[6]

位で腰椎が前弯している場合よりも，牽引力は脊椎間を開離する方向に働く [図6][6]．

　最近では，牽引姿勢について臨床予測ルール（clinical prediction rule）の観点から，症状に応じては腹臥位での牽引が推奨されている [図7]．この際に用いる牽引台は上半身上下可動可能なテーブルを用いる．牽引方向については，背臥位で行うのであれば持続牽引，間欠牽引で違いはなく，大腿の長軸に添って牽引するのが原則である [図8 a][2]．しかし，腰椎への牽引力の伝達を考えると，骨盤の傾斜に合わせた方がよいと考える．高い台を用いて股関節の屈曲角度を調整することで牽引角度は大きくなり [図8 b]，牽引力は上位腰椎に対して働く．同様に牽引角度を小さくすれば，牽引力は下位腰椎に対して働くと考えられる．この意味からも，責任高位による牽引角度の検討が必

[図7] 腹臥位での腰椎牽引
図の牽引テーブルは通常のものを使用しているが，本来は腰椎の伸展・屈曲（上半身が上下可動）が可能なテーブル（スプリット・テーブル）が推奨される．

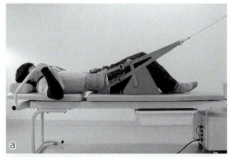
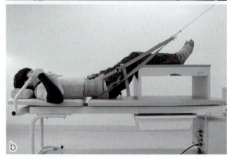

[図8] 異なる牽引角度での腰椎牽引
a：股・膝軽度屈曲の通常の牽引角度であれば，大腿長軸と骨盤の傾斜がほぼ一致する．牽引方向は大腿長軸よりも骨盤の傾斜に一致させた方がよい．
b：股関節股屈曲角度を大きくすれば，骨盤後傾も増すため，牽引角度も大きくなる．

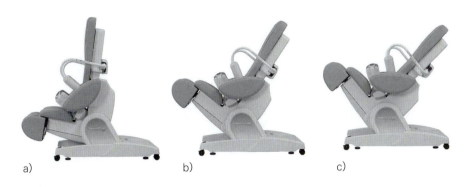

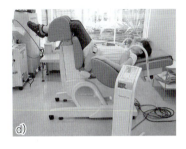

[図9] 能動型腰椎自動間欠牽引装置（スーパートラック®，ミナト医科学）
a：治療開始前，b：治療開始に伴い後傾，c：治療体位，d：牽引療法中．

要である．近年では，椅子型の牽引治療器が用いられている [図9]．患者を座らせ，腰部ベルトと腋窩フレームで固定した後，牽引治療器が自動的に後方へ傾斜し，ファーラー体位となり牽引が開始される．本器では従来のワイヤーを用いる方法に比べて固定した座面部が背面部に対して移動することで牽引するため腰椎に対して牽引力が直接的に働く．このため従来の牽引力の設定より弱くする必要がある．

5. 牽引力と治療時間

1）持続牽引

持続牽引か間欠牽引かの選択については，持続牽引は安静および固定が主な目的となるため入院して行うことが多いが，現在はあまり使用されていない．持続牽引を行う場合は，骨盤帯の片側 4～5 kg，合計 8～10 kg から開始し，30 分程度から徐々に時間を延長させていく [図2]．牽引したまま睡眠できる程度の牽引力が望ましい [7]．

2）間欠牽引

牽引力は体重の 1/3～1/2 で，体重の 50％を超えない範囲とする．筋スパズムの軽減や，椎間板内圧の軽減または軟部組織の伸張には 25％，関節離開には 50％が推奨される．間欠時間については，牽引 10 秒，休止 10 秒の繰り返しを勧めるが，牽引 20 秒間，休止 5 秒間との報告もあり不明確である．一方で，椎間板障害では牽引時間を約 60 秒間，休止時間を 20 秒間，椎間関節障害では牽引・休止時間ともに 15 秒間での間欠牽引療法が推奨されている [8]．治療時間については，多くの研究者は 15～25 分を勧めている．これは，牽引初期は仙棘筋などの緊張が高まるため，リラクセーションが得られる時間を加味してこのような時間になったとされる [9]．

第7章 牽引療法

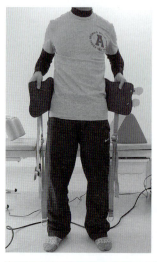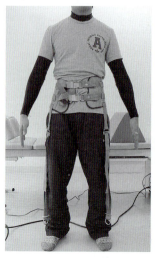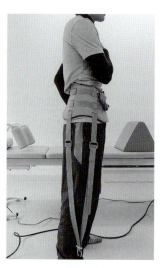

[図10] 骨盤ベルトを腸骨の形状に合わせて装着

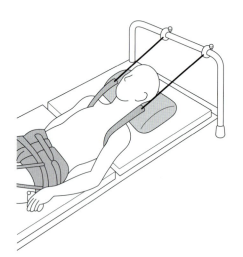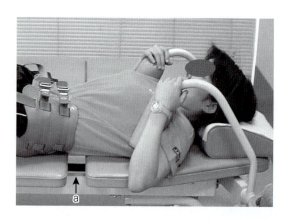

[図11] 腋窩装具
これまで左のように腋窩パッド（ハーネス）が多く用いられていたが，最近では右のようにスイングアーム式（腋窩フレーム）になっている．
a：スプリット機能．

6. 治療の実際（電動式間欠牽引）[7,10,11]

①患者への説明（インフォームド・コンセント）：牽引治療の目的，方法，内容を患者が分かるように説明する．

②骨盤ベルトを腸骨の形状に合わせて装着［図10］する．上体を固定するための腋窩装具は，従来であればパッド式，現在ではスイングアーム式［図11］のものを，腋窩に十分密着するよう固定する．下肢は腰椎の前弯を減少するように股・膝関節軽度屈曲位になるように三角脚台などを膝下に入れる［図8a］．牽引方向によっては，脚台を高くする．準備ができたらスプリット・テーブルのロックを解除する（最近ではスプリット機能が治療開始で解除するよう連動しているものもある）．

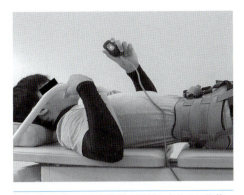
[図12] 骨盤ベルトを腸骨の形状に合わせて装着

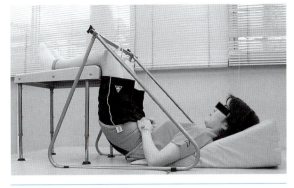
[図13] 90-90腰椎牽引法

③牽引中は患者に非常用停止ボタンをもたせ[図12], 痛み, 不快感などが生じた場合は直ちにボタンを押すように説明する. 牽引時は1〜2回施行して, 患者の状態を確認したうえで, 治療を開始する. 施行中も患者から遠くに離れず, 時折痛み, 不快感などがないかを確認する. 不快感を訴えるようであれば, 牽引角度などの設定を修正する.

④牽引終了後は装着装具をゆっくり外し, スプリット・テーブルのロックを行ってから, ゆっくりと患者を移動させ, 終了後の状態を評価する.

7. その他の腰椎牽引

1) 90-90 腰椎牽引法

外来で行う持続牽引法に90-90腰椎牽引法というものがある[図13]. 90-90牽引装置はアメリカのCottrellにより開発され, 1986年度の国際腰痛学会で, Burton, Mooneyらによってその治療の有効性について報告された[12]. この牽引方法は, 股関節および膝関節を90°屈曲(この肢位から90-90°の名前がついた)し, その位置に下肢を保持する脚台と骨盤を保持する骨盤バンド(pelvic band)と, それらを上方に牽引するワイヤーとそれを保持する滑車のついた三角形のやぐらと, 背部・頭部を保持する枕で構成され, 骨盤バンド部分を垂直ないしはやや斜め上方に引っ張り上げ, その位置で15〜20分間保持する.

ワイヤーの牽引力はストレインゲージを用いた測定では, ワイヤーの骨盤バンド側にかかる力は10〜15kg程度である. 牽引開始の際に90-90のポジションを行い, 患者が安楽であるかを確認しておく必要がある[12]. 本牽引療法は腰椎椎間板ヘルニアに有効であるという報告がされているが, 多数の検証があるわけではないので, 今後の研究が必要である.

2) 腰部低減圧腰痛治療 (浮腰式腰痛治療)

本治療器は, 腰から下肢部を宙に浮かし (floating) 腰部に負担をかけている上半身の重さを取り除いて椎間板内圧を減少させることで痛みを緩和し, これに下肢の運動療法 (manipulative therapy) を併用して行う治療法 (浮腰式従手療法, floating manipulative therapy; FMT) である[図14]. その効果については, 今後の研究が待たれる.

第7章 牽引療法

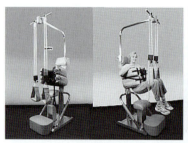
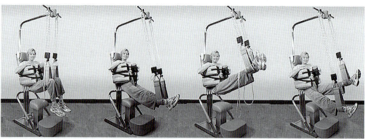

[図14] 浮腰式腰痛治療器（プロテック）　　　（URL：http://www.protec-md.com/protec/index.html）より引用

[表1] 神経根圧迫徴候の患者に対する腹臥位腰椎牽引の臨床予測ルール

予測変数
1. 繰り返す腰椎伸展で症状の末梢化（腰椎伸展テスト）
2. 交差性 SLR テスト陽性

※腰椎伸展テスト：立位で10回後方屈曲を繰り返し，下肢症状が遠位に動くようであれば末梢化とする
　交差性 SLR テスト：通常の SLR テストにて，症状が反対側で再現できれば陽性
予測変数
　1か2に該当すれば，腹臥位腰椎牽引が適応となる

[表2] 腰痛に対する背臥位腰椎牽引の臨床予測ルール

予測変数
1. Fear-Avoidance Beliefs Questionnaire（FABQ）
　 恐怖回避思考アンケートの第2のサブスケール：Work サブスケール（FABQW）で得点が21点未満
2. 神経学的欠損がない
3. 30歳以上
4. 肉体労働者でない

予測変数
　4つすべてが合えば仰臥位腰椎牽引が適応となる

8. 適応および禁忌

1) 適応

腰椎牽引における臨床予測ルール（clinical prediction rule）として，神経根圧迫徴候を認める患者に対しては，他の運動療法とも組み合わせて実施する．このとき，表1に示す予測変数に一致すれば腹臥位腰椎牽引療法の適応となる．また，腰痛を認める患者に対しては，表2に示す予測変数に一致すれば背臥位腰椎牽引療法の適応となる．

2) 禁忌

神経炎や癒着が発症の主因と考えられる症例に対して強い腰椎牽引は椎間板障害を増悪させるほか，神経根を同時に牽引するため神経根症状が出現（増悪）することになる．安静が必要な神経炎に対しては強い腰椎牽引は禁忌となる．腰椎牽引を施行するならば，固定の目的で軽い牽引を行う．また，腰椎牽引によって癒着が剥離することはないと考えられている．筋緊張が主体である腰痛症に対しては，温熱療法や運動療法が適応になる．牽引療法を行う場合は，反射性筋収縮を考慮して，牽引力を弱めるなどの配慮が必要である[3]．

9. 腰椎牽引療法の有効性

腰椎牽引療法の効果を EBM の観点からみると，牽引が急性腰痛，または慢性腰痛いずれかに有効であるというエビデンスは見出されなかった[15]．ヨーロピアンガイドラインによる慢性非特異的腰痛管

理として腰椎牽引は偽牽引よりも有効でないという限定的なエビデンスが存在し，慢性腰痛治療において，腰椎牽引の有効性を他療法と比較したエビデンスは存在しないとしている．よって，腰痛牽引は，慢性腰痛治療において推奨できないとされている[16]．一方，日本整形外科学会の「腰椎椎間板ヘルニア診療ガイドライン」では，牽引療法と他の治療法を比較した論文の検討をし，腰痛に関して牽引療法が有効とする報告はあるが，腰椎椎間板ヘルニアに対して有効性を明らかにした論文はないとしている[17]．それゆえ，保存的療法の一貫としての腰椎牽引療法の有効性の是非については，今後の検討が必要である．

（青木一治）

文献

1) Judovich B, Nobel GR：Practical Surgical Suggestions.Traction therapy, a study of resistance forces. Preliminary report on a new method of lumbar traction. *Am J Surg* **93**(1)：108-114, 1957.
2) 富永通裕：外来における牽引療法．整形外科 **38**(8)：1333-1339，1987．
3) 細川昌俊・他：Discogram から見た腰椎牽引療法の検討．臨整外 **19**(5)：571-579，1984．
4) Twomey LT：Sustained lumbar traction. An experimental study of long spine segments. *Spine* **10**(2)：146-149，1985．
5) Nachemson A：Toward a better understanding of low-back pain. A review of the mechanics of the lumbar disc. *Rheumatol Rehabil* **14**(3)：129-123，1975．
6) 山本 真，笹田 直（監訳）：整形外科バイオメカニックス入門．南江堂，1983，pp237-241．
7) 深町秀彦：1 牽引療法．物理療法マニュアル（嶋田智明・他），医歯薬出版，2004，pp200-209．
8) 渡部一郎訳：EBM 物理療法．原著第3版，医歯薬出版，2010，pp299-329．
9) 矢吹省司・他：腰痛症に対する理学療法―理論と実際．日腰痛会誌 **11**(1)：97-101，2005．
10) 服部一郎（著者代表）：第5章 脊椎牽引療法．リハビリテーション技術全書，医学書院，2005，pp243-257．
11) 井上 悟：第5部 牽引療法．理学療法ハンドブック 改訂第3版（細田多穂，柳澤 健編），協同医書出版，2005，pp789-802．
12) 花井謙次：90-90 腰椎牽引法．臨床リハ **2**(6)：467-470，1993．
13) 戸山芳昭編：第12部 脊椎．キャンベル整形外科手術書 原著第10版 第5巻 脊椎，エルゼビア・ジャパン，2005，pp36-43．
14) Glynn PE, Weisbach PC：Clinical prediction rules. A physical therapy reference manual. Jones and Bartlett Publishers, Canada, 2011, pp168-173.
15) 日本クリニカル・エビデンス編集委員会監修：クリニカル・エビデンス日本語版 2002-2003．日経BP社，2002，pp982-985．
16) 菊地臣一（和訳監修）：慢性非特異的腰痛管理―ヨーロピアンガイドライン．エーザイ，2008，pp39-40．
17) 日本整形外科学会診療ガイドライン委員会腰椎椎間板ヘルニアガイドライン策定委員会，厚生労働省医療技術評価総合研究事業「腰椎椎間板ヘルニアのガイドライン作成」班編：腰椎椎間板ヘルニア診療ガイドライン．南江堂，2005，pp60-61．

4 四肢牽引

1. 四肢牽引とは

　四肢牽引（extremity traction）は主に骨折や脱臼に対して用いられる．骨折については，骨折部の徒手整復が困難であったり，整復位が保持できず固定性の悪い場合や骨片の転位が強いものに対して四肢牽引が行われる．四肢の骨を直接あるいは間接的に持続牽引して，転位した骨片を解剖学的位置に整復・維持することにある．四肢牽引の目的としては，①骨折の整復と固定，②脱臼の整復，③関節疾患に対する関節の安静，疼痛の緩解，④変形，拘縮の予防があげられる．牽引治療中は臥位を余儀なくされるため，入院期間が長くなるなどの欠点がある[1, 2]．

2. 牽引の実際

1）介達牽引

　ラバースポンジや弾力包帯を介して間接的に骨を牽引する（第7章1．図7，p207参照）．強い牽引力を必要としない例に短期間用いるが，4～5歳までは直達牽引は避け，介達牽引で行う．固定効果を十分に確保しながら周囲の関節運動を可能にするバランスサスペンション牽引（balanced suspension traction）は拘縮予防と筋力低下防止にすぐれている [図1][1-3]．

2）直達牽引

　四肢ではKischner鋼線を骨長軸に対して直角に刺入し，鋼線緊張器で緊張させて重錘を取り付けて牽引する．鋼線刺入部は，大腿骨下端，脛骨上端および下端，踵骨，肘頭，中手骨などである．下肢牽引では，肢位を保持するために架台（Braun架台）の上に患肢をのせて牽引する [図2][1-3]．

3. 牽引療法の適用

　主として，小児の骨折や脱臼の整復，整復後の肢位の保持，仮骨が成熟する過程での変形予防に有用である．

4. 主な牽引方法[1-3]

1）上腕骨顆上骨折

　小児においては，垂直牽引法が代表的である．絆創膏かスポンジバンドを上腕から手関節

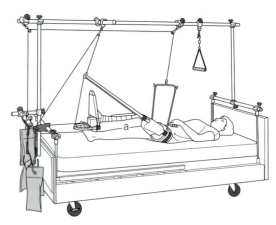

[図1] バランスサスペンション牽引
下肢の骨折に対してトーマススプリント（a）を装着してのバランスサスペンション牽引を示す．

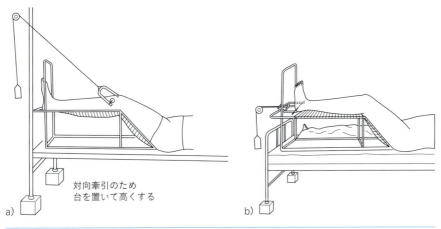

[図2] Braun（ブラウン）架台による牽引
a：大腿鋼線牽引，b：下腿鋼線牽引．

まで上肢前後面にあて，背臥位で肩関節から患肢を垂直方向に2～3kgで牽引する [図3a]．2～3日以内で整復は得られる．成人では直達牽引 [図3b] や介達牽引が行われる．橈骨神経，尺骨神経麻痺に注意し，特に阻血性拘縮（Volkmann拘縮）を起こさないよう血行障害には注意を要する．その他上腕や肩の安静，固定のための介達牽引療法を図4に示す．

2）大腿骨骨幹部骨折

徒手整復でその位置を保ってギプス包帯固定を行うことは実際上非常に難しい．そ

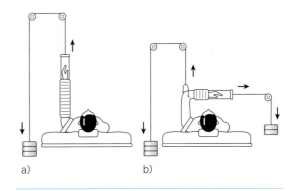

[図3] 上腕骨顆上骨折に対する牽引療法
a：介達垂直牽引法，b：肘関節90°屈曲した直達牽引法．

のため鋼線牽引が行われる [図2a]．しかし，成人では骨癒合までに長期を要するため，Thomas splint（バランス牽引）[図7b] を使用し膝の屈曲ができるようにする [図1]．近年は筋収縮による骨片転位を最小限にくいとめ，局所の安静と疼痛の緩和が得られれば観血的整復術が行われる．一方，小児には直達牽引は好ましくなく，小児の皮膚は絆創膏牽引に耐えられるため，弾力包帯の締め過ぎや絆創膏のずれによる循環障害さえ注意すれば介達牽引による方法がよいとされている．3歳以下にはブライアント牽引（Bryant's traction）がよく，股関節90°屈曲位で両下肢を牽引する [図5]．5～6歳以上にはラッセル牽引（Russell's traction）[図6]，鋼線牽引法を行う．

Glossary

Volkmann拘縮：上腕骨顆上骨折や前腕部骨折，あるいは肘関節脱臼などに続発し，前腕屈側のコンパートメント内圧の上昇による不可逆的な筋壊死に起因する虚血性の拘縮．初期症状として疼痛（pain），知覚異常（paresthesia），麻痺（paralysis），蒼白（paleness），脈拍消失（pulselessness）などのいわゆる5P徴候を呈する．陳旧化すると典型例では，前腕屈筋群の阻血性拘縮により，前腕回内位，手関節屈曲位，MP関節過伸展，母指内転拘縮を呈する[4]．

第7章 牽引療法

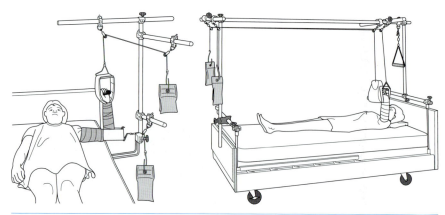

[図4] 上腕（骨）や肩の安静や固定のための介達牽引療法

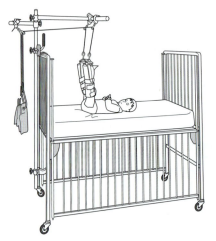

[図5] ブライアント牽引（大腿骨骨幹部骨折）
小児には直達牽引は好ましくなく，絆創膏牽引にはよく耐えられるので締め過ぎなどによる循環障害を注意すればこの方法がよい．

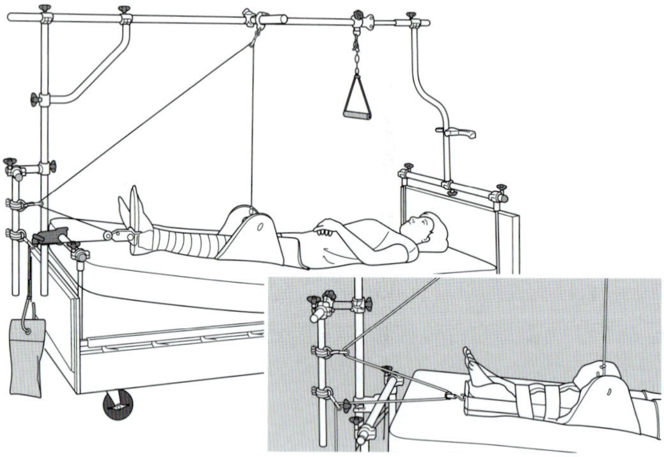

[図6] ラッセル牽引

3）顆部骨折

脛骨顆部骨折は，以前は保存的療法として行われることが少なくなかった．しかし，荷重関節である膝関節（大腿脛骨関節）の遠位側を構成することから，長期間の療養を余儀なくされていた．それゆえ，顆部骨折にともなう障害として関節拘縮，不安定性，内反・外反変形，伸展制限，外傷性関節炎，筋力低下などがあげられていた．そのため，早期より受動的に動かす目的で牽引療法が行われた [図7]．しかし，近年は手術的に可及的に解剖学的整復を図り，強固な内固定を行い，早期に関節可動域練習，筋力強化トレーニングを開始する方法が主流となり，予後は著しく向上した[1]．

4）下腿骨骨折

脛腓両骨骨折で，短斜骨折または中等度に複雑な骨折では，徒手的に整復固定が困難なことがある．キルシュナー鋼線を踵骨に刺し入れ，持続的牽引を加え [図2b]，よい整復位が得られたらギプス固定をすることもある．開放骨折のときにしばしば行われる [図8]．

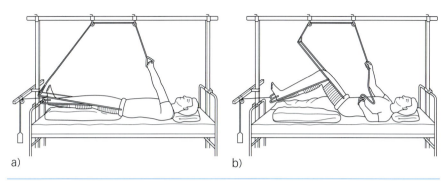

[図7] 脛骨顆部骨折の牽引療法
Thomas splint を使用.
a：膝伸展位，b：膝屈曲位．

5. 注意事項

　牽引中は，牽引の方向，牽引軸に対する回旋力の異常，循環障害，神経の圧迫による麻痺などが生じないように注意深く観察する．牽引の初期には，アライメント不良や過度な牽引にならないことを確認する必要がある．

（青木一治）

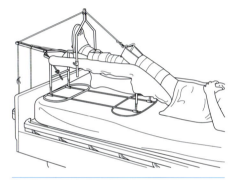

[図8] 下腿の介達牽引
Böhler-Braun Splint を使用.

文献
1) 冨士川恭輔，鳥巣岳彦（編）：骨折・脱臼，第3版，南山堂，2012，pp188-190.
2) 田川　宏・他：リハビリテーション医学全書 19 骨折・脱臼，当頸部外傷・末梢神経損傷，第2版，医歯薬出版，1979，pp129-131，193-201，215-221.
3) 国分正一，鳥巣岳彦（監修）：標準整形外科学，第10版，医学書院，2008，pp145-146，632-633，664-667.
4) 岩本幸英（編）：神中整形外科学　上巻，改訂23版，南山堂，2013，p467.

第8章

電気診断法

1 電気診断法:総論

1. 電気診断法とは

　神経障害の臨床的評価は病歴の聴取と神経学的診察を行い，それにより病巣部位（障害レベル）の診断，病態の把握（血管性病変，脱髄性病変など）を基におおよその臨床診断が行われるのが普通である．それらの結果に基づき画像検査（CTやMRIなど），血液生化学的検査などと併せて最も適切な神経生理学的検査である電気診断法（electrodiagnosis）が選ばれることになる．このような電気診断法は神経の機能を評価するための検査であり，臨床神経学においては形態学的検査（CTやMRI）と相まって非常に有用な検査法ということができる．特に画像検査や生化学的検査に異常が認められない場合においても，その時点での神経機能の変化を描出することが可能であり，継時的な変化，病態，病気の予後，治療効果などの情報を非侵襲的に入手することができ，臨床検査としてはもちろん，リハビリテーションの分野においても非常に価値の高い評価法ということがいえる．

　リハビリテーションにおける電気診断法の応用としては，リハビリテーション介入前後で電気診断法を実施することで障害程度の改善だけでなく，その改善を神経機能の観点から客観的に評価することができる．脳血管障害片麻痺患者にみられる痙縮を抑制する運動療法に持続的筋伸張がある．この方法として，直接，痙縮筋に持続的筋伸張するだけでなく，他部位の筋群の持続的筋伸張により目的とする痙縮筋の筋緊張を抑制する方法がある．この方法の抑制手技は，日常頻繁に用いられるにもかかわらず，その作用機序に関する検討は乏しい．筆者は，その抑制機序を理解する目的で，麻痺側上肢屈筋群に筋緊張亢進を認める脳血管障害片麻痺患者25名を対象に背臥位にて麻痺側上肢を肩関節90°外転，肘関節伸展位で1分間持続的筋伸張し，その前・中・後の麻痺側母指球筋のH波変化を検討した[1]．脊髄神経機能の興奮性の指標といわれている振幅H/M比は，持続的筋伸張前と比較し筋伸張中に低下傾向を認めた．しかし，筋伸張後における振幅H/M比の変化は症例によってさまざまであり，一定の傾向は認められなかった．持続的筋伸張後における振幅H/M比の変化は大きく4つのタイプに分類できた．第1に筋伸張中の振幅H/M比の抑制が，筋伸張後も持続するもの，第2には筋伸張後に振幅H/M比が徐々に回復するもの，第3には筋伸張後に振幅H/M比が急に回復するもの，第4には筋伸張後の振幅H/M比が筋伸張前よりも増加するものに分類されたと報告した．この報告から，他部位の持続的筋伸張の臨床応用としては，伸張中は脊髄神経機能の興奮性を抑制することが可能であるが，伸張後は第4のタイプのように筋伸張前よりも脊髄神経機能の興奮性が増大する症例（いわゆる持続的筋伸張が効果を認めない症例）を認めるために注意が必要であることがわかった．なお，この効果のない症例は，筋伸張部位の筋緊張が高度に亢進している症例であることもわかっている．筆者の物理療法に関す

Glossary

振幅H/M比：M波振幅に対するH波振幅の相対値である．これは筋の興奮性（M波振幅）に対する脊髄神経機能の興奮性（H波振幅）を示している．

[表] 神経生理学的検査法の種類

1. 大脳・脳幹の検査
    脳波（EEG）
    脳磁図（MEG）
    大脳誘発電位（電気刺激法）
        感覚系　　体性感覚誘発電位（SEP）
        聴覚系　　聴性誘発電位（BSAP）
        視感系　　視覚誘発電位（VEP）
    事象関連電位（ERP）
    磁気刺激法　高頻度反復経頭蓋磁気刺激法（rTMS）
    　　　　　　中枢伝導時間（CMCT）
    脳幹皮質反射　瞬目反射，長ループ反射，静止期
2. 脊髄の検査
    脊髄誘発電位　−　脊髄伝導検査（電気刺激・磁気刺激）
    脊髄反射系　　−　H波
3. 末梢神経系の検査
    神経伝導検査　　運動神経系（運動神経伝導速度 MCV）
    　　　　　　　　感覚神経系（感覚神経伝導速度 SCV）
    　　　　　　　　　順行性・逆行性
    　　　　　　　　F波
    針筋電図法（EMG），単線維筋電図（SFEMG）
4. 神経筋接合部の検査
    反復刺激法（低頻度〜高頻度）
5. 筋の検査
    針筋電図法（EMG），単線維筋電図（SFEMG）
6. 自律神経系の検査
    交感神経皮膚反応（SSR）

（藤原・他，2007）[3]

る電気診断法を用いた研究（論文未発表）では，微弱電流の効果をH波と同様に脊髄神経機能の興奮性の指標であるF波を用いて検討した[2]．微弱電流はヒトにはほとんど刺激が認知できないことが多いが，脊髄神経機能の興奮性は促通することができることを報告している．

　現在，臨床で用いられている電気診断法には多くの種類がある[1]．その分類には，対象となる神経レベル別（大脳，脊髄，末梢神経など），刺激法別（電気刺激，磁気刺激など），精神機能（事象関連電位，脳波など）などさまざまな分け方があると思われる．検査法をレベル別（大脳・脳幹，脊髄，末梢神経系，神経筋接合部，筋，自律神経系など）に分け，それぞれに刺激の種類（電気刺激，磁気刺激など）のほか，機能検査としてのH反射，瞬目反射などを加えて表示した [表][3]．しかし，神経生理学的検査の多くは，単に一つの系統またはレベルの検査にとどまらず，いくつかのレベルに関連している場合が多く，入力と出力にどのような経路が関与しているかを十分考慮して評価を行うことが大切である．

　疾患によっては，臨床的に神経症状を呈していない時期にすでに電気診断法で異常が認められる場合や，特定の神経系統の臨床症状があり電気診断法で異常が認められる場合，他の神経系には臨床症状がなくても電気診断で異常が認められる場合など，電気診断によって潜在性機能異常が認められることで，その疾患が多系統疾患または多巣性病変の可能性のあることが示唆される．このように電気診断法にはいくつかの優れた側面がある．

　最近では検査機器 [図] もノート型パソコンのように次第に小型化され，さまざまな場所に移動することも可能になってきた．しかし，機器の精度や内在するプログラムの種類など，目的とする検査の内容に適した機器が必要であることはいうまでもない．また，機器の記録チャネル数も検査の目的に応じたものが望ましい．動作学的筋電図の検査では表面電極による動作解析が主となり，左右対称部位などを含めるとできるだけ多くの誘導数がほしい．また，多くの頭皮部位から大脳誘発電位などを記録する

第8章 電気診断法

場合には精度の高い加算装置のついた少なくとも8ないし12チャネル以上の誘導数が必要となる．

2. 電気診断法の基礎的事項

運動神経や感覚神経に電気刺激を与え，それによって誘発される筋活動電位や神経活動電位などの反射活動を記録して，神経機能を分析するものは一般的に誘発筋電図（evoked electromyography）といわれている．筋電図（electromyography；EMG）という用語は針電極を用いて筋の運動単位電位の分析を行う検査と，表面電極を用いて動

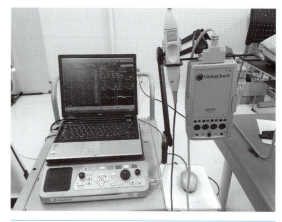

[図] **誘発筋電計**（Viking Quest®）

作解析の一助として用いられている動作学的筋電図，神経伝導検査やH波，F波のような誘発筋電図が含まれる．ここでは従来の慣習にしたがい，誘発筋電図の用語のもとに神経伝導検査，各種反射活動検査の概略と検査に際しての基礎的事項について述べる．

1）刺激条件の問題点

誘発筋電図検査では目的とする波形の記録に最も適した刺激条件，記録条件で検査を行うことが大切である．

運動神経伝導検査では2極の刺激電極のうち遠位部が陰極になるように配置し，感覚神経伝導検査では逆に近位部が陰極になるよう配置することが大切である．いずれも陰極が刺激点となり，記録電極の陰極との距離が伝導間距離となる．刺激電極の陰極，陽極の距離は通常2 cmであるために，これを誤ると刺激電極の陰極と記録電極の距離において2 cmの誤差が生じる．刺激電極の陰極と記録電極間の距離が短い場合にはきわめて大きな誤差が生じてしまう．

刺激持続時間はできるだけ短く，通常は0.2 ms程度が望ましい．しかし，H波検査に際しては，後に述べるように1.0 msの長い刺激持続時間が適当である．H波やF波，長ループ反射，静止期などの分析や，脊髄の興奮性やさらに上位レベルの興奮性が影響するような検査では，体幹や四肢の筋緊張や肢位，意識状態などが検査に影響するため，できるだけ一定の条件での検査が望ましい．

次に神経伝導検査では，運動神経伝導速度やF波のようにすべての運動神経が興奮することが重要であるため，刺激強度を最大上（supramaximal）刺激とするのが望ましい．振幅測定に際して最大の反応の波形が得られることが前提となるためである．しかし，感覚神経伝導検査やH波は，感覚神経の興奮によって得られる波形であるために，閾値の低い感覚神経を刺激するので弱刺激で十分である．

2）記録条件の問題点

神経伝導検査や誘発電位検査に際して，波形の記録条件は目的とする波形に適した最適の条件に設定しておくことが重要である．以下に記録条件の意義について述べる．

(1) 導出法の差異について—単極誘導と双極誘導

電気診断法において，波形の導出はすべての基準電極（陽極）に対して活性電極（陰極）の電位差を記録するものであり，特別の例外（聴性脳幹電位の一部，脳波など）を除き陰性波形を上向きに表示するよう設定されている．これを運動神経伝導検査で例示すると，運動神経刺激による支配領域の筋から

の複合筋活動電位の記録は，活性電極，もしくは探査電極（陰極）を筋腹中央に，基準電極（陽極）を腱上に配置する．このことによって腱の電位を基準電位0Vとし最大電位の筋腹から筋活動電位を記録することができ，真の電位の大きさを知ることができる．この方法は単極導出法といい，筋腹と腱の間の導出という意味で belly-tendon recording ともいわれる．

もし基準電極が活性電極の近くにあって筋電位を同時に拾うような場合は，両電極の差として表現される電位は小さくなり，真の電位を表現するものとならない．このような導出法は双極導出法といい，位相逆転（phase reversal）による電位発生源の探索など検査目的によっては必要であるが，活動電位の振幅測定に際しては注意が必要である．動作学的筋電図の記録では双極導出法を用いる．動作学的筋電図の場合は，2つの電極を一定の間隔をあけて位置する．よく用いられている電極間距離は2 cmである．これは，筋活動が筋の部位で変化するため，2つの電極の電位差で動作学的筋電図としているからである．電極間距離を短くすると2つの電極からはよく似た波形の筋電位を記録するため，記録される筋電図の振幅は小さいものとなる．反対に，電極間距離を長くすると2つの電極からは異なった筋電位を記録するため，記録される筋電図の振幅は大きくなる．また，電極間距離を長くすることに関しては，ノイズ混入の問題もあるため，電極間距離は2 cmが妥当である．この電極間距離は検査で一定にする必要がある．

（2）アースの位置

一般的に神経生理学的検査では，必ず被検者のアースをとらなければならない．アースを省略したり，不適切な部位でのアースはノイズの混入を多くし，波形分析の障害となる．電気刺激を実施する神経伝導検査，誘発筋電図，誘発電位検査では電気刺激のアーチファクトを最小限にするため，アースの位置は刺激電極と記録電極の中間に設置するのが普通である．しかし，両電極間の距離が狭く，アースが取れない場合は任意の場所を選ばざるを得ない．

（3）検査部位の温度

検査に際しては，被検者には快適な室温でしばらく安静にしてもらうことが必要である．非常に寒い環境や暑い環境での検査は誤差を招きやすい．

運動神経伝導検査では，29～38℃の範囲で皮膚温が1℃低下するごとに伝導速度が1.8～2.4 m/s低下するといわれている．検査部位の保温には十分な配慮が必要である．寒い戸外などからの外来受診患者に直ちに検査を行うと，皮膚温低下のため正常の場合でも異常値を示す可能性がある．最近の機種では温度補正機能がついているものがあり，36℃での測定値に補正することも可能である．しかし，脳血管障害や末梢神経障害で患側のみにもともと温度低下のある場合など，温度を健側と同様に補正してしまうと，実際の伝導速度以上の値を示し，実際の機能低下が隠されてしまうことも起こり得る．

（4）フィルターと感度（検査の目的に適した範囲）

われわれが検査対象とする記録波形には多くの周波数成分が含まれているため，目的とする波形の周波数成分を的確に記録できるフィルターをあらかじめ設定しておく必要がある．すべての検査に適した正しいフィルター設定というものはないが，一般的には比較的広い通過帯域（10～2,500 Hz）が妥当であろう．

一般的に神経伝導検査，誘発電位検査では，目的とする波形によって含まれる周波数帯域は異なる．運動神経伝導検査での波形の周波数は3 Hz～10 kHz程度，振幅は30 μV～10 mV程度であり，感覚神経伝導検査での波形の周波数は20 Hz～2 kHz程度，振幅は0.3～100 μVである．そのような波形

がフィルター，感度を設定することによって歪みなく記録できることが望ましい．脳波検査では最適周波数は0.1〜100 Hz，振幅は1〜300 μVとされている．筋電図波形や感覚神経活動電位波形などは高周波成分より成っているため，高周波帯域は可能な限り広げておく．一方，主に徐波成分からなる複合筋活動電位や大脳誘発電位などは高域通過フィルター（低周波遮断）により振幅の低下，潜時の移動などをきたすため注意が必要である．また，記録波形の振幅も適当な大きさで画面に収録できる感度に機器を設定し，必要に応じて拡大した波形も確認しておくと後で参考となることが多い．

（5）被検者の体位・姿勢

検査時には被検者の最も楽な姿勢で検査を行うのが望ましいが，頸部や上肢の筋緊張あるいは同側や反対側の筋緊張が影響を及ぼすようなH反射，F波，長ループ反射などでは，安静時との比較において一定の負荷をかけた条件下での検査を心掛けるなどの配慮が必要である．

（6）意識レベルの問題

通常の誘発筋電図や誘発電位の検査では特に意識状態の影響はないが，前述した筋緊張に関連する検査ではそれなりの配慮が必要である．しかし，リハビリテーション領域の検査では意識障害の患者の誘発筋電図を行うことは例外的と考えられる．

（7）基準値の設定

すべての検査法において健常者の基準値の設定はきわめて重要なことである．特に神経生理学的検査では，年齢の因子は大きく関与する．通常，基準値の設定にあたっては，完全な健常者の基準値が用いられるべきであるが，現実的には困難なことが多い．そのため病院では神経学的に異常のない受診者のなかから神経系に影響をもつ可能性があると考えられる症例をすべて除外して基準値を決めることが多い．多数例の症例のなかから基準値を決める場合，平均値±標準偏差の2倍（Mean ± 2 SD）ないし2.5倍（Mean ± 2.5 SD）が採用されることが多い．しかし，この範囲を正常値（基準値）として意味があるのは測定値が正規分布をしている場合に限られて，標準偏差の意義を十分知っておくことが大切である．

平均値±標準偏差の2倍の場合，2.3%の確率で健常者を異常（基準値外）とする計算となり（false positive），平均値±標準偏差の2.5倍に設定すると異常者を誤って正常（基準値内）（false negative）と判定する確率が増加する．検査目的に応じた標準偏差を設定することが重要である．また，大脳誘発電位では，正常範囲を平均値±標準偏差の2.5〜3.0倍の範囲に設定し，上肢長や身長などによる個人差の影響を極力排除しようとしている．臨床データには正規分布を呈さない検査値が多く，その場合は単純に標準偏差から求めた正常範囲を採用することは危険であり，一定の計算法（Hoffmann法など）で正常範囲を設定しなくてはならない．

（鈴木俊明）

文献

1) Suzuki T et al：Effect of continued stretching of the affected arm in patients with cerebrovascular diseases by examining H-reflex characteristics. *Electromyogr Clin Neurophysiol* **43**：51-56, 2003.
2) Suzuki T：Electrotherapy and Microcurrent Therapy：Current and Future Prospect in Japan, Internal Seminar on Current and Prospects of Microcurrent Therapy. Korea, 2010.
3) 藤原哲司，鈴木俊明・他（監修）：The Electromyography Research for Physical Therapy and Acupuncture ―理学療法・鍼灸治療における筋電図研究のすべて，アイペック，2007.

2 強さ-時間曲線

1. 強さ-時間曲線とは

　強さ-時間（strength-duration；S-D）曲線とは，最小の反応が引き起こされた時点での刺激の強さと刺激時間との関係を示すものである．なぜならば，神経・筋を反応させる場合，その刺激量は刺激の強さと刺激の持続時間の関係で決定される．

　電流の弱い場合は，刺激の持続時間を長くしなければ神経・筋は興奮しない．しかし，ある一定の電流値以下では，いかに長時間の持続時間であっても神経・筋の興奮は起こらない．十分に長く通電して神経・筋の興奮を起こさせる最小の電流を基電流（rheobase）という．また，このときの刺激の持続時間を利用時（utilization time）という．基電流付近では電流の強さがわずかに変化しただけでは刺激の持続時間が長く，その変化がわかりにくいために，基電流の2倍の強さの電流によって神経・筋が興奮する刺激の持続時間を時値（クロナキシー，chronaxie）という．

　強さ-時間曲線の検査法は古典的なものであり，現在ではほとんど臨床応用されていない検査法である．しかし，強さ-時間曲線を検査することで神経・筋の状態を表し，脱神経または再神経支配の程度を大まかに示すことが可能である．そのため，末梢神経障害の評価として有効である．強さ-時間曲線の利点としては，量的な検査で再現性がよいことがあげられる．

2. 強さ-時間曲線の測定

　刺激電極は陽性電極を電気刺激装置［図］を用いる際の適切なところに設定する．陰性電極は，水に浸した小さな清潔なガーゼで覆ったボタン電極のついた手動式電極を刺激装置に取り付ける．筋の運動

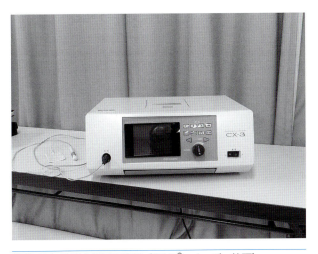

［図］強さ-時間曲線測定装置（CX-3®，オージー技研）

第8章 電気診断法

点(モーターポイント)の場所を陰性電極で特定する.具体的には,運動点と推定する部位に陰性電極を設置して適度な筋収縮が確認できるまで電流を増加させる.次にその周辺部位に陰性電極を移動させて最大な筋収縮を得ることができる部位を探索する.筋の運動点の場所に陰性電極を動かさないように配慮して,再度電流を増加させて筋収縮が得られる最小の電流を求める.次に,刺激の持続時間を変化させて,筋収縮が得られる最小の電流を求める.この操作を繰り返すことで,縦座標を電流の強さ,横座標を刺激の持続時間のグラフにデータをプロットする.このグラフが強さ-時間曲線,いわゆるSD曲線である.

正常筋の強さ-時間曲線は右側で平坦であり,長い刺激の持続時間では一定した閾値を示している.左側では,刺激の持続時間が短くなるに従い反応を引き出すために必要な電流の強さは急激に増加する.得られた強さ-時間曲線から基電流と時値を求める.

3. 強さ-時間曲線の臨床応用

脱神経筋の強さ-時間曲線では,短い刺激の持続時間で反応が欠如している右方偏位となる.これは刺激の持続時間を短くするほど刺激の電流の強さを増大させる必要があることを示している.時値はより長くなる可能性がある.部分的に脱神経支配下にある神経・筋の強さ-時間曲線は正常筋と脱神経筋の特徴を組み合わせた曲線になる.刺激の持続時間が短い場合でも反応は起こるが,時値は長いままである.

強さ-時間曲線に影響を与える因子には,温度,皮膚電気抵抗,循環障害,電極の大きさがある.刺激の閾値の上昇させる因子は,温度の低下,皮膚電気抵抗の増加,循環障害,電極面積の増加がある.

(鈴木俊明)

3 運動神経伝導検査

1. 運動神経伝導検査とは

運動神経伝導検査（motor nerve conduction study）は，末梢神経の2カ所を刺激し，その神経の支配筋より活動電位（複合筋活動電位，compound muscle action potential；CMAP）を記録する検査である．複合筋活動電位はM波ともいわれる．この運動神経伝導検査は，末梢神経障害の有無，病変の分布，病変の性質についての情報が得られる．重症度の評価，予後の推定も可能で，治療後の回復の程度を定量的かつ経時的に経過観察する手段としても有用である．

2. 運動神経伝導検査の測定

1）記録条件

誘発筋電図の波形導出法には，単極誘導法（monopolar recording，基準導出法；referential recording）と双極誘導法（bipolar recording）の2法があり，目的に応じて使い分けられている [図1]．複合筋活動電位を記録する場合，通常は波形の潜時，振幅，持続時間，極性などが分析対象となるため，単極誘導法が原則である．この方法では当該筋の骨付着部位である腱の電位を基準電位0Vとして，ここを基準（陽性電極）に筋腹に陰性電極を接続すると最大筋活動電位を記録することができる．これをbelly-tendon（筋腹-腱）法という．筋の誘発活動電位は陰性電極の直下で始まり，陰性成分から始まる二相性の波形が記録される．仮に陽性成分から始まる場合には，陰性電極がモータポイントから外れているので，電極位置を変えて二相性の波形の導出を試みる．この活動電位は当該筋の複合筋活動電位の絶対値を示すものであり，波形の潜時，波形の大きさ，同期性などすべてが評価の対象となり，それぞれに生理学的意義を有するものである．

一方，同一筋線維群の長軸方向に並んだ2つの電極間，あるいは筋線維の走行と直角方向に配置された2電極間の導出電位はあくまで両電極間の電位差であり，仮に同じ大きさの電位が2つの電極に入力されれば電位差は0Vとなり，筋の収縮がみられるにもかかわらず電位としては出現しないことになる．この双極誘導法は，両電極に同様のノイズが混入する場合には互いに消去されてきれいな波形になるメリットはあるが，電位波形の分析には適さない．双極誘導法は実際には波形の位相逆転（phase reversal）などを同定して電位発生源の検討や脳波上でのてんかん病巣の分析，動作学的筋電図などに必須であるが，その特性を熟知して単極誘導

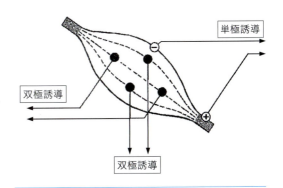

[図1] 単極誘導法（基準導出法）と双曲誘導法

（藤原・他，2007）[1]

第8章 電気診断法

法と併せて活用することが望ましい.

複合筋活動電位は，すべての骨格筋から導出できるのが特徴である．高域通過（低周波）フィルターは，2～20 Hzに設定するのが一般的であるといわれるが，100 Hzに設定することで波形の基線がより明確になり，各波形の潜時を計測することが容易になる．振幅の感度は1～10 mV/div.（画面および記録紙の境界区分あたりの電圧）に設定する．掃引速度は上肢では2 ms/div., 下肢では5 ms/div.が最適条件である.

2）刺激条件

複合筋活動電位を導出する際，刺激電極は一般的な2極の表面刺激電極が用いられる．刺激電極は，通常，手関節部や足関節部で最適な部位を選び，陰極を遠位側に，陽極をその近位側に配置する．刺激強度は，複合筋活動電位の最大振幅が得られる強度を用いる．刺激頻度は0.5 Hz，もしくはそれよりも遅い頻度が一般的である．刺激回数は数回で十分であるが，最大振幅が得られていることが大切である．

3. 運動神経伝導検査の波形分析

1）運動神経伝導速度

運動神経伝導速度（motor conduction velocity；MCV）は，刺激した2点間の距離をその2点の電気刺激によって得られた複合筋活動電位の潜時差で除したものである（潜時電気刺激から複合筋活動電位の始まりまでの時間）．距離の計測は，検査者が神経の走行に沿ってメジャーを用いて計測する．2点間の距離が十分に長い（できれば10 cm以上）方が伝導速度の計測が正確になる．複合筋活動電位の潜時は，その筋を支配する数多くの運動神経線維のうち最も伝導速度が速い（最も直径が太い）神経線維によって決定されるために，計測で得られた結果は最速の運動神経伝導速度である.

2）終末潜時

終末潜時（terminal latency）は神経遠位部（手関節や足関節）の電気刺激から複合筋活動電位の立ち上がりまでの時間をいう．運動神経伝導速度では評価できない遠位部での障害や解剖的に2点刺激が行えない神経など，運動神経伝導速度の代わりに一定の距離における伝導時間として利用できる.

3）振幅と面積

振幅（amplitude）の計測方法には基線から陰性頂点までとする方法（陰性頂点振幅）と，陰性頂点から陽性頂点までとする方法（頂点間振幅）がある．これまで後者の方が一般的に用いられてきたが最近は前者を用いる場合も多い．通常，筋を支配する神経線維は近位部も遠位部も同じであるため，近位部の電気刺激で得られる複合筋活動電位と遠位部の電気刺激で得られる複合筋活動電位の振幅は同程度である．また，振幅の面積（area）は，基線から上（陰性部分）の部分を測定する.

4）持続時間

複合筋活動電位の立ち上がりから陰性部の反応が基線と交差するまでの時間（陰性部持続時間），または陰性から陽性になり基線に戻るまでの時間（全持続時間）を計測する．末梢神経は直径の異なる多数の神経が含まれていて，太い線維と細い線維とでは伝導時間に差があり，この差は遠位部より近位部の電気刺激で大きくなる．このような伝導のばらつきを時間的分散（temporal dispersion）といい，これは波形の持続時間の延長を反映する.

5)相性（phase）と形状（waveform）

複合筋活動電位は陰性波で始まる滑らかな2～3相性波である．脱髄疾患などでは，特に近位部の電気刺激にて多相性の波形を呈することがある．

4. 運動神経伝導検査の臨床応用

1）波形記録についての問題点

複合筋活動電位の測定誤差を大きく起こしやすい記録方法について述べる［図2］．図2のAでは活性電極（陰極）が筋腹に基準電極（陽極）が腱上に，いわゆるbelly-tendon recordingとなり正しい記録法である．本法によってのみ波形の潜時，振幅，持続時間などの各パラメータは正しく測定することができる．Bでは活性電極と基準電極が逆の接続となっており，原則的に誤った記録法である．C，Dでは活性電極が正しく筋腹中央（運動点）に置かれておらず，隣接した他の筋群の複合筋活動電位と干渉して波形が複雑化している．Eでは刺激電極の部位が不適切で隣接した他の神経を同時に刺激している場合にみられる．B～Eはすべて不適切な導出であり，これらの波形に基づいて求められた種々の測定値の信頼性は低いといわざるをない．

図3に尺骨神経手関節部刺激による小指球筋活動電位波形の多様性を示す．いずれも基準電極を小指遠位部（腱部）に，活性電極を1から7までの部位に置いて検討したものである．図のように記録波形は記録電極下に存在する小指球筋群の解剖学的な位置により大きな変化を示す．

次に図4に示す複合筋活動電位と神経活動電位（nerve action potential；NAP）の大きさの意義を考えておきたい．複合筋活動電位を記録する場合，正常の場合は5～10 mV/div.の感度で適度の大きさの波形として画面に表示されるが（図4上），感度を極端にあげると（0.1 mV/div.）通常ではみえな

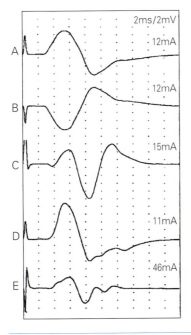

A. 正しい記録波形

B. 活性電極と基準電極が逆に接続されている場合

C. 活性電極が筋腹中央（運動点）からずれていて，他の隣接する筋からの電位を拾っている場合

D. 活性電極が同一の神経で支配されている2つの筋の筋腹上におかれている場合

E. 刺激電極の位置が不適切で，隣接する神経が同時に刺激されている場合

［図2］ 測定誤差を大きくする記録方法とM波の波形　　　　　（藤原・他，2007）[1]

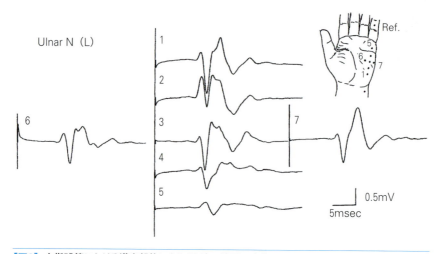

[図3] 小指球筋における導出部位によるM波の波形の変化　　　　　（藤原・他，2007）[1]

い波形が筋活動電位に先行して出現する（図4下の矢印，NAP）．これは運動神経の活動電位であり，正常では見間違えることはない．しかし，筋萎縮が著明で感度をあげてようやく複合筋活動電位が記録されるような場合には，複合筋活動電位に先行して現れる逆行性の感覚神経活動電位を萎縮した筋の微小な複合筋活動電位と見誤ることがある．

2）運動神経伝導速度検査の意義

運動神経伝導速度検査は，その結果から単に機能障害の程度のみならず，病態についても多くの情報を得ることができる．ここではリハビリテーション領域において活用されている検査法にも共通する伝導検査法の基本的な問題について述べる．

運動神経伝導検査に際しては，伝導速度が第一に測定されているが，同時に波形の最大振幅，持続時間，終末潜時などの情報を併せて記録することが極めて重要である．図5に末梢神経障害において，髄鞘に障害のある場合（節性脱髄）と軸索に障害のある場合（軸索変性）の2つの電気生理学的所見の差異を示す．すなわち節性脱髄では，primaryの病変は髄鞘の変性であり，軸索の病変はない．そのため，神経伝導は脱髄の部位においてのみ妨げられ（節性脱髄），脱髄のない部位での伝導の異常は軽微である．運動神経伝導検査では，近位部の電気刺激による波形は脱髄を反映して強いばらつきを示し，遠位部では遠位部の脱髄がないことを反映して潜時の延長や振幅の減少はなく，またばらつきもない．それに対し軸索変性では，軸索のprimaryの変性に基づき髄鞘も変性して伝導が欠落し，残存している神経線維の伝導のみを反映することとなり，近位刺激でも遠位刺激でも潜時の延長と波形のばらつきを示すこととなる．

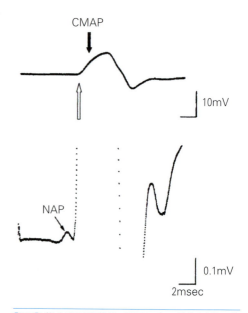

[図4] 複合筋活動電位（CMAP）と神経活動電位（NAP）　　　　　（藤原・他，2007）[1]

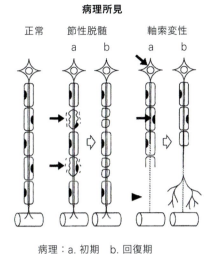
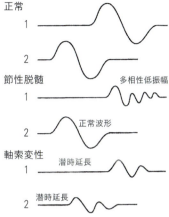

病理：a. 初期　b. 回復期　　　　電気刺激部位：1. 近位部　2. 遠位部

[図5] 末梢神経障害の2つの病型
図は末梢神経障害には基本的に節性脱髄と軸索変性の2つの病理学的変化のあることを示す．右図はそれぞれの病理学的変化によって神経伝導に差のあることを示す．

　このように病変の状態によって電気生理学的所見に基本的な相違がみられるので，運動神経伝導検査においては伝導速度のみにとらわれず，波形の大きさ，形，ばらつきの状態などを併せて記録し，総合的に神経の伝導状態を把握することが大切である．

　物理療法の効果検討に運動神経伝導検査を用いている研究が散見される．物理療法の効果で症例の運動神経伝導速度が改善したという結果は妥当であるが，運動神経機能が正常である健常者に物理療法を実施し運動神経伝導速度が改善したという報告は，その可否は大変疑問である．なぜならば，物理療法実施前に運動神経伝導速度が正常であるものが，それ以上に改善するとは考えにくいからである．

（鈴木俊明）

文献
1) 藤原哲司，鈴木俊明・他（監修）：The Electromyography Research for Physical Therapy and Acupuncture ―理学療法・鍼灸治療における筋電図研究のすべて，アイペック，2007，pp7-10．

4 感覚神経伝導検査

1. 感覚神経伝導検査とは

　感覚神経伝導検査（sensory nerve conduction study）は，四肢末梢の感覚神経を経皮的に電気刺激することにより誘発される感覚神経活動電位（sensory nerve action potential；SNAP）を記録する．この感覚神経伝導検査は，末梢神経障害の有無，病変の分布，病変の性質についての情報が得られる．また，重症度の評価，予後の推定も可能であり，また，治療後の回復の程度を定量的かつ経時的に経過観察する手段としても有用である．

2. 感覚神経伝導検査の測定

　感覚神経伝導検査の検査方法には次の2つの方法がある．一方は順行性測定法（orthodromic method）であり，他方は逆行性測定法（antidromic method）である．
　順行性測定法は，感覚神経の遠位側を電気刺激して，近位側から感覚神経活動電位を記録する方法である．つまり，感覚神経の走行にそって感覚神経活動電位を記録する方法である．この方法は，感覚神経活動電位の振幅が小さい傾向にあるため，数十回の平均加算処理をしなければならない．ちなみに平均加算処理をすることによって，本来の電位だけを増幅して計測することが可能である．
　逆行性測定法は，感覚神経の生理的興奮伝導とは逆方向に進むインパルスを調べる方法で，近位側を電気刺激し，遠位側から感覚神経活動電位を記録する．この方法は，運動神経伝導検査の測定方法と類似しており，運動神経が同時に刺激されるため複合筋活動電位（CMAP）が感覚神経活動電位の波形に混入しやすい．電気刺激強度が強くなると，感覚神経の刺激により筋収縮が引き起こされて記録電極部位の動きによるアーチファクトの影響を受けやすいので注意が必要である．
　逆行性測定法で導出した場合の波形振幅は，順行性測定法で記録される波形振幅より大きい．また，同一条件で検査した場合に伝導速度の違いが生じにくい．このような特徴から，臨床検査では逆行性測定法を用いることが多い [図]．そのため，検査方法に関する説明は，逆行性測定法を中心に展開する．

1）記録条件
　導出電極は陰性電極を感覚神経支配エリアの近位に，陽性電極を遠位に2～3 cm程離して装着する．リング電極を用いる場合は手指の中指骨の近位と遠位を目安に装着するとよい．記録電極間の距離は活動電位の大きさに影響するため，検査室ごとに一定の基準に統一することが重要である．アース電極は，刺激電極と導出電極の間に装着する．得られる電位の振幅は5～100 μV程度であるので，振幅感度は5～10 μVにする．掃引速度は上肢では2 ms/div.，下肢では5 ms/div.が最適条件である．

2）刺激条件
　感覚神経活動電位を導出する際，刺激電極は一般的に2極の表面刺激電極が用いられる．刺激電極は，通常，手関節部や足関節部の感覚神経を選び，陰極を遠位側に，陽極をその近位側に配置する．電

4 感覚神経伝導検査

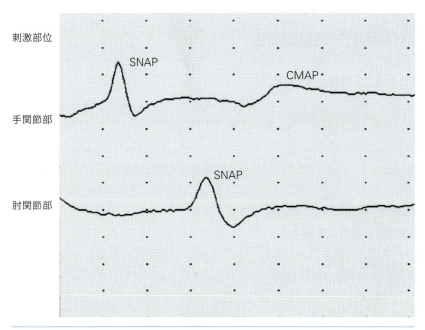

[図] 感覚神経伝導検査（健常者，正中神経刺激）
潜時の感度は 2 ms/D，振幅の感度は 10 μV/D，SCV（手関節部－肘関節部間）は 66 m/S である．

気刺激強度は，感覚神経活動電位の最大振幅が得られる強度を用いる．注意点は，電気刺激強度が強すぎると複合筋活動電位が混在することである．電気刺激強度を弱刺激より徐々に増加させていき，感覚神経活動電位の最大振幅が得られる強度で刺激を行う．刺激頻度は 0.5 Hz，もしくはそれよりも低頻度で行うのが一般的である．刺激回数に関しては，逆行性測定法では振幅が大きいため加算平均処理は必要ないが，振幅が低下し背景のノイズと判別ができない場合には 4～5 回の加算平均処理を加える．これにより感覚神経活動電位の基線からの立ち上がりが明瞭となり，ランダムに入るノイズと判別がしやすくなる．順行性測定法で検査を行う場合には，50 回程度必要な場合がある．

3. 感覚神経伝導検査の波形分析

1) 感覚神経伝導速度

感覚神経伝導速度（sensory conduction velocity；SCV）は，刺激した 2 点間の距離をその 2 点の感覚神経活動電位の潜時差で除したものである．距離の計測は，検査者が神経の走行に沿ってメジャーを用いて計測する．

2) 振幅

振幅（amplitude）の計測方法には基線から陰性頂点までとする方法（陰性頂点振幅）と，陰性頂点から陽性頂点までとする方法（頂点間振幅）がある．逆行性測定法では，感覚神経活動電位の後期成分に複合筋活動電位が重層することが多いため，前者が用いられることが多い．

4. 感覚神経伝導検査の臨床応用

1) 後根神経節の近位，遠位の病変の鑑別

　後根神経節の近位と遠位の病変では，感覚神経活動電位の振幅に変化を認める．感覚神経細胞は後根神経節に存在し，近位と遠位の両方向に軸索を伸ばす双極細胞である．感覚神経伝導検査は後根神経節より遠位の感覚神経の状態を検査していることになるため，感覚神経活動電位の低下は後根神経節より遠位の病変のみで生じる．感覚障害を認めている症例で感覚神経活動電位が正常域であれば，病変は後根神経節より近位の病変であると考えることができる．反対に，感覚神経活動電位が低下していたら，後根神経節より遠位の病変であると考えることができる．

2) 節性脱髄での感覚神経活動電位の変化

　髄鞘に障害のある場合（第8章3. 図5，p247参照），運動神経活動電位と同様に，感覚神経活動電位の場合も感覚神経伝導速度の障害を認める．また，波形も伝導ブロックや時間的分散が起こるが，感覚神経活動電位は正常時でも生理学的な時間的分散や相の打ち消し合い（phase cancellation）が起きるため，異常の判定が難しい場合がある．健常者でも時間的分散が生じる理由は，伝導速度のばらつきによって神経線維間で活動電位の同期性がずれるからである．時間的分散が起こると神経線維間で活動電位の陰性部分と陽性部分が重なり合い相殺し合う現象が起こる．これらの現象は，運動神経伝導検査よりも感覚神経伝導検査で著明にみられる．これは，感覚神経活動電位の持続時間が短いため，伝導速度の変化による波形の打ち消し合いが容易に起こるからである．

3) 神経伝導検査に影響を与える因子

　感覚神経伝導検査および運動神経伝導検査も含めた神経伝導検査に影響を与える因子に温度コントロール，検査手技の標準化がある．

　温度は神経伝導検査のさまざまなパラメータに影響を与える．一般的に，低温下では神経伝導速度は遅くなり，振幅，持続時間，面積は増大するといわれている．このように温度は伝導検査の多くのパラメータに影響を与えるので，皮膚温を記載すること，温度をコントロールすることは重要なことである．皮膚温の目安としては，上肢で33℃以上，下肢で31℃以上の基準が用いられている．皮膚温がこれらに達しない場合には，何らかの方法で温める手段が必要である．

　検査手技の標準化に関しては，まず電極の形態を統一することである．一般的に大きな電極では波形振幅は低下するといわれている．そのため，各施設で使用する電極は統一しておく必要がある．また，電極の貼付する位置も一定にする必要があるため，各施設で一定の方法を用いることが必要である．

（鈴木俊明）

5 H波

1. H波とは

　H波（H-wave）は，伸張反射を反映する最も簡便な誘発筋電図であり，臨床における神経学的検査で行われる深部腱反射に相当する反応である．電気刺激により伸張反射の求心路であるⅠa群線維を順行性に興奮させ，それが単シナプス的に接続している脊髄前角細胞を興奮させ，その結果，支配筋に筋活動電位，すなわちH波を発生させる．H波の名前は，下腿三頭筋からはじめて誘発筋電図を記録したHoffmannの名に由来している．H波はF波と比較して刺激ごとの変化を認めないが，常に同じ形で出現するとは限らない．なぜなら，求心性神経にはゴルジ腱器官から発射されるⅠb群線維も含まれており，筋からの求心性神経だけを興奮させることは難しいといわれているためである[1]．複合されたシナプス後電位の大きさやその持続時間は，Ⅰb群線維によるシナプス後抑制の働きによって制限される[2,3]．通常H波は，安静時に健常者のヒラメ筋（脛骨神経刺激），橈側手根屈筋（正中神経刺激）で記録することができる．弱い随意収縮による脊髄直前角にある運動神経プールの興奮性増大によりH波振幅は増加するが，潜時はほとんど変化しない．この検査筋に弱い随意収縮をさせるという事象を応用することによって，安静時ではほとんど記録できない筋群（たとえば前脛骨筋，橈側手根伸筋，短母指外転筋など）からH波が導出可能となる．また，H波導出には弱い刺激が用いられるため，波形が不明瞭になりやすい場合もあるが，この方法によりH波を明瞭に導出することができる[4]．

　H波の臨床検査としての意義は，F波と同様に脊髄前角細胞の興奮性の指標となることである．弱い電気刺激で誘発されることから，運動神経プール内で比較的大きな前角細胞や大径で伝導速度の速い運動神経線維が関与していると考えられている．一方，H波が出現しない場合は，求心性感覚神経障害もしくは上位中枢神経機能の興奮性の低下が考えられる．求心性の感覚神経障害の場合は，感覚神経の軸索の欠如や神経伝導の分散により，運動神経の興奮閾値にまで到達しなかった，もしくは運動神経の興奮の同期化が少なくシナプス後電位が発生しないことでH波が出現しないと考えられる．

2. H波の測定

　検査姿勢は座位もしくは背臥位で，検査筋を伸張しないように留意する[5]．理想的な検査肢位は膝関節を約120°に屈曲，足を足底板にのせて背屈させ，ヒラメ筋を軽く伸張させた座位姿勢である．なおH波記録に際して，上肢の肢位（手，肘関節角度など）や頸の位置などが下肢の腱反射には微妙な影響を与えるため，一定の体位をとらせることが重要である．

　H波測定には，下記の記録条件と刺激条件が必要である．

1）記録条件

　H波の記録には，F波同様に表面電極を用いることが多い．探査電極を筋腹中央部に，基準電極を腱上もしくは骨上に置く[6]．記録筋は，前述したように安静時では限定される．具体的には，下肢伸筋

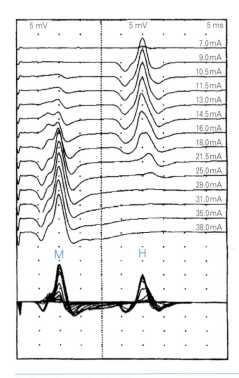
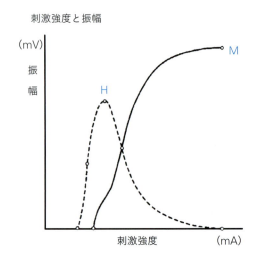

[図] H波とM波の出現様式　　　　　　　　　　　　　　　　　　　　　　　（藤原・他，2007）[7]

群でtonic muscleであるヒラメ筋（脛骨神経刺激），上肢では橈側手根屈筋（正中神経刺激）である．

2）刺激条件

　H波を記録する際，電気刺激強度を徐々に上げていくと，刺激閾値が低く直径の太いIa線維が最初に興奮し，脊髄単シナプス反射としてのH波が出現する．刺激強度の増加とともに遠心性の運動神経線維であるα運動神経も興奮してM波が出現する．やがて遠心性の運動神経の興奮がIa線維からの求心性インパルスによるα運動神経の興奮を妨げ，H波は消失してM波のみが残存する[図][7]．つまり，弱刺激でH波が出現することになる．筆者が用いている電気刺激強度は，M波出現閾値の1.2倍である．その理由は，H波検査時にM波の波形振幅が一定であることは，刺激強度が一定であることを意味している．なぜならば，M波の波形振幅は電気刺激強度に依存しているためである．

　H波が出現する最適な刺激持続時間は0.5 msもしくは1 msといわれている[8]．刺激持続時間の増加に伴いH波潜時も延長[9]するが，潜時の平均値は技術的な問題により大きく左右される．また，刺激持続時間を延長することで，刺激閾値をさらに低くすることができる．Ia群線維を興奮させる最適な条件は，電気刺激強度を運動神経の軸索を興奮させるよりも低強度の刺激として，刺激電極の陰極を神経上に置き，陽極を神経の走行上で陰極遠位側に置くことである[10]．刺激頻度は，F波よりも遅い頻度（0.3 Hz以下）を用いる．臨床上は，最初に刺激頻度1 HzでM波，H波を記録し，その後刺激頻度を0.2〜0.3 Hzに減少させて最大H波を記録する．

3. H波の波形分析

1）潜時

潜時は，電気刺激より最初に振幅が出現した時点までの時間であり，刺激電流の伝達時間を示す[11]．潜時は身長と強い相関を示し，年齢とは弱いながら有意な相関を示す[11]．F波の波形は刺激ごとに異なるのが特徴であるが，H波は活動電位を発生する脊髄前角細胞の発火が同時期に起こるため，波形の変化は認めにくい．このため，一般的にH波の波形は刺激ごとで同一であることが特徴である．

2）振幅

振幅の計測には，基線から陰性波形頂点の電位差，もしくは，陰性頂点から次の陽性頂点までの電位差の2通りある．H波振幅は活動電位を発生する脊髄前角細胞の数に左右され，それらの発火時期は同じである．これらの要因のため，H波振幅はF波振幅と比較して増大することが特徴である．H波振幅はF波振幅と同様に健常者でも振幅値がさまざまであるため，M波最大振幅に対するH波平均最大振幅の比である振幅H/M比が広く使われている．

痙性麻痺のように上位運動ニューロン障害のある場合，H波の出現閾値は低下するとともにH波の最大振幅は増大する．一方，下位運動ニューロン障害では逆にH波の出現閾値は上昇し振幅は減少する．H波とM波の出現閾値の比を閾値H/M比として用いられている．

3）H波の回復曲線

後脛骨神経に条件刺激と試験刺激の対刺激を与え，2つの刺激間隔を種々変化させることによって得られた回復曲線（recovery curve）の変動は，α運動神経への種々の因子の干渉の総和による結果と考えられており，α運動神経への興奮性を把握するための一指標とみなされる．

4. H波の臨床応用

H波は最も単純な単シナプス反射であり，その反射弓には求心性の感覚神経線維，脊髄前角細胞，末梢運動神経，それに上位からの抑制性インパルスなどの各要素が関与している．上位運動ニューロン障害では，臨床的には腱反射の亢進がみられ，H波の閾値は低下し振幅は増大する．振幅H/M比は痙縮患者で増加するが，健常者でもその値の範囲が広いことが特徴である．臨床上，明らかな神経根症状がないにもかかわらず振幅H/M比が高い症例は，H波記録筋が痙縮筋であることが考えられる．一方，下位運動ニューロン障害では腱反射は低下してH波の閾値は上昇し，振幅は減少する．また，末梢性感覚障害の場合も下位運動ニューロン障害の場合と同様の傾向がみられる．

運動課題負荷前後でのH波を検討することは，運動調節メカニズムを明らかにする一助となる．田中[12]はこの領域の研究で生じる技術上の問題として，運動課題によりH波測定に必要な刺激条件，記録条件の定常性への支障やH波測定の刺激条件，記録条件を定常化することにより生じる運動課題の制限が考えられるとしている．また，運動課題前後のH波振幅の変化は，課題前のH波の大きさに影響されるとした．Croneら[13]は運動課題前のH波振幅が小さい場合には運動課題の影響を受けにくいと報告した．Malmgrenら[14]は条件—試験刺激での橈側手根屈筋H波の研究で，試験刺激の電気刺激強度はH波振幅がM波最大振幅の10〜20%になる程度がよいと報告している．この電気刺激強度

第8章 電気診断法

でのH波振幅の変化は，最も適切に反射活動の変化を示すとされている．しかし，至適なH波刺激強度をみつけることは不可能であるという報告もみられる[15]．

感覚神経伝導検査には，順行性測定と逆行性測定があるが，H波を用いた検査も神経障害の一つの指標とすることができる．しかし，末梢神経障害の場合，H波が出現しにくいため測定不能となる欠点がある．

最後に，物理療法の効果検討にH波検査を用いた論文[16]を紹介する．慢性期の脳血管障害片麻痺患者20名にTENS（transcutaneous electrical nerve stimulation）と寒冷療法による介入前後の効果をヒラメ筋H波にて検討した．TENSは刺激強度を感覚閾値強度，刺激頻度5～100 Hz，刺激持続時間2～200μsとした．寒冷療法は，クラッシュした氷を用いた．TENS，寒冷療法とも介入時間は30分とした．麻痺側ヒラメ筋の振幅H/M比はTENS後に抑制されたが，寒冷療法では増加した．このことから，TENSは麻痺側ヒラメ筋に対応した脊髄神経機能を抑制させるが，寒冷療法は反対に増加させるということを報告している．

（鈴木俊明）

文献

1) Burke D et al：The afferent volleys responsible for spinal proprioceptive reflexes in man. *J Physiol* **339**：535-552, 1983.
2) Pierrot-Deselligny E et al：Pattern of group I fibre projections from ankle flexor and extensor muscles in man. *Exp Brain Res* **42**：337-350, 1981.
3) Burke D et al：Monosynaptic and oligosynaptic contributions to human ankle jerk and H reflex. *J Neurophysiol* **52**：435-448. 1984.
4) Burke D et al：The effect of voluntary contraction to human ankle jerk and H reflex of various muscle. *Brain* **112**：417-433, 1989.
5) Delwaide PJ：Human monosynaptic reflexes and presynaptic inhibition. In：New Developments in Electromyography and Clinical Neurophysiology, Vol 3, Desmedt JE (eds), Karger, Basel, 1973, pp508-522.
6) Jabre JF：Surface recording of the H reflex of the flexor carpi radialis. *Muscle Nerve* **4**：435-438, 1981.
7) 藤原哲司，鈴木俊明・他（監修）：The Electromyography Research for Physical Therapy and Acupuncture ―理学療法・鍼灸治療における筋電図研究のすべて，アイペック，2007, p12.
8) Panizza M et al：Opitimal stimulus duration for the H reflex. *Muscle Nerve* **12**：576-579, 1989.
9) Mogyoros I et al：The effect of stimulus duration on the latency of submaximal nerve volleys. *Muscle Nerve* **19**：1354-1356, 1997.
10) Hugon M et al：A discussion of the methodology of the triceps surae T-and H-reflexes. In New Develoments in Electromyography and Clinical Neurophysiology, Vol 3, Desmedt JE (eds), Karger, Basel, 1973, pp773-780.
11) Schimsheimer RJ et al：The flexor carpi radialis H-reflex in 5 polyneuropathy：Soleus H-reflex latency. *J Neurol Neurosurg Psychiatry* **50**：447-452, 1987.
12) 田中勵作：脊髄反射．脳と神経 **43**：1003-1008, 1991.
13) Crone C et al：Sensitivity of monosynaptic test reflexes to facilitation and inhibition as a function of the test reflex size：a study in man and the cat. *Exp Brain Res* **81**：35-45, 1990.
14) Malmgren K, Pierrot-Deselligny E：Evidence for non-monosynaptic Ia excitation of human wrist flexor motoneurones, possibly via propriospinal neurons. *J Physiol* **405**：747-764, 1988.
15) Fuhr P, Hallett M：Reciprocal inhibition of the H-reflex in the forearm：methodological aspects. Electroencephalogr. *Neurophysiol* **89**：319-327, 1993.
16) Martins FL et al：Immediate effects of TENS and cryotherapy in the reflex excitability and voluntary activity in hemiparetic subjects：a randomized crossover trial. *Rev Bras Fisioter* **16**：337-344, 2012.

6 F波

1. F波とは

　F波（F-wave）は，最初に足（foot）の小さい筋より記録されたため，その頭文字"F"をとって名づけられた．F波は以下の機序で生じる．運動神経に最大上の電気刺激を与えるとすべての運動神経が発火し，そのインパルスは順行性伝導と同時に逆行性にも軸索を伝導する．多くの逆行性インパルスは，脊髄前角細胞の直前に存在する軸索小丘，前角細胞に最も近い髄鞘，ランビエ絞輪部におけるインピーダンス不適合により細胞膜の興奮閾値を上げることができず脊髄前角細胞は興奮しない．しかし，細胞膜の興奮閾値を超えた場合はインパルスが細胞内に流入して，樹状突起まで到着するとSD spike（soma-dendritic spike）を発生させる．そして通常不応期であるにもかかわらず一部の脊髄前角細胞では，この逆行性インパルスに対し軸索小丘で再発火することで順行性活動電位を生じ，α運動神経を伝導し筋活動電位として記録される．

　F波の発生には，抑制性介在ニューロンであるRenshaw細胞の関与も重要である．電気刺激によってF波の波形は刺激ごとに異なるのが特徴であり，パラメーターとしては，刺激に対する脊髄前角細胞の発火頻度を示す出現頻度，近位側の神経伝導障害を評価する潜時，刺激によって再発火する脊髄前角細胞数とその支配筋線維数に比例する振幅がある．F波振幅については，一般的に各波形は被験者ごとにさまざまであるため，最大上刺激のM波を基準にした振幅F/M比を用いることが多い．また，F波波形に関与する筋線維数の程度を示すといわれている位相数もある．

2. F波の測定

　F波測定に関しては，以下に示すような記録条件と刺激条件が必要となる．

1）記録条件

　F波記録は，通常の運動神経伝導速度検査である複合筋誘発電位の記録と同様の条件で行う．探査電極を筋腹上に貼付し，基準電極を腱上に貼付する．接地電極は記録電極と刺激電極の間に貼付する．F波は，すべての骨格筋から導出できるのが特徴であるが，手部（短母指外転筋，小指外転筋），足部（短指伸筋，母指外転筋）の小さな筋群が最もよく記録できる．高域通過フィルター（低周波遮断）は，2〜20 Hzに設定するのが一般的であるといわれるが，100 Hzに設定することで波形の基線がより明確になり，各波形の潜時を計測することが容易になる．振幅の感度は100〜200 μV/div.に設定する．掃引速度は上肢では5 ms/div.，下肢では10 ms/div.が最適条件である．手内筋から導出されるF波潜時は約28 msであり，足部筋から導出されるF波潜時は約50 msである．そのため，画面上の掃引は上肢で50 ms，下肢では100 msは必要となる．この設定でF波が出現しない場合でも，「F波導出不可能」と判断するのではなく，掃引速度を増加させても出現しないかどうかを確認してから判断することが必要である．

2) 刺激条件

F波を導出する際，刺激電極は一般的な運動神経伝導速度検査で使用される2極の表面刺激電極が用いられる．刺激電極は，通常，手関節部や足関節部で最適な部位を選び，陰極を近位側に，陽極をその遠位側に配置する．刺激強度は最大上刺激（一般的には，M波最大振幅が得られる電気刺激の120〜130％の強度）を用いる．刺激頻度は0.5 Hz，もしくはそれよりも低頻度が一般的である．刺激回数は10〜20回以上の連続刺激とする．

3. F波の波形分析

記録されたF波からは，出現頻度，潜時，振幅について検討することができる．

1) 出現頻度

出現頻度は，全刺激に対して何度F波が記録できたかを割合で示したものである．小森ら[1]は，F波が神経筋単位の不規則な組み合わせの波形であることから，出現頻度は発火した脊髄前角細胞が支配する筋線維数とその発火頻度に影響されると述べている．正中，尺骨，脛骨神経刺激時の出現頻度は正常で40％以上である．この成績は，F波記録筋を安静にしたときのものである．出現頻度が80％以上である場合は，その記録筋は痙縮筋であることが考えられる．出現頻度は，F波記録筋に随意収縮を行わせた場合に増加する．筆者ら[2]は，健常者において母指球筋の等尺性収縮中に同名筋F波を測定し，出現頻度について検討した．等尺性収縮度の増加に伴いF波出現頻度は増加した．しかし，軽度の最大等尺性収縮（20％程度）程度で100％近い成績を認めた．このように，出現頻度は同名筋の軽度な筋収縮により100％近い出現頻度となるために，F波の詳細な変化を検討できるとは考えにくい．そこで，本研究で述べる痙縮とF波との関連性においては，出現頻度の変化だけでなく，後述する振幅F/M比，位相数を合わせて検討することが重要となる．

2) 潜時

潜時は，電気刺激から最初に振幅が出現した時点までの時間である．潜時には最小潜時，最大潜時，平均潜時の3つがある．最もよく分析に用いられる潜時は最小潜時である．記録されたすべてのF波のうち，最も早く出現した波形の立ち上がり（陰性もしくは陽性）を最小潜時とする．また，chronodispersion という指標があり，これはF波最小潜時と最大潜時の差を示している．しかし，これが臨床上有益か否かは，まだ明確にされていない[3]．

3) 振幅

振幅の計測には，基線から陰性頂点までの電位差，もしくは，陰性頂点から次の陽性頂点までの電位差（頂点間振幅）の2通りある．本研究でのF波振幅の計測には，後者を採用している．振幅は，再発火した脊髄前角細胞に支配される筋線維数に影響される．しかし，脊髄前角細胞での再発火数は1つであるとは限らず，複数の筋線維から出現したF波は，時間を異にして各々重なり複合筋活動電位として記録できる．振幅は波形ごとにさまざまであり一定しないが，M波最大振幅に対する平均F波平均最大振幅の比（振幅F/M比）の正常値はある程度で一致する．そのために，臨床検査では振幅F/M比が有用とされている．具体的には，振幅F/M比は約1〜5％であることから，運動神経プール内の約1〜5％の脊髄前角細胞の機能を反映しているとされている[4]．

4) 位相数

位相数は，F波波形の陰性頂点と陽性頂点の合計数である．位相数に関する検討は少ないが，小森ら[1]は陰性頂点数がF波に関与する筋線維数をある程度反映すると報告している．F波は，複数の筋線維から出現したF波が多少のずれを伴い重なりあって，複合筋電位として記録できる波形である．このため，F波を構成する筋線維数が多いほど，F波波形の重なりも多いことが予想できる．

4. F波の臨床応用

F波は臨床の場面では，脱髄性神経炎を判定する検査として最も有効である．脱髄性神経炎では，F波潜時が延長することが特徴である．急性炎症性脱髄性多発神経炎では，F波潜時延長を特徴とする伝導障害が主である．しかし，慢性炎症性脱髄性多発性神経炎のF波は，消失することがある[5]．

振幅F/M比の増加は，痙縮筋によく認められる[4]．痙縮が存在する場合，痙縮筋の振幅F/M比は5％以上，時には10％以上となることもある．痙縮を認める代表的な疾患に脳血管障害片麻痺があり，F波に関しての報告は，Libersonら[6]によるものが最初と思われる．Libersonらは，F波振幅は麻痺側で有意に増大すると報告しており，これは痙縮によるα運動神経の興奮がF波振幅に反映されていることによると述べている．また，立ち上がり潜時に関しては，麻痺側で潜時のばらつきが少なく，対象者の半数以上で非麻痺側と比較して短縮すると報告している．Fisher[7]も，麻痺側でF波振幅が増大，持続時間は延長し，麻痺側の筋緊張状態や腱反射の状態を反映すると報告している．Fisherら[8]，Eisenら[4]は持続時間と振幅との間には正の相関があり，この生理学的要因としては運動神経プール内で発火する脊髄前角細胞数が増大するためと述べている．しかし，これらの対象はすべて痙性麻痺を有する患者であり，逆に弛緩性麻痺では出現頻度，振幅は非麻痺側より低下することが一般にいわれている．筆者ら[9]も脳血管障害片麻痺患者の麻痺側および非麻痺側の正中神経刺激による母指球筋F波を測定し，臨床的な筋緊張および腱反射の程度を比較，検討した．F波出現頻度，振幅F/M比は非麻痺側と比較して麻痺側で有意に増加し，その増加は筋緊張・腱反射の程度と相関した．このようにF波は痙縮評価および運動機能評価として理学療法領域に用いることが可能である．

F波導出の際の電気刺激強度は，最大上刺激，具体的にはM波が最大となる刺激強度の120％程度が一般的に用いられている．通常，この最大上刺激ではH波に左右されずにF波が導出できるといわれている．しかし，脳血管障害片麻痺患者では，この刺激強度でも高頻度にH波が誘発されるため，F波が認められない症例を経験することが少なくない．上位運動ニューロン障害で，F波波形のなかにH波が混入する可能性を示唆している報告もある[10, 11]．そこで筆者は，電気刺激強度を徐々に強めた場合にH波，F波の出現様式の変化を検討することが必要であると考えている[12, 13]．

5. まとめ

最後にF波，H波を区別する特徴をまとめると，①検査条件の相違，②波形の様相および分析内容の相違に分けられる．
①刺激条件の相違として，F波は最大上刺激で誘発可能であるが，H波はM波出現閾値強度の120％程度と低刺激強度である．記録筋の相違としては，F波はすべての骨格筋より導出可能であるが，H

波は下肢伸筋群と一部の上肢筋で記録可能である．
② F波の出現頻度および振幅が波形を構成する筋線維数および発火する脊髄前角細胞数を反映し，位相数はこれらのことが要因で多相化してくる．そのため，F波は刺激ごとで異なるのが特徴である．H波はIa群線維の刺激強度が同じであれば活動電位を発生する脊髄前角細胞の数も同じであり，活動電位の発火は同時期であるために波形の変化は認めにくい．H波振幅はF波振幅と比較して増大することが特徴である．

（鈴木俊明）

文献

1) 小森哲夫・他：F波の波形と出現頻度．臨床脳波 **30**：1-6, 1988.
2) Suzuki T et al：Excitability of the spinal motor neuron pool and F-waves during isometric ipsilateral and contralateral contraction. *Physiother Theory Pract* **9**：19-24, 1993.
3) Panayiotopoulos CP：F chronodispersion：a new electrophysiologoical method. *Muscle Nerve* **2**：68-72,1979.
4) Eisen A, Odusote K：Amplitude of the F-wave：a potential means of documenting spasticity. *Neurology* **29**：1306-1309, 1979.
5) Kimura J：Electrodiagnosis in Diseases of Nerve and Muscle：Principles and Practice, 2nd ed, Davis, Philadelphia, 1989, pp332-335.
6) Liberson WT et al："H"reflexes and "F"waves in hemiplegics. *Electromyogr Clin Nurophysiol* **17**：247-264, 1977.
7) Fisher MA：F response analysis of motor disorders of central origin. *J Neurol Sci* **62**：13-22,1983.
8) Fisher MA et al：Assessing segmental excitability after acute rostral lesions. I. The F response. *Neurology* **28**：1265-1271, 1978.
9) 鈴木俊明・他：脳卒中片麻痺患者の安静時F波の特性．PTジャーナル **27**：277-281,1993.
10) 高田俊和・他：F波の刺激条件と波形の再現性の検討．臨脳波 **35**：302-309,1993.
11) 中角祐治・他：随意収縮下の筋の後期応答－F波とH反射の鑑別について．脳波と筋電図 **18**：54-59, 1990.
12) Suzuki T et al：Characteristic appearance of the H-reflex and F-wave with increased stimulus intensity in patients with cerebrovascular disease. *Electromyogr Clin Neurophysiol* **42**：67-70, 2002.
13) 鈴木俊明・他：F波出現を認めなかった脳血管障害片麻痺患者の神経生理学的特性．理学療法学 **24**：16-22, 1997.

7 運動誘発電位

1. 運動誘発電位とは

　運動誘発電位（motor evoked potential；MEP）は，経頭蓋磁気刺激検査で得られる波形である．この運動誘発電位は頭皮上から頭蓋骨を経由して大脳の運動野を刺激し，一次運動ニューロン（皮質脊髄路，錐体路）の機能を評価する方法である．ここではこれまで中心的な役割を担ってきた電気刺激法に代わって大きな意義を見出されつつある経頭蓋磁気刺激法の原理，そして磁気刺激により誘発できる運動誘発電位の検査方法，臨床応用などについて述べる．併せて近年，磁気刺激による治療効果の報告がなされている難治性神経疾患のいくつかについて概略を述べる．

2. 経頭蓋磁気刺激法の原理

　磁気刺激装置［図］はコンデンサと刺激コイルからなる．コンデンサは，蓄電器に強いエネルギーを蓄え，瞬間的にコイルに強い電流を流すと右ネジの法則によって高密度のパルス磁場が生じ，その付近の組織に電場が生じ，これにより神経組織が刺激される．具体的には，相互誘導の原理により，コイルに流れる電流とは逆向きに脳内に渦電流を生じ，大脳が刺激される．この原理を利用する刺激法を磁気刺激法という．磁気刺激といっても実際には大脳を電気刺激していることになるが，頭皮や頭蓋骨などの電気抵抗の影響がないため，直接に電気刺激するより疼痛が少ない．以前には，頭皮上から大脳の運動野を電気刺激をすることが研究レベルでは行われていたが，強い痛みを伴うために臨床応用には至らなかった．この磁気刺激法が普及してからは強い痛みがなく，運動神経機能の興奮性を検査できるよう

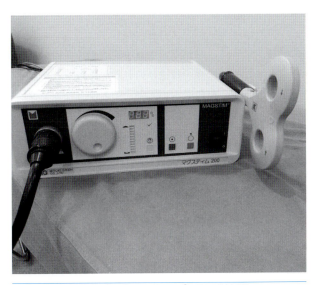

［図］磁気刺激装置（マグスティム 200®，ミユキ技研）

第8章 電気診断法

になった.

磁気刺激法は中枢神経系にも末梢神経系にも利用可能であるが，特に中枢神経系の疾患の診断によく用いられている理由として以下のようなものがある.

①磁気は硬くて厚い組織を減衰することなく深部まで刺激することが可能である．
②刺激コイルを刺激部位に直接接触することなく刺激可能で，衣服の着脱困難な場合でも検査可能である．
③磁気刺激は刺激部位に痛みなど不快感を与えない．
④磁気刺激は弛緩した筋からも容易に反応を得る（観察する）ことができる．

一方，刺激部位のみではなく，刺激強度によっては他の部位や深部の組織が同時に刺激される可能性があるという欠点がある．しかしこの点は刺激コイルの小型化や8の字型コイルなどにより次第に解決されつつある．

3. 運動誘発電位の検査法

運動誘発電位は，経頭蓋磁気刺激装置を外部トリガー端子を用いて筋電計に接続すると，磁気刺激と同時に筋電計の画面が掃引されて分析することができる．運動誘発電位は，運動神経伝導速度検査で用いる筋で導出が可能である．

1）刺激条件

刺激方法には，単発刺激法と反復刺激法に分けられる．反復刺激法は低頻度刺激と高頻度刺激に分けられ，高頻度刺激は1Hz以上，それ以下は低頻度刺激とよばれている．両者が分けられている理由には，高頻度刺激は低頻度刺激に比べ有意な危険性をはらんでいることがある．一般に高頻度の反復刺激は大脳皮質ニューロンの興奮性を増大させ，低頻度刺激は逆に抑制するとされている．したがって高頻度反復刺激ではけいれんが誘発される危険性があるため，操作には十分に慎重でなければならない．

高頻度反復刺激の刺激条件（パラメータ）として，①刺激強度，②刺激周波数，③1回の刺激時間，④刺激間隔，⑤刺激回数などがある．これらのパラメータは報告者によってさまざまであり，磁気刺激法によって治療を行う場合，十分な配慮が必要である．

低頻度反復刺激法の安全性については，現在のところ特に問題はないが，高頻度刺激法については健常者，てんかん患者，うつ患者などで二次性全身性けいれんが報告されている．したがって本法を行う場合には，施設での倫理委員会の承認，対象者への文書による十分なインフォームド・コンセントなどが必要である．発作その他万一の事故に備え緊急時の体制を整えておくことが重要である．

具体的な刺激方法として，上肢（特に手）の筋から導出する際には，円形刺激コイルの中心を頭頂部位（Cz）に置いて導出筋と反対側の大脳にコイルを流れる電流の向きが前から後ろになるようにする．下肢（足）の運動野は大脳内側面にあるために若干刺激しにくいが，下肢（足）の運動野（Cz）に対して外から内向きに電流を流すようにして刺激すると導出可能である．

2）記録条件

運動誘発電位の記録は，運動神経伝導検査で用いられる記録条件で記録可能である．運動誘発電位の潜時は，上肢（手）で20 ms程度，下肢（足）では40 ms程度である．また，導出筋に軽度の筋収縮を行わせると，脊髄前角細胞の興奮性が増加するために，潜時は短く，振幅の大きい波形を得ることが

可能である．

4. 運動誘発電位の波形分析，臨床応用

運動誘発電位の波形分析は，刺激から運動誘発電位（MEP）出現までの潜時および波形振幅を分析する．

1）運動誘発電位の潜時を用いた臨床応用

単に潜時を計測するだけでなく，中枢運動伝導時間（central motor conduction time；CMCT）を計測することで，大脳から脊髄までの一次運動ニューロン（皮質脊髄路，いわゆる錐体路）の伝導時間を求めることができる．この方法は 2 つあり，①運動誘発電位の潜時と，脊髄の神経根部磁気刺激による複合筋活動電位（CMAP）の潜時の差で求める方法，②運動誘発電位の潜時と，F 波と M 波潜時の差で求める方法である．後者についてはさらに詳細な説明を加える．この F 波と M 波を用いて計測する方法の計算式は次のようになる．

中枢運動伝導時間＝運動誘発電位潜時－〔（F 波潜時＋M 波潜時－1 ms）/2〕

計算式の 1 ms は，前角細胞での F 波が再発火する時間である．

この中枢運動伝導時間は，中枢神経疾患の一次運動ニューロンの神経機能の評価が可能である．健常者では上肢の中枢運動伝導時間は 5～7 ms，下肢は 12～15 ms である．中枢運動伝導時間の延長は，一次運動ニューロン（皮質脊髄路，錐体路）を構成する神経線維のうち伝導速度の速い線維が変性したり脱髄を起こすような原因が考えられる．

2）運動誘発電位の振幅を用いた臨床応用

運動誘発電位の振幅も指標の一つになる．振幅の低下は，一次運動ニューロンを構成する神経線維の変性，大脳運動皮質の被刺激閾値が病的に上昇して，磁気刺激によって十分に興奮させることができない場合にも認められる．また，運動誘発電位振幅と複合誘発電位振幅の振幅比を求める方法もある．この方法は，上位運動ニューロンの興奮性を評価する指標の一つとして用いることができる．

3）末梢神経疾患の検査への応用

末梢神経疾患の病態評価には従来の電気刺激法がスタンダードであり，特に磁気刺激法でなければならないということはない．ただ例外的に深部の神経叢や脊椎椎間孔部での脊髄神経に対する磁気刺激などは苦痛なく刺激可能であり臨床応用も可能である．さらに後頭蓋での顔面神経近位部刺激による上口輪筋，頭頂前側方刺激による舌筋，胸椎外側部での傍脊柱筋，第 7 頸椎棘突起上刺激による横隔膜など，さまざまなレベルからの筋活動電位を記録することができ，これまで電気刺激では困難な検査が可能となってきている．

4）経頭蓋磁気刺激検査の注意点

経頭蓋磁気刺激検査の禁忌について述べておきたい．一般的な禁忌としては，心臓ペースメーカ，頭蓋内の動脈瘤クリップなどの頭蓋内手術があるが，けいれん発作の病歴も相対的な禁忌といえよう．側胸部に磁気コイルをあてて刺激を行うような場合，不整脈の誘発には気をつける必要がある．

5. 経頭蓋磁気刺激法を用いたリハビリテーション

近年，リハビリテーション領域で経頭蓋磁気刺激法を治療目的として応用されつつある．いくつかの疾患についてその臨床的意義について述べる．

(1) 脳血管障害

低頻度刺激（1 Hz 程度）の反復経頭蓋磁気刺激法（rTMS）が非麻痺側大脳に行われる．低頻度の経頭蓋磁気刺激法は刺激を与えた部位の神経活動を抑制するとされており，非麻痺側大脳に低頻度の経頭蓋刺激的刺激法を与えると，非麻痺側から麻痺側への半球間抑制が低下することにより，間接的に脳の損傷した部位の神経活動を促通させることで，脳のもつ回復力を最大限に引き出すことを目的としている．

(2) パーキンソン病

方法論は各治療者によって異なるが，パーキンソン病患者の前頭前野に高頻度刺激を与え，筋強剛の改善や運動遂行の円滑化などが報告されている．ただパーキンソン病においてはプラセーボ効果が起こりやすいことが知られており，有効性については手技のさらなる検討が必要とされている．

(3) 脊髄小脳変性症

本症は遺伝性または後天性の進行性の神経変性疾患であるが，磁気刺激の有効性が報告されている．

(4) ジストニア

ジストニアの症状はその分布から局所性，半側性，全身性などに分けられるが，磁気刺激治療の主な対象はボツリヌス治療が無効の主として半側性ジストニアと思われる．低頻度刺激は大脳皮質ニューロンの抑制効果をもたらすことはすでに述べたが，ジストニア性書痙を対象にした報告では磁気刺激単独では効果が出現しにくく，末梢神経ブロックと組み合わせることによって長期効果がみられ，低頻度反復刺激が一部の難治性患者の治療に有効とされている．

(5) うつ病

従来，難治性うつ病に対し電気けいれん療法（ECT），修正型電気けいれん療法が行われてきた．最近ではそれに代わって反復磁気刺激療法が注目を浴びてきている．方法の詳細は省略するが，一般的に高頻度刺激によって抗うつ効果が認められ，ECTと同等の効果があるとされている．

(6) てんかん

高頻度反復刺激はてんかんを誘発しやすいことはすでに述べたが，逆に低頻度刺激は運動野の興奮性を低下させ抑制効果のあることが知られている．頭頂部に低頻度（0.33 Hz）の刺激を与えることで発作の頻度や重症度の軽減が報告されている．

(7) その他の疾患

上記の疾患以外にも，統合失調症，神経因性膀胱，難治性中枢性疼痛，脊髄損傷後の痙性麻痺などに対する磁気刺激治療が報告されているが，今後に残された課題も多い．

（鈴木俊明）

索引

あ

- アース 239
- アイオダインランプ 190
- アイシング 122
- アイスクリッカー 137
- アイスバッグ 135
- アイスパック 135
- アイスマッサージ 137
- アキレス腱損傷 52
- 圧注 142, 162, 163
- 圧電効果 108
- アデノシン三リン酸 51
- アルキメデスの原理 144

い

- イオン 170
- 位相逆転 239, 243
- 痛み 14
  - ──の悪循環 80
- 一次体性感覚野 73
- 一次痛 15
- 一次的外傷性損傷 131
- 一過性伝導障害 59
- イミュニティー 6
- 陰極刺激 48
- 陰極電気緊張 36
- 陰極抑圧 37
  - ──の法則 31

う

- ウィーンの変位則 93
- ウートフ現象 87
- ウェルニッケマン肢位 46
- うなり 63
- 運動終板 54
- 運動神経伝導検査 243
- 運動神経伝導速度 130, 244
- 運動制御 4, 5
- 運動線 54, 55, 56
- 運動単位 57
- 運動点 54, 55, 56
- 運動誘発電位 259

え

- 腋窩装具 226
- エジェクターポンプ 152
- NK細胞 160
- エネルギー形態 77
- エネルギー変換熱 77
- エネルギー変換療法 7, 97, 108
- エミッション 6
- エルブ点 38
- エンケファリン 38
- 遠紫外線 174
- 遠赤外線 93
- 塩素系薬剤 148
- エンドルフィン 38

お

- 応力緩和曲線 21
- 応力緩和現象 20
- オーバーユース症候群
  .... 124, 132, 133
- オピオイド受容体 37
- オピオイド物質 38
- 音響インピーダンス 110
- 温熱効果 101, 114
- 温熱療法 7, 76
- 温浴 85, 144

か

- 介達牽引
  .... 206, 207, 210, 230, 232
- 可干渉性 182, 183
- 可視光線 166
- ガス（気体）レーザー 182
- 肩外転テスト 219
- 肩関節周囲炎 38
- 肩手症候群 39
- 片麻痺 46
- 活性電極（陰極） 238
- 活動電位 32
- カップリング剤 109
- 渦流浴 154
- ガルバニー電流 27

き

- カルマン渦 145
- 感覚神経活動電位 248
- 感覚神経伝導検査 248
- 感覚神経伝導速度 249
- 間欠牽引 208, 216, 225
- 間欠浴 90
- 干渉電流療法 26, 62
- 干渉波 62
- 間接法 116
- 灌注 142, 162, 163
- 感電 33
- 乾熱 83
- 寒冷運動療法 122
- 寒冷過敏症 140
- 寒冷誘発血管拡張 128
- 寒冷浴 137
- 寒冷療法 8, 122

- 気化冷却法 123, 139
- 偽関節 64
- 基準電極（陽極） 238
- キセノン 196
- キセノン光線療法 196
- 拮抗筋刺激 60
- 基電流 241
- 機能的電気刺激療法 26, 42
- 気泡浴 154
- 基本単位 10
- 逆圧電効果 108
- 逆2乗の法則 93, 97, 167, 168
- 逆ピエゾ効果 108
- 逆行性測定法 248
- 逆行性変性 59
- ギャッチベッド 222
- キャビテーション 112, 113
- 吸収係数 109
- 急性外傷 133
- 共振器 181
- 極興奮の法則 31
- 局所循環不全 14
- 局所浴 142, 154
- 極端紫外線 174
- 極低温療法 138

キログラム 10
筋萎縮抑制効果 57
筋衛星細胞 52
筋芽細胞 52
筋管細胞 52
筋緊張 18, 130
筋・筋膜性疼痛症候群 18, 19
筋群刺激 54
筋痙性 59
近紫外線 173
筋伸張反射 131
筋スパズム 14, 68, 69, 130, 132
近赤外線 92
筋損傷 52, 53
筋電図 238
筋の種類 57
筋防御反応 19
筋紡錘 131
筋ポンプ作用 156, 157
筋力強化 60
筋力増大効果 57

く

空洞化現象 110
クーリング 122
組立単位 10
クライオキネティックス 122
クリープ曲線 21
クリープ現象 20
クリーブランド FES センター 42
グリソン牽引 210
くる病 177
グローブ法 89, 90
クロナキシー 241
クロマイヤーランプ 174

け

頸肩腕症候群 39
形状 245
経頭蓋磁気刺激法 259
痙性筋刺激 59
痙性尖足 46
痙性抑制効果 58
頸椎牽引 205, 210
頸椎症性脊髄症 218, 219
頸椎椎間板ヘルニア 39

係蹄 210
経皮的末梢神経電気刺激療法 26, 35
頸部牽引テスト 219
血管拡張作用 159
血管収縮 128
ケルビン 79
牽引角度 215
牽引療法 204
牽引力 211
腱損傷 52

こ

高温浴 144
高温療法 76, 87
光化学作用 170
光化学第 1 法則 97
高強度レーザー療法 166, 181
交互刺激 48, 60
後根神経節 250
広作動域ニューロン 16
高周波 9
高周波 10 脊髄刺激療法 26
高周波療法 97
光線 166
光線過敏症 180
光線療法 8, 166
交代浴 142, 156
高電圧パルス電流刺激療法 26, 66
光電効果 169
高濃度人工炭酸泉浴 158
紅斑 175
紅斑作用 94
広汎性侵害抑制調節 22
高頻度刺激 36
高頻度パルス発振 101
興奮伝導の 3 原則 32
交流 27, 28
光量子 168
コールドスプレー 139
国際単位系 9
国際電気標準会議 5
国際疼痛学会 15
国際標準化機構 6
黒体 93
極超短波 100
極超短波療法 97

骨牽引 206
骨盤ベルト 226
後テターヌス増強 45
コトレル牽引 206, 207
混合性疼痛 17

さ

最小光毒量テスト 178
最小紅斑量テスト 178
サイズの原理 58
殺菌効果 51, 68
作用起点 23

し

ジアテルミー 76, 97
紫外線 166, 173
紫外線感受性テスト 178
紫外線療法 173
視覚的アナログスケール 14
時間的分散 244
軸索断裂 59
指向性 182, 183
四肢牽引 208, 230
持続牽引 208, 215, 225
持続時間 29
持続浴 90
時値 241
自重牽引 208
実効値 29
湿熱 82
シナプス前抑制 37
ジャンピング・サイン 18
周期 29
重錘牽引 208
周波数 9, 28, 29
周波数変調 28
終末潜時 244
ジュール 123
手根管症候群 39
腫脹 68, 132
腫瘍 87
順行性測定法 248
順行性変性 59
上肢緊張テスト 219
上肢交代浴 156
照射強度 103

索引

照射時間率·················· 111
上腕骨顆上骨折·············· 230
食品医薬品局··················· 5
シリカゲル···················· 82
心因性疼痛···················· 17
侵害受容器···················· 16
侵害受容性線維················ 15
侵害受容性疼痛················ 17
神経因性疼痛·················· 17
神経活動電位················· 245
神経・筋電気刺激療法····· 26, 54
神経再生······················ 57
神経再生効果·················· 57
神経断裂······················ 59
人工炭酸泉··················· 159
真珠の泡················· 158, 161
深達度···················· 76, 77
振動励起····················· 170
振幅······················ 29, 244
振幅 H/M 比·················· 236
振幅変調······················ 28
深部熱療法···················· 76

す

随意運動介助型電気刺激システム
······························ 43
水治療法·················· 8, 142
数値的評価スケール············ 14
ステファン・ボルツマンの法則··· 93
スピードトラック牽引········· 206

せ

正弦中周搬送波················ 62
静止膜電位···················· 32
星状神経節··········· 187, 193, 200
静水圧······················· 145
生体極理論···················· 48
生体システム·················· 14
赤外線······················· 166
赤外線療法···················· 92
赤筋·························· 57
脊髄損傷······················ 46
脊椎牽引····················· 208
絶縁性伝導···················· 33
節性脱髄····················· 250
セミ・ファーラー体位········· 222

セラミックヒーター············ 94
全身性エリテマトーデス······· 180
全身浴··················· 142, 149
前方圧迫テスト··············· 219

そ

双極誘導法··················· 243
創傷······················ 51, 52
相性························ 245
走性·························· 50
走電性···················· 50, 68
走電性効果············ 48, 50, 51
造波抵抗····················· 145
ゾーライト燈·················· 94
ソーラックス燈················ 94
組織温度····················· 125
組織修復······················ 50
速筋·························· 57
ソラレン····················· 175
損傷電流··················· 49, 68

た

体性感覚刺激法················ 72
大腿骨骨幹部骨折············· 231
大脳誘発電位················· 237
体表温度······················ 84
タイミング変調················ 28
対流冷却法··············· 122, 137
濁度························· 148
脱神経筋······················ 57
脱分極性ブロック·············· 37
単極刺激法···················· 66
単極導出法··················· 239
単極誘導法··················· 243
炭酸ガス····················· 158
炭酸ガスナルコーシス········· 161
炭酸泉浴····················· 142
炭酸濃度····················· 158
単シナプス反射··············· 253
単色性··················· 182, 183
弾性·························· 20
弾性包帯····················· 138
単相ツインピークパルス波······ 66

ち

遅筋·························· 57
中枢運動伝導時間············· 261
肘部管症候群·················· 39
超音波ゲル··················· 109
超音波薬剤導入法············· 118
超音波療法··················· 108
長期増強······················ 73
超短波······················· 166
超短波療法···················· 97
跳躍伝導······················ 32
直接法······················· 115
直線偏光近赤外線療法····· 189, 190
直達牽引············· 206, 207, 230
直流······················ 27, 28
治療効果······················ 23
治療電流······················ 27
治療電流波形·················· 30
　——の形状·················· 30
　——の相性·················· 30

つ

椎間板ヘルニア··········· 218, 223
ツインピークパルス波形········ 67
強さ-時間曲線··············· 241

て

低温熱傷·················· 85, 86
低出力パルス超音波············· 4
低出力パルス超音波療法······· 112
低反応レベルレーザー療法····· 181
低頻度刺激···················· 36
出来高払い制度················· 3
デブリードマン··········· 143, 162
デューティサイクル············ 29
電荷·························· 27
電気·························· 27
電気緊張の法則················ 31
電気けいれん療法············· 262
電気刺激の3要素··············· 31
電気刺激療法················ 7, 26
電気刺激療法の分類············ 26
電気診断法··················· 236
電極·························· 67
電磁波·················· 98, 166

265

——の分類 97
電磁波過敏症 34
電磁両立性 6
電子励起 170
伝達細胞 37
伝導熱療法 82
伝導率 147
伝導冷却法 122, 135
伝播物質 109
電離 169, 170
電離放射線 97, 170
電流 27
電流密度 30

と

動員数 58
頭蓋直達牽引法 210
透過加温 102
動水圧 146
動力牽引 208
特異的侵害受容ニューロン 16
徒手牽引 206
徒手療法 204
塗布法 90
トリガーポイント 18

な

内因性疼痛抑制機構 37
ナチュラルキラー細胞 160, 176, 177
軟部組織 20, 21

に

二次痛 15
二次的外傷性損傷 124, 129
二乗平均平方根振幅 29
二乗平均平方根電流量 66, 67
二相性対称性矩形波 54
日光蕁麻疹 195
日本工業規格 5
ニューロイメージング 45
ニューロプロステーシス FES 42

ね

熱運動 78
熱エネルギー 78
熱傷 52
熱ショック蛋白 80, 81
熱対流 79
熱伝導 79
熱伝導率 123
熱の移動様式 76, 77
熱輻射 79
熱容量 78
熱力学 77
熱力学第1法則 123
熱力学第2法則 79, 123
熱量 77, 123
粘性 20
粘性抵抗 145
粘弾性 20, 84
粘弾性調整機構 19

は

バージャー病 153
バースト刺激 36
媒質 181
ハイドロコレーターパック 82
廃用性筋萎縮 64
白筋 57
バセドウ病 180
波長 28, 29
発火頻度 84
発光導子 197
発射頻度 58
発痛物質 80, 81
ハバードタンク 149, 150, 151
パラフィン 87
パラフィン浴 87
バランスサスペンション牽引 230
パルス超音波 111
パルス変調 28
ハローベスト 213, 214
ハローリング 213
ハロゲンヒーター 94
ハロゲンランプ 189
パワーアシスト FES 43
反射性血管収縮 128
反射性交感神経ジストロフィ 157

反転分布 181
ハンドイン照射 192
半導体レーザー 182
反復運動性過多障害 124
反復感覚刺激 72
反復経頭蓋磁気刺激法 262

ひ

ピーク振幅 29
ビート周波数 63
ビート周波数波 62
ヒートショックプロテイン 160
ビーム不均等率 110, 111
ピエゾ効果 108
非温熱効果 112, 113
微温浴 143
光回復酵素 177
光の速さ 169
光老化作用 177
非干渉性 183
ピコ 12
微弱電流刺激療法 26, 48, 69
微弱電流波形 48
非侵害受容器 16
ヒステリシス曲線 20
非電離放射線 170
比熱 78, 147
比熱容量 123
皮膚 77
皮膚インピーダンス抑制効果 63
皮膚温度 130
皮膚牽引 206
皮膚電気抵抗 33
皮膚バッテリー電位 49, 68
日焼け 173
表在熱療法 76

ふ

ファーラー体位 222
ファラディ電流 27
ファント・ホッフの法則 149
フォノフォレーシス 118
不確実性下の意思決定 12
不感温浴 143
複合筋活動電位 243
複合性局所疼痛症候群 157

索引

輻射熱療法 ················· 92
不減衰伝導 ················· 33
浮腫 ··············· 68, 69, 131
物理的エネルギー ············ 8, 9
物理療法 ····················· 2
　──の定義 ················· 2
　──の評価 ················ 12
　──の分類 ·················· 7
浮腰式腰痛治療 ············· 227
ブライアント牽引 ······ 231, 232
プランク定数 ··············· 169
プランクの法則 ············· 168
フリューゲルの刺激法則 ······· 31
浮力 ······················ 144
プローブ ·················· 197
プローブ刺激法 ··············· 66
フロンガス ············· 139, 140
分極 ······················· 36
分極現象 ··················· 37
分極性ブロック ·············· 36

へ

米国国家規格協会 ············· 5
閉塞性動脈硬化症 ··········· 161
ヘテロダイン ················ 63
ヘテロダイン干渉効果 ···· 62, 63
変形性股関節症 ·············· 39
変形性膝関節症 ·············· 40
変調 ···················· 27, 28
ベントナイト ················ 82

ほ

包括払い制度（定額制） ······· 3
放射 ······················· 79
ボーア効果 ················· 159
ホットパック ················ 82
ポリモーダル受容器 ··········· 15
ポルフィリン症 ············· 180

ま

マイクロストリーミング ·· 112, 113
マイクロ波 ················· 166
マイクロマッサージ ····· 112, 113
マグネトロン ··············· 100
マクロショック ··············· 33

末梢神経感覚刺激 ············ 60
末梢神経感覚刺激療法 ···· 26, 72
末梢神経刺激 ················ 72
末梢神経損傷 ················ 59
末梢神経伝導速度 ··········· 129
慢性光線性皮膚炎 ··········· 195
慢性創傷 ···················· 68
慢性痛 ····················· 15
慢性痛症 ················ 16, 17

み

ミクロショック ·············· 33
水の抵抗 ·················· 144

む

無極性分子 ·················· 98

め

メガ ······················· 97
メタ分析 ·················· 186
メラニン細胞 ··············· 175

も

モーターポイント ······ 54, 55, 56
モーターライン ········ 54, 55, 56
門制御理論 ······ 22, 26, 35, 37, 100

ゆ

有極性分子 ················ 98, 99
有効照射面積 ··········· 110, 111
有痛性疾患 ·················· 22
誘電率 ····················· 98
誘導放出 ·················· 181
誘発筋電図 ················· 238

よ

陽極刺激 ··················· 48
陽極電気緊張 ················ 36
腰椎牽引 ·················· 221
腰椎椎間板ヘルニア ··········· 40
腰部交感神経節 ············· 200
腰部低減圧腰痛治療 ········· 227

容量性リアクタンス ·········· 63

ら

ラッセル牽引 ··········· 231, 232
ランゲルハンス細胞 ········· 176
ランダム化比較試験 ········· 186
乱調反応 ·············· 128, 129
ランプ変調 ·················· 28

り

リウォーミング ············· 125
理学療法 ···················· 2
理学療法士の役割 ············· 3
力学的機器 ·················· 8
流体 ····················· 144
両方向性伝導 ················ 32
緑膿菌 ·················· 147
臨床推論 ··················· 18
臨床予測ルール ······ 218, 224, 228

れ

冷温浴 ···················· 143
励起 ················· 169, 170
冷水浴 ···················· 143
レイノー現象 ·············· 140
レーザー ·················· 181
レジオネラ属菌 ············ 147
レンズユニット ············ 192

ろ

ロシアン電流刺激法 ·········· 54

数字

2極刺激法 ·················· 66
90-90腰椎牽引法 ··········· 227

A

acoustic impedance ········ 110
adenosine triphosphate ····· 51
algogenic substance ········ 80
alternate current ·········· 27
amplitude ················· 29

ANSI ·· 5
ASO ·· 161
ATP ··· 51
Aδ線維 ··· 15

B

beat frequency wave ······················ 62
belly-tendon recording ················ 239
belly-tendon 法 ······························ 243
Bohr effect ···································· 159
Boltzmann ······································· 93
bubble bath ··································· 154

C

carbon dioxide ······························ 158
central motor conduction time
 ··· 261
cervical traction ···························· 210
chronaxie ······································· 241
chronodispersion ·························· 256
clinical prediction rule ················ 218
CMAP ·· 243
CMCT ·· 261
CO_2 narcosis ··································· 161
complex regional pain syndrome
 ··· 157
compound muscle action
 potential ······································· 243
contrast bath ································· 156
Cotrel dynamic traction ·············· 206
Coulomb ·· 167
CRPS ·· 157
cryo ··· 122
cryokinetics ··································· 122
cryotherapy ··································· 122
current density ······························· 30
current of electricity ······················ 27
C 線維 ··· 15

D

debridement ·································· 162
deep-heating therapy ···················· 76
diathermy ·· 97
diffuse noxious inhibitory
 controls ·· 22

direct current ································· 27
douche ··· 142
dry heat ··· 83
du Bois-Reymond ·························· 31
duty cycle ·· 29

E

EBM ··· 12
EBPT ·· 12
edema ·· 68
electrical shock ······························ 33
electrical charge ····························· 27
electrical stimulation therapy ····· 26
electricity ·· 27
electrodiagnosis ··························· 236
electromagnetic hypersensitivity
 ··· 34
electromagnetic wave ················· 166
electromyography ························ 238
Electrophysical Agents ·················· 2
electrotaxis ····································· 50
EMC ·· 6
EMG ·· 238
emission ·· 6
endorphin ······································· 38
energy conversive heat ················ 97
enkephalin ······································ 38
EPA ··· 2
Erb's point ······································ 38
erythema ······································· 175
evidence-based medicine ············ 12
evidence-based physical therapy
 ··· 12
evoked electromyography ········· 238
excitation ······································· 170
extreme ultraviolet ······················ 174
extremity traction ························ 230

F

far ultraviolet ······························· 174
Faraday ·· 27
faradic current ······························· 27
fast muscle ······································ 57
FDA ··· 5
FES ·· 26, 42
FG 線維 ·· 57

fluid ·· 144
FOG 線維 ··· 57
fowler's position ·························· 222
frequency ·· 28
full-body bath ······························· 149
functional electrical stimulation
 ··· 26, 42
F-wave ·· 255
F 波 ·· 237, 255

G

Ga-Al-As レーザー ······················· 182
Galvani ·· 27
galvanic current ····························· 27
gate control theory ······················· 22
Guyatt ·· 12

H

Halo-ring ······································· 213
Halo-vest ······································· 213
heat capacity ·································· 78
heat conduction ····························· 79
heat convection ····························· 79
heat radiation ································· 79
heat shock proteins ······················ 80
heating value ·································· 77
He-Ne レーザー ···························· 182
high voltage pulsed current
 stimulation ····························· 26, 66
high-intensity laser therapy ····· 181
highly-concentrated artificial
 carbon dioxide bath ·················· 158
HILT ··· 181
Hippocrates ····························· 2, 122
Hoffmann 法 ·································· 240
Horner 症候群 ······························· 200
hot pack ·· 82
HSPs ·· 80
HVPC ······································· 26, 66
H-wave ··· 251
hydrotherapy ······························· 142
H 波 ······································· 236, 251

I

IEC ··· 5

IFC	26, 62	
immunity	6	
infrared ray therapy	92	
interferential current therapy	26, 62	
interferential wave	62	
Inverse square law	93	
ion	170	
ionization	170	
ISO	6	

J

J	123
JIS	5

K

K	79
Kármán's vortex	145
Knight	125

L

Lambert's cosine law	93
Lambertの余弦則	93, 97, 167, 168
laser	181
light	166
light amplification by stimulated emission of radiation	181
light therapy	166
linear polarized near-infrared ray	190
LIPUS	112
LLLT	181
long term potentiation	73
low intensity pulsed ultra sound	112
low-reactive level laser therapy	181
LPNR	190
LTP	73
lumbar traction	221

M

M	97
manual therapy	204
MCS	26, 48, 69
MCV	244
Melzack	35
MEP	259
microcurrent stimulation	26, 48
modulation	27
moist heat	82
motor conduction velocity	244
motor evoked potential	259
motor line	54
motor nerve conduction study	243
motor point	54
motor unit	57

N

NAP	245
Narrow band UV-B療法	179
natural killer cell	160, 176
near ultraviolet	173
nerve action potential	245
neuro imaging	45
neuromuscular electrical stimulation	26, 54
NMES	26, 54
nociceptive specific	16
NRS	13, 14
numerical rating scale	13, 14

P

paraffin	87
paraffin bath	87
partial-body bath	154
period	29
peripheral nerve sensory stimulation	26, 72
Pflüger	31
photoelectric effect	169
PICO	12
Planck	168
post tetanic potentiation	45
pound	205
PRICES処置	136
PSS	26, 72
pulse duration	29

PUVA療法	178, 179

R

red muscle	57
rewarming	125
rheobase	241
RICE処置	135, 136
rTMS	262
Russian current therapy	54

S

SCV	249
SD spike	255
S-D曲線	241
sensory conduction velocity	249
sensory nerve action potential	248
sensory nerve conduction study	248
SG	187
Sherrington	4
SI接頭辞	11
SI単位系	9
sling	210
slow muscle	57
SNAP	248
specific heat	78
speed track traction	206
Stefan-Boltzmann law	93
stellate ganglion	187
strength-duration曲線	241
stretch and spray	139
stretching window	117
superficial-heating therapy	76
Svante Arrheniusの法則	83
swelling	68

T

taxis	50
TENS	26, 35
terminal latency	244
thermotherapy	76
Thomas splint	231
traction therapy	204

transcutaneous electrical nerve stimulation ……… 26, 35
trigger point ……… 18

U

ultra cold therapy ……… 138
ultraviolet ……… 173
UV ……… 173

V

van't Hoff ……… 149
VAS ……… 13, 14
visual analogue scale ……… 13, 14
Volkmann 拘縮 ……… 231

W

Wall ……… 35
wave length ……… 28

whirl pool bath ……… 154
white muscle ……… 57
wide dynamic range ……… 16
Wien ……… 93
Wien's displacement law ……… 93

X

xenon ……… 196
xenon light therapy ……… 196
X線 ……… 166

【編著者略歴】

濱出 茂治(はま で しげ はる)　理学療法士，保健学博士

1970 年	国立療養所東京病院附属リハビリテーション学院理学療法学科卒業
同　年	恵寿総合病院
1980 年	金沢大学医療技術短期大学部理学療法学科講師
1995 年	金沢大学医学部保健学科理学療法学専攻助教授
1999 年	カンザス医科大学結合織研究部門留学
2005 年	長崎大学医学部保健学科理学療法学専攻教授
2006 年	神戸大学大学院医学系研究科保健学専攻博士後期課程修了
2007 年	国際医療福祉専門学校七尾校副校長
2011 年	新潟リハビリテーション大学医療学部リハビリテーション学科理学療法学専攻教授
2014 年	京都橘大学健康科学部理学療法学科特任教授
現在に至る	

鳥野 大(からす の ひろし)　理学療法士，工学博士

1987 年	国立療養所東京病院附属リハビリテーション学院理学療法学科卒業
同　年	埼玉医科大学附属病院リハビリテーション科
1990 年	武蔵野台病院リハビリテーション室
1996 年	電気通信大学電子情報学科卒業　学士（工学）
1997 年	小林病院リハビリテーション科
1998 年	電気通信大学大学院電子情報学専攻修了　修士（工学）
2002 年	伊藤超短波株式会社学術部
2006 年	信州大学大学院工学系研究科博士後期課程生物機能工学専攻修了　博士（工学）
2007 年	郡山健康科学専門学校理学療法学科教員
2016 年	城西国際大学福祉総合学部理学療法学科教授
現在に至る	

テキスト物理療法学　基礎と臨床　　ISBN978-4-263-21715-3

2016 年 5 月 20 日　第 1 版第 1 刷発行
2020 年 1 月 10 日　第 1 版第 3 刷発行

　　　　　編著者　濱　出　茂　治
　　　　　　　　　鳥　野　　　大
　　　　　発行者　白　石　泰　夫
　　　　　発行所　医歯薬出版株式会社
〒113-8612　東京都文京区本駒込 1-7-10
TEL.（03）5395—7628（編集）・7616（販売）
FAX.（03）5395—7609（編集）・8563（販売）
https://www.ishiyaku.co.jp/
郵便振替番号 00190-5-13816

乱丁，落丁の際はお取り替えいたします　　印刷・あづま堂印刷／製本・皆川製本所

© Ishiyaku Publishers, Inc., 2016. Printed in Japan

本書の複製権・翻訳権・翻案権・上映権・譲渡権・貸与権・公衆送信権（送信可能化権を含む）・口述権は，医歯薬出版（株）が保有します．

本書を無断で複製する行為（コピー，スキャン，デジタルデータ化など）は，「私的使用のための複製」などの著作権法上の限られた例外を除き禁じられています．また私的使用に該当する場合であっても，請負業者等の第三者に依頼し上記の行為を行うことは違法となります．

|JCOPY|＜出版者著作権管理機構　委託出版物＞

本書をコピーやスキャン等により複製される場合は，そのつど事前に出版者著作権管理機構（電話 03-5244-5088, FAX 03-5244-5089, e-mail : info@jcopy.or.jp）の許諾を得てください．